El cáncer no es una enfermedad

Es un mecanismo de curación

Andreas Moritz

El cáncer no es una enfermedad

Es un mecanismo de curación

Descubre el propósito oculto del cáncer,
sana sus causas subyacentes
¡y estarás más saludable que nunca!

EDICIONES OBELISCO

Si este libro le ha interesado y desea que le mantengamos informado de nuestras publicaciones, escríbanos indicándonos qué temas son de su interés (Astrología, Autoayuda, Ciencias Ocultas, Artes Marciales, Naturismo, Espiritualidad, Tradición), y gustosamente le complaceremos, o consulte nuestro catálogo en: www.edicionesobelisco.com

Los editores no han comprobado la eficacia ni el resultado de las recetas, productos, fórmulas técnicas, ejercicios o similares contenidos en este libro. Instan a los lectores a consultar al médico o especialista de la salud ante cualquier duda que surja. No asumen, por lo tanto, responsabilidad alguna en cuanto a su utilización ni realizan asesoramiento al respecto.

Colección: Salud y Vida natural
El cáncer no es una enfermedad
Andreas Moritz

1.ª edición: mayo de 2007
11.ª edición actualizada: enero de 2025

Título original: *Cancer Is Not a Disease*

Ilustraciones: *Andreas Moritz*
Traducción: *Juli Peradejordi*
Corrección: *Sara Moreno*

Edita: Ediciones Obelisco, S. L.
Collita, 23-25. Pol. Ind. Molí de la Bastida
08191 Rubí - Barcelona - España
Tel. 93 309 85 25
E-mail: info@edicionesobelisco.com

ISBN: 978-84-1172-249-0
DL: B 21746-2024

Impreso en los talleres gráficos de Romanyà/Valls S. A.
Verdaguer, 1 - 08786 Capellades - Barcelona

Printed in Spain

Con gratitud

La sabiduría y los descubrimientos revolucionarios de Andreas en torno a la salud y el bienestar natural –cuerpo, mente y espíritu– son un regalo raro y una bendición para todos nosotros. A través del tiempo, continúan enriqueciendo nuestra vida al expandir nuestro pensamiento, abrir nuestro corazón y guiarnos en nuevas y, a menudo, inesperadas direcciones. Décadas de su trabajo entregado han impactado en el bienestar de miles de vidas de innumerables maneras y, con gratitud, continúan conmoviéndonos profundamente.

En esencia, Andreas siempre está con nosotros a través de su brillante conocimiento, experiencia y escritos; su hermoso arte sanador; sus mensajes inspiradores centrados en el corazón, y toda la información que compartió tan generosamente, con el fin de ayudarnos a vivir vidas más saludables, felices y plenos. Su profunda conciencia espiritual y su compasión, combinadas con una comprensión exhaustiva del cuerpo humano, han inspirado a personas de todo el mundo a llevar vidas más vitales, inspiradoras y equilibradas.

Que el profundo conocimiento y la orientación compasiva de Andreas continúen proporcionando consuelo y calidez, envueltos en un apoyo y sanación atemporales desde el corazón.

La familia Ener-Chi y el Centro de Bienestar Ener-Chi extendemos nuestra gratitud amorosa hacia ti.

Dedicatoria

Dedico este libro a quienes confían en la sabiduría e inteligencia del cuerpo para sanar por sí mismo, a quienes desean trabajar con el cuerpo, no en contra de él, a quienes no culpan a nadie por su enfermedad o infortunio, incluyéndose a sí mismos, a quienes perciben todo lo que les sucede como algo útil, sin importar lo amenazante o doloroso que pueda parecer al principio, a quienes nunca dudan de la capacidad innata del cuerpo para sanar.

Introducción

Lo que estás a punto de leer puede estremecer, e incluso desmontar, los cimientos de tus creencias sobre tu cuerpo, la salud y la curación. El título, *El cáncer no es una enfermedad,* puede resultar inquietante para muchos, provocador para algunos, pero alentador para todos. Este libro puede ayudarte a lograr una revelación profundamente transformadora si estás lo suficientemente receptivo a la posibilidad de que el cáncer no sea una enfermedad en sí misma. Si se dice la verdad, es posible que llegues a la conclusión de que el cáncer debe ser un intento elaborado y final del cuerpo para curarse a sí mismo y mantenerse con vida el mayor tiempo posible, bajo circunstancias que, como descubrirás, probablemente estén bajo tu control.

Quizás te sorprenda saber que, si sufres alguna de las causas fundamentales del cáncer (que constituyen la verdadera enfermedad) es probable que mueras rápidamente, a menos que tu cuerpo realmente desarrolle células cancerosas. En esta obra, expondré la lógica y la comprensión de que el cáncer es un proceso de curación que debemos apoyar, no suprimir ni combatir. Además, ofrezco pruebas de que este enfoque, aunque poco ortodoxo, es mucho más efectivo que los métodos que implican destruir el cáncer.

También afirmo que el cáncer –uno de los mecanismos de curación más sofisticados del cuerpo– sólo se activa después de que se hayan cumplido una o ambas de las siguientes condiciones previas, raramente sospechadas:

1. **Los principales sistemas de eliminación de desechos y desintoxicación del cuerpo han vuelto ineficientes.**

2. **Una situación de estrés psicoemocional importante se ha resuelto o ya no es relevante en la vida de la persona.**

Estas dos razones principales para desarrollar cáncer requieren una explicación en profundidad, la cual iré detallando a lo largo del libro. Mientras que la primera condición puede sonar razonable para quienes están familiarizados con la conexión entre las toxinas y el cáncer, la segunda no tendrá sentido de inmediato, pero te aseguro que lo comprenderás a medida que continúes leyendo.

Por ahora, deseo señalar que un cáncer inducido por el estrés nunca aparece *durante* un evento estresante, sino *después* de que dicha situación ha alcanzado algún tipo de resolución o finalización. Los eventos de estrés pueden incluir estar sin trabajo durante un tiempo, pasar por un divorcio doloroso, la enfermedad grave y prolongada de un ser querido que puede llevar a su muerte, el abuso emocional o físico, sufrir un accidente traumático, perder el hogar o posesiones, etc. Si el cáncer es realmente un mecanismo de curación, como afirmo, tiene sentido que los síntomas de curación, como el crecimiento de tumores, ocurran *después* de una crisis o conflicto psicoemocional, y no *durante* éstos.

Existen pruebas de que este mecanismo no sólo está presente en el desarrollo del cáncer, sino también en la mayoría de las otras enfermedades. Aunque las dos razones a menudo coinciden (ocurriendo al mismo tiempo), no tienen por qué hacerlo. En circunstancias extremas, la exposición a grandes cantidades de agentes cancerígenos puede provocar un colapso de las defensas del cuerpo en cuestión de semanas o meses. Esto puede requerir, posteriormente, un rápido y agresivo crecimiento de un tumor canceroso para lidiar con la agresión. Sin embargo, en general, lleva mucho más tiempo que los llamados tumores malignos se formen y se hagan visibles en los diagnósticos.

Desafortunadamente, conceptos erróneos básicos o la falta total de conciencia sobre las verdaderas razones que subyacen al crecimiento de tumores malignos han convertido a las células *anormales* en monstruos despiadados que intentan matarnos indiscriminadamente, tal vez como represalia por nuestros pecados o por abusar del cuerpo. Sin embargo, como pronto descubrirás, el cáncer está de nuestro lado, no en nuestra contra. Tampoco es una ocurrencia accidental y sin sentido.

A menos que cambiemos nuestra percepción de lo que realmente es el cáncer, probablemente resistirá el tratamiento, particularmente los métodos médicos más *avanzados* y comúnmente utilizados. Si tienes cáncer, y el cáncer es, de hecho, parte de las complejas respuestas de supervivencia del cuerpo y no una enfermedad, debes encontrar respuestas a las siguientes preguntas importantes:

- ¿Qué razones obligan a tu cuerpo a desarrollar células cancerosas?
- Una vez identificadas estas razones, ¿cómo te ayudarán a sanar tu cuerpo?
- ¿Qué determina el tipo y la gravedad del cáncer que padeces?
- Si el cáncer es realmente un mecanismo de curación, ¿qué deberás hacer para evitar que tu cuerpo utilice medidas tan extremas de autoconservación, ahora y en el futuro?
- Dado que el diseño genético original del cuerpo siempre favorece la continuación de la vida y la protección contra adversidades de cualquier tipo, ¿cómo podría el cuerpo permitir un cambio genético que conduzca a su propia desaparición?
- ¿Por qué tantos cánceres desaparecen por sí mismos, sin intervención médica?
- ¿La radioterapia, la quimioterapia y la cirugía realmente curan el cáncer en algunas personas, o los pacientes con cáncer se curan a sí mismos a pesar de estos tratamientos radicales llenos de efectos secundarios?
- ¿Qué papeles desempeñan el miedo, la frustración, la baja autoestima y la ira reprimida en el origen y el resultado del cáncer?
- ¿Por qué tantos niños desarrollan ahora tumores cerebrales o leucemia?
- ¿Cuál es la implicación del cáncer en el crecimiento espiritual, si es que existe alguna?

Para sanar las causas subyacentes del cáncer, debes encontrar respuestas satisfactorias y prácticas a las preguntas anteriores. Las descubrirás a medida que continúes leyendo las páginas de este libro. Cada vez que encuentres una respuesta, sentirás una innegable confianza y un conocimiento interno de la verdad, acompañado de alivio e incluso euforia.

Si sientes el impulso interno de darle sentido a este evento transformador (el cáncer), te beneficiarás enormemente al continuar leyendo. El cáncer puede ser tu mayor oportunidad para ayudar a restaurar el equilibrio en todos los aspectos de tu vida, pero también puede ser el presagio de un trauma y un sufrimiento grave si lo percibes como una amenaza para tu vida. De cualquier manera, descubrirás que siempre tienes el control. Puede que no puedas cambiar una situación particular como un diagnóstico de cáncer, pero ciertamente tienes el control de tu respuesta a ella. Tu respuesta es el determinante final de si te vuelves a sentir completo o sigues fragmentado en la percepción de ser una víctima de una terrible enfermedad.

Para vivir en un cuerpo humano, debes tener acceso a una cierta cantidad de energía vital. Puedes usar esta energía inherente para nutrir y sanar el cuerpo, o desperdiciarla luchando contra una enfermedad que, según la teoría médica, está destinada a matarte. La elección es, en última instancia, tuya.

En caso de que elijas consciente o inconscientemente descuidar tu cuerpo (o luchar contra él) en lugar de darle atención amorosa y respeto propio, probablemente terminará luchando por su vida. Al final, la cuestión principal no es si tienes cáncer, sino cómo lo percibes y qué vas a hacer al respecto.

El cáncer es sólo *una* de las muchas formas en las que el cuerpo te obliga a cambiar la forma en la que te ves y te tratas a ti mismo, incluido tu cuerpo físico. Puedes ver el cáncer como algo terrible que te deja victimizado e impotente, o verlo como una oportunidad para defenderte, defender tus valores y tu respeto hacia ti mismo. Esto inevitablemente plantea el tema de la salud espiritual, que creo que desempeña un papel al menos tan importante en el cáncer como lo hacen las razones físicas y emocionales.

El cáncer parece ser un trastorno muy confuso e impredecible. Parece afectar tanto a los muy felices como a los muy tristes, a los ricos y a los pobres, a los fumadores y a los no fumadores, a los muy saludables y a los no tan saludables. Y aunque la aparición del cáncer entre los niños solía ser extremadamente rara, ya no lo es.

Personas de todos los orígenes y ocupaciones pueden tener cáncer. Sin embargo, si te atreves a mirar detrás de la máscara de sus síntomas físicos, como el tipo, la apariencia y el comportamiento de un tumor canceroso, encontrarás que el cáncer no es tan accidental o impredecible como parece ser.

¿Qué hace que el 50 % de la población estadounidense sea tan propensa a desarrollar cáncer, mientras que la otra mitad no tiene ningún riesgo? Culpar a los genes es sólo una excusa para encubrir la ignorancia de las verdaderas causas, o atraer a las personas afectadas por el cáncer hacia programas de tratamiento y prevención costosos.

Más adelante en el libro, analizaré las investigaciones más recientes sobre los posibles factores hereditarios en relación con los cánceres de mama, pulmón y muchas otras partes del cuerpo. Te sorprenderá saber que los genes tienen poco o nada que ver cuando varios miembros de diferentes generaciones de la misma familia desarrollan los mismos tipos de cáncer. De hecho, los principales investigadores genéticos afirman ahora que el comportamiento de los genes está determinado, en última instancia, por la forma en la que comemos, pensamos, sentimos y vivimos nuestra vida. Los genes no simplemente fallan en nosotros un día, nos enferman y luego causan la misma enfermedad en nuestros hijos y nietos. De hecho, la investigación actual contradice completamente la antigua creencia de que la mutación genética puede causar o propagar el cáncer.

El cáncer siempre ha sido una enfermedad extremadamente rara, excepto en las naciones industrializadas durante los últimos 50-60 años. Sin embargo, los genes humanos no han cambiado significativamente en miles de años. ¿Por qué cambiarían tan drásticamente ahora y de repente decidirían atacar y destruir los cuerpos de casi la mitad de la población? La respuesta a esta pregunta, que desarrollaré más en este libro, es sorprendentemente simple: aunque los genes pueden estar mutando por razones que se verán más adelante, incluso si se dañaran o fallaran, aún no podrían matar a nadie.

Es importante saber que el cáncer rara vez causa la muerte de alguien, aunque es innegable que muchas personas afectadas por cáncer también mueren. No obstante, a menos que un tumor cause una obstrucción mecánica importante en un órgano vital, o impida gravemente el flujo sanguíneo a dicho órgano o el drenaje linfático, un paciente con cáncer tiene muchas más probabilidades de morir por las razones que llevaron a la mutación celular y al crecimiento tumoral que por el cáncer en sí.

Toda terapia contra el cáncer debería centrarse en las causas subyacentes del cáncer, pero la mayoría de los oncólogos suelen ignorarlas. Por ejemplo, una dieta compuesta de comida basura, que generalmente carece de cualquier valor nutricional y energía real, provoca condiciones caóticas y traumáticas en el cuerpo que son idénticas a las experimentadas durante la inanición física. En este libro, explicaré cómo un proceso de autodestrucción como éste requiere inevitablemente una respuesta de curación importante por parte del cuerpo.

Cada vez es más evidente que casi todos los cánceres están precedidos por algún tipo de suceso traumático en el pasado, como un divorcio, la muerte de un ser querido, un accidente, la pérdida de un trabajo o posesiones, un conflicto continuo con un jefe o pariente, un desastre nacional severo o la exposición a poderosas toxinas. El cuerpo no tiene otra opción que responder a factores de estrés tan profundos con mecanismos de supervivencia o afrontamiento biológico predecibles que pueden involucrar un crecimiento celular *anormal* temporal. Aunque la mayoría de los médicos aún están de acuerdo con la teoría de que el tumor resultante es una enfermedad, y no un mecanismo de curación, eso no significa que sea cierto.

Los tumores cancerosos son simplemente síntomas de una enfermedad causada por algo más que puede no ser obvio al principio. Sin embargo, está claro que no simplemente aparecen sin razón alguna. Por un lado, los conflictos emocionales constantes, el resentimiento, la ansiedad, la culpa y la vergüenza pueden suprimir fácilmente el sistema inmunitario del cuerpo, sus funciones digestivas y sus procesos metabólicos básicos, creando así las condiciones para el crecimiento de un tumor canceroso.

Afortunadamente, la conexión entre el estrés psicológico y el cáncer ya no permanece en el ámbito de la ficción y la incertidumbre. Respaldada por abundante evidencia científica, los Centros para el Control y la Prevención de Enfermedades (CDCP) hacen la siguiente declaración importante en su sitio web: «El estrés intenso y prolongado puede llevar a diferentes efectos negativos en la salud a corto y largo plazo. Puede interrumpir el desarrollo temprano del cerebro y comprometer el funcionamiento del sistema nervioso e inmunitario. Además, el estrés infantil puede conducir a problemas de salud en la vida adulta, incluyendo alcoholismo, depresión, trastornos alimentarios, enfermedades cardíacas, cáncer y otras enfermedades crónicas».[1]

A pesar de la evidencia innegable que respalda las afirmaciones de los CDCP, la mayoría de los médicos rara vez reconocen o intentan tratar estas causas profundas de la enfermedad, enfocándose en cambio en erradicar sus síntomas. Quizás esta inexactitud crucial y potencialmente fatal que impregna casi todo el campo médico esté arraigada en la falta de reconocimiento de la conexión entre el estrés y las enfermedades; la relación mente/cuerpo ciertamente no se enseña en las escuelas de Medicina.

Después de haber visto a miles de pacientes con cáncer durante un período de tres décadas, comencé a reconocer un cierto patrón de pensamiento, creencias y sentimientos que era común en la mayoría de ellos. Para ser más específico, aún no he conocido a un paciente adulto con cáncer que no se sienta agobiado por una pobre autoimagen, un conflicto no resuelto, una preocupación persistente o un conflicto/trauma emocional pasado que aún persiste en su mente subconsciente y en su memoria celular. Creo que el cáncer, la enfermedad física, no puede ocurrir a menos que haya una fuerte corriente subterránea de inquietud emocional y frustración profundamente arraigada.

Los pacientes adultos con cáncer a menudo sufren de falta de respeto por sí mismos o sensación de valía, y generalmente tienen lo que yo llamo «asuntos pendientes» en su vida. El cáncer puede ser, de hecho, una forma de revelar la fuente de un conflicto interno no resuelto. Además, el cáncer puede ayudarlos a enfrentarse a tal conflicto e incluso sanarlo por completo. La forma de eliminar las malas hierbas es arrancándolas junto con sus raíces. Así es como deberíamos tratar el cáncer; de lo contrario, puede volver a aparecer finalmente.

A menudo, escucho el afirmar que la conexión entre el estrés emocional y el cáncer puede aplicarse a los adultos, pero ciertamente no a los niños pequeños que han enfermado de leucemia o cáncer cerebral. Suelo no estar de acuerdo. La posición del CDCP en este asunto con-

---

1. http://www.cdc.gov/violenceprevention/pub/healthy_infants.html.

firma mi opinión. El estrés infantil puede conducir al cáncer, según los CDCP, y los estudios han demostrado que los seres humanos experimentan estrés desde muy pronto, incluso antes de nacer.

Es un hecho científico que algunas de las influencias más poderosas que un niño puede experimentar ocurren mientras aún está en el útero de la madre. Se ha demostrado claramente que lo que la madre atraviesa emocional y físicamente tiene un fuerte impacto en la salud emocional y física de su hijo. Por ejemplo, la investigación citada en mi libro *Los secretos eternos de la salud* describe en detalle las reacciones severas de los fetos a las ecografías obstétricas, lo que puede conducir a problemas de desarrollo más adelante.

Además, no tener un parto normal, sino nacer por cesárea, puede tener efectos traumáticos en los bebés. Asimismo, no amamantar a un bebé o mantenerlo en una habitación separada de la madre puede causar un trauma de separación biológica que incluso puede causar muerte súbita infantil. No sentir el latido del corazón de la madre puede provocar una ansiedad severa en un bebé. Los bebés nacidos prematuramente pueden quedar traumatizados por la ansiedad de separación.

Además, las vacunas provocan reacciones de *shock* biológico, similares a pequeños accidentes cerebrovasculares, además de exponer al bebé a las numerosas toxinas cancerígenas que contienen. Cada vez más niños tienen fuertes reacciones alérgicas a los ingredientes de las vacunas, lo que puede traumatizarlos e incluso causar su muerte. En los niños sensibles, el dolor de la inyección y la respuesta de curación resultante también pueden tener consecuencias traumáticas.

La ausencia de la lactancia materna se sabe que causa problemas psicológicos, emocionales y de desarrollo en un niño pequeño.

La exposición directa a la radiación emitida por los teléfonos móviles, tanto en el útero como después, puede afectar profundamente la salud de los niños. (*Véase* en el capítulo dos, «Teléfonos móviles mortales y otros dispositivos inalámbricos»).

Una dieta inadecuada que incluya azúcar, leche de vaca pasteurizada, proteínas animales, alimentos fritos y comida rápida o basura también afecta enormemente a los niños. Y si la madre consume alcohol, fuma, come comida basura o toma medicamentos durante el embarazo, o si ella misma ha sido vacunada, esto también tiene efectos perjudiciales en la salud y el desarrollo del feto.

Un hallazgo muy preocupante muestra que las radiografías realizadas a niñas jóvenes aumentan su riesgo de desarrollar cáncer de mama. Tras informes recientes que revelaron que se están realizando demasiadas pruebas diagnósticas en adultos, han salido nuevos informes con advertencias de que algunas de estas pruebas no sólo pueden causar cáncer en los niños, sino que también pueden inducir nuevos cánceres en los niños que están siendo tratados por cáncer. Por ejemplo, investigadores del Memorial Sloan-Kettering Cancer Center en la ciudad de Nueva York informaron que las niñas que reciben radiación en el pecho para tratar el cáncer infantil tienen un alto riesgo de desarrollar cáncer de mama a una edad temprana. Incluso aquellas que recibieron dosis más bajas del tratamiento común contra el cáncer se enfrentan a un mayor riesgo de cáncer de mama más adelante, dijeron los científicos.

En un informe diferente, la revista médica británica *The Lancet* informó que las tomografías computarizadas (CT) también pueden causar cáncer en los niños. Las tomografías pueden producir imágenes que salvan vidas de lesiones en la cabeza, neumonías complicadas e infecciones en el pecho. Pero si un niño está expuesto a la radiación de sólo dos o tres tomografías, su riesgo de desarrollar cáncer cerebral se triplica. Cinco a diez tomografías pueden triplicar el riesgo de leucemia.

Además, tratar a los bebés con antibióticos para infecciones daña gravemente su sistema inmunitario en desarrollo.

Un estudio realizado por el Environmental Working Group (EWG) ha demostrado que las muestras de sangre de recién nacidos contenían un promedio de 287 toxinas, incluidas mercurio, retardantes de fuego, pesticidas, aditivos alimentarios, productos químicos de productos de cuidado personal, contaminantes del aire, compuestos plásticos tóxicos y productos químicos de teflón. Muchas de estas toxinas son altamente cancerígenas.

Según el informe del EWG, en el mes previo al nacimiento, el cordón umbilical transfiere el equivalente a al menos 300 litros de sangre de la placenta al niño en desarrollo. Esto significa que el recién nacido tiene la misma carga química que la madre. Además, las madres que no están en buen estado de salud y aún amamantan a sus bebés continúan contaminándolos.

Ya sólo el bisfenol-A (BPA), un disruptor endocrino que puede provocar errores cromosómicos en el feto en desarrollo, ha demostrado desencadenar abortos espontáneos y daños genéticos. Este químico tóxico se encontró en el 96 % de las mujeres embarazadas que fueron sometidas a pruebas.

En general, el estudio detectó un verdadero cóctel químico en el 99-100 % de las mujeres embarazadas, suficiente para iniciar las etapas iniciales de crecimiento del cáncer en los niños no nacidos.

Además, un gran estudio epidemiológico realizado en 2006 mostró evidencia clara, encontrada en 151 estudios independientes, de que vacunar a los niños contra las enfermedades infantiles aumenta significativamente su riesgo de desarrollar cáncer más adelante en la vida. Cubriré esta importante investigación en mayor detalle en el capítulo uno.

En una serie de estudios, el veneno flúor, añadido al agua potable municipal en los Estados Unidos y otros países, ha sido claramente vinculado con la causa del cáncer de huesos (osteosarcoma), así como otros tipos de cáncer. La buena noticia es que, después de haber respaldado el flúor en el agua potable durante décadas, los CDCP emitieron una advertencia urgente en enero de 2011 indicando que los niveles actuales de flúor en el agua potable pueden causar graves daños a los niños. Desafortunadamente, muchas madres desinformadas aún utilizan agua del grifo fluorada para preparar la fórmula de los bebés.

Pinzar el cordón umbilical demasiado pronto, en lugar de esperar los 40-60 minutos requeridos después del nacimiento, puede reducir la oxigenación de la sangre en el bebé en más del 40 %, e impedir que las toxinas sean filtradas de la sangre por la placenta. Se ha descubierto que esta práctica relativamente nueva tiene efectos negativos graves en el crecimiento de los niños.

Todo lo que afecta físicamente a un niño, también lo afecta emocional y psicológicamente. En otras palabras, no es necesario ser adulto para verse afectado por un trauma emocional.

Los hallazgos de la investigación también demuestran que el estrés infantil puede impactar la salud en la adultez. Uno de los estudios más grandes de su tipo, el Estudio de Experiencias Adversas en la Infancia (ACE, por sus siglas en inglés), demuestra una conexión entre:

1. Factores estresantes específicos relacionados con la violencia, incluyendo el abuso infantil, el descuido y la exposición repetida a la violencia de pareja, y
2. Conductas de riesgo y problemas de salud en la adultez.[2]

El Estudio ACE, una colaboración entre los Centros para el Control y la Prevención de Enfermedades (CDCP) y la Clínica de Evaluación de Salud de Kaiser Permanente en San Diego, abarcó a más de 17 000 adultos que participaron en su investigación desde 1995 hasta 1997. Recogió y analizó información detallada sobre el historial pasado de abuso, descuido y disfunción familiar de los participantes, así como sus comportamientos actuales y estado de salud.

Los hallazgos del Estudio ACE se han publicado en más de treinta artículos científicos. Revelaron que el abuso infantil, el descuido y la exposición a otras experiencias adversas son comunes. Casi dos tercios de los participantes del estudio reportaron al menos una experiencia adversa en la infancia, y más de 1 de cada 5 reportaron 3 o más. Los hallazgos del Estudio ACE sugieren que ciertas experiencias son factores de riesgo importantes para las principales causas de enfermedad y muerte, así como para una baja calidad de vida en Estados Unidos.

Recuerda, el estrés emocional prolongado puede comprometer el sistema inmunitario y, por lo tanto, hacer que el cuerpo sea susceptible a prácticamente cualquier tipo de enfermedad, incluido el cáncer. Volveré a este tema importante más adelante.

Por último, exponer a los niños a radiación ionizante a través de tomografías computarizadas (CT) después de un golpe en la cabeza es una práctica médica muy arriesgada y a menudo innecesaria que puede provocar fácil y rápidamente cáncer cerebral y otras graves enfermedades. Según un gran estudio de más de 40 000 niños con traumatismo craneal, la simple observación es el mejor y más saludable enfoque. Los resultados aparecieron en la edición de junio de 2011 de *Pediatrics*

2. http://www.ncbi.nlm.nih.gov/pmc/articles/PMC3232061/.

(publicada en línea el 9 de mayo de 2011). Por supuesto, los cerebros en desarrollo de los niños tienen muy poca o ninguna protección contra la radiación ionizante.

El primer capítulo de este libro ofrece profundas ideas sobre lo que realmente es el cáncer y lo que representa, visto desde una perspectiva física. Es una comprensión del cáncer que tal vez nunca hayas encontrado antes. Esta nueva y, sin embargo, atemporal comprensión del cáncer permite nuevos enfoques dirigidos a curar realmente sus causas, en lugar de simplemente tratar sus manifestaciones sintomáticas.

En este capítulo, también aprenderás sobre los asombrosos descubrimientos realizados por investigadores líderes en cáncer, que prueban que no lo causa únicamente la mutación celular, sino que requiere el apoyo y la participación de todo el organismo. Además, revisa los nuevos hallazgos que muestran por qué tantos tumores cancerosos diagnosticados son en realidad completamente inofensivos y desaparecen por sí solos.

Los capítulos dos y tres abordan las causas físicas y emocionales/espirituales, respectivamente. Para mayor claridad, he intentado separar estas categorías, aunque soy muy consciente de que dicha división es arbitraria y no existe. Lo he hecho con un solo propósito: enfatizar que curar las causas del cáncer debe incluir la restauración del bienestar físico, emocional y espiritual de una persona. Dejar fuera sólo uno de estos factores socavaría las posibilidades de una recuperación completa y finalmente llevaría a la recurrencia del cáncer (un gran número de cánceres tratados médicamente reaparecen). Como mínimo, un enfoque tan incompleto afectaría gravemente la salud mental y física de una persona y, sobre todo, su estado de felicidad y autoestima.

La siguiente afirmación, que atraviesa como un hilo rojo todo el libro, es muy importante en la consideración del cáncer: «**El cáncer no causa que una persona e enferme; es la enfermedad de la persona lo que causa el cáncer**». Y a esto añadiré: «**Una vez que ha ocurrido un cáncer, su propósito principal es devolver a la persona enferma a una situación equilibrada de mente, cuerpo y espíritu**».

Esto es tan contradictorio con lo que la medicina convencional y los medios quieren que creas, que puede parecerte escandaloso. Sin embargo, si el cáncer te cura o te lleva a la muerte tiene en realidad más que ver con lo que sucede en tu vida personal que con el cáncer en sí; es decir, lo agresivo sea o lo temprano se detecta.

Toma como ejemplo a Dave. A los 58 años, le diagnosticaron cáncer de pulmón durante un chequeo de salud rutinario. Aunque se sentía bien antes del diagnóstico, su salud declinó rápidamente durante las siguientes dos semanas. Perdió el apetito, no podía dormir, su respiración se volvió muy superficial y sufrió ataques de pánico severos y dolor en el pecho. Murió veinte días después del diagnóstico. El certificado de defunción decía que murió de cáncer de pulmón, pero está claro que, sin el diagnóstico de cáncer, ninguno de estos abrumadores efectos inducidos por el estrés habría ocurrido.

Ya no hay duda de que el estrés emocional puede desactivar tu sistema inmunitario y no sólo impedir que tu cuerpo sane, sino también enfermarte gravemente. Hay evidencia médica que demuestra que, durante un estrés severo, las personas pueden morir de un ataque cardíaco masivo sin tener ninguna enfermedad cardíaca previa ni arterias obstruidas.

Tu capacidad para recuperar tu salud requiere que te sientas completo nuevamente en todos los niveles del cuerpo, la mente y el espíritu. Una vez que las causas fundamentales del cáncer y otros impedimentos para sentirte completo se hayan identificado correctamente, será evidente lo que necesita hacerse para lograr una recuperación completa. Éste es el tema de los capítulos posteriores de este libro.

Es un hecho médico que cada persona tiene millones de células cancerosas en el cuerpo en todo momento de su vida. Esto no indica que haya algo mal en nosotros. Por el contrario, como veremos, esto forma una parte esencial para mantener el equilibrio saludable del cuerpo.

Esos millones de células cancerosas permanecen indetectables mediante pruebas estándar. Sin embargo, se manifiestan como tumores una vez que se han multiplicado hasta varios miles de millones. Cuando los médicos les anuncian a sus pacientes con cáncer que los tratamientos que les recetaron han eliminado con éxito **todas** las células cancerosas, simplemente se refieren a pruebas que son capaces de identificar el tamaño detectable de los tumores cancerosos.

Los tratamientos estándar contra el cáncer pueden reducir el número de células cancerosas a un nivel indetectable, pero esto ciertamente no puede erradicar **todas** las células cancerosas. Mientras las causas del crecimiento tumoral permanezcan intactas, el cáncer puede volver a desarrollarse en cualquier momento, en cualquier parte del cuerpo y a cualquier velocidad.

Curar el cáncer tiene poco que ver con deshacerse de un grupo de células cancerosas detectables. Tratamientos como la quimioterapia y la radioterapia (radiación) ciertamente son capaces de envenenar o quemar muchas células cancerosas, pero también destruyen células sanas en la médula ósea, el tracto gastrointestinal, el hígado, los riñones, el corazón, los pulmones, etc., lo que a menudo conduce a daños permanentes e irreparables en órganos y sistemas completos del cuerpo.

¿Es de extrañar que el efecto secundario número uno de la quimioterapia sea el cáncer? De hecho, la quimioterapia mata a muchas más personas al causar nuevos cánceres de los que *cura* del cáncer. Al reducir el tamaño de los tumores, los medicamentos de quimioterapia fomentan el crecimiento, la división y la multiplicación de células cancerosas más fuertes, que se vuelven resistentes a la quimioterapia. Esto es lo que hace que los cánceres secundarios sean tan arriesgados. Además, dado que la incidencia de los efectos secundarios devastadores de la quimioterapia es bien conocida, casi todos los receptores de estos fármacos citotóxicos experimentan un aumento en la proteína de estrés HSF-1, o factor de choque térmico-1. La HSF-1 permite que las células cancerosas dañadas por estos medicamentos se reparen a sí mismas y reanuden sus actividades *cancerosas.*

Lo mismo ocurre con la radioterapia. La exposición a la radiación a una dosis de 100 mSv[3] es la dosis anual en la que el riesgo de cáncer a lo largo de la vida es evidente. Según la investigación, 10 000 mSv es una dosis fatal.[4] La radioterapia bombardea el cuerpo con 20 000-80 000 mSv, dependiendo del tipo de cáncer involucrado. Nada podría ser peor que el tratamiento con radiación. En comparación, la fuga de radiación que resultó del terremoto de Japón en 2011 se consideraría inofensiva.

3. Un mSv es la unidad básica utilizada para medir la concentración de radiación.
4. Para más detalles, consulte este artículo de Mike Adams, NaturalNews.com: http://www.naturalnews.com/032136_radiation_exposure_chart.html

Los productos químicos tóxicos contenidos en los medicamentos de quimioterapia pueden causar una inflamación tan grave en cada célula del cuerpo que incluso los folículos capilares ya no pueden retener los mechones de cabello. Una verdadera cura del cáncer no ocurre a expensas de destruir otras partes vitales del cuerpo. sólo es alcanzable cuando se han abordado las causas del crecimiento excesivo de células cancerosas y el cuerpo está siendo adecuadamente apoyado a través de su proceso natural de curación. El cáncer es el proceso de curación que el cuerpo puede elegir para restablecer la homeostasis. No reconocer el cáncer como un mecanismo de curación puede resultar fatal, y a menudo lo es.

Este libro está dedicado a descubrir las causas del cáncer, y propone tratar éstas en lugar de sus síntomas.

Tratar el cáncer como si fuera una enfermedad es una trampa en la que millones de personas han caído y han pagado un alto precio por no atender sus causas profundas.

Aunque creo firmemente que el cáncer es una fase final de curación, no una enfermedad, soy plenamente consciente de que la mayoría de las personas consideran el cáncer como una temida enfermedad. No pretendo que mi comprensión del cáncer sea la única correcta, pero propongo que es una de las muchas interpretaciones correctas.

El antiguo dicho: «El conocimiento es diferente en diferentes estados de conciencia», revela que la verdad es una proyección subjetiva de la mente, consciente o subconsciente. En otras palabras, si insistes en que el cáncer es una terrible enfermedad que puede quitarte la vida, esta creencia de temor a la muerte probablemente cumplirá con tu temida expectativa. Recuerda, el trauma emocional suprime el sistema inmunitario y previene la curación. Del mismo modo, si percibes el cáncer como una fase de curación que aborda un desequilibrio subyacente, tu verdad también te ayudará a lograr un resultado positivo, uno que coincida con tu expectativa alentadora. Investigaciones recientes sobre el cerebro han revelado que el poder de la expectativa positiva es el único verdadero inductor de curación en el cuerpo.[5]

5. Para información detallada, consulta mi artículo sobre la expectativa positiva en http://www.enerchi.com/articles/positive-expectation-a-medical-miracle/

Es lamentable que la profesión médica, en su mayor parte, haya desalentado a los pacientes a participar, o influir, en sus propias curaciones. Rara vez se incluye a los pacientes en el proceso de curación. En cambio, los tratamientos médicos se promueven ahora como el único remedio para los males actuales. En verdad, si una persona se cura o no está mayormente controlado por el estado del cuerpo, la mente y el espíritu del individuo. Aceptar esto como un hecho puede tener efectos enormemente empoderadores que considero esenciales para que la curación ocurra y sea efectiva.

Nota: Dondequiera que en este libro me veas hacer referencia al cáncer como una enfermedad mortal, a personas muriendo de cáncer, o al cáncer como una enfermedad agresiva o terminal, etc., ten en cuenta que lo hago sólo para presentar las interpretaciones oficiales de la investigación médica y las teorías. Sin embargo, quiero dejar muy claro que mi comprensión e interpretación del fenómeno del cáncer no son compatibles con este modelo médico actual. No estoy de acuerdo con la idea de que es el cáncer lo que mata a alguien, y seguiré elaborando mi posición a lo largo de este libro.

A menos que un tumor canceroso provoque una obstrucción mecánica que ponga en peligro la vida o una hinchazón y posterior asfixia de un órgano, no se puede considerar que el cáncer dañe o mate al cuerpo. Más bien, el cáncer es un mecanismo de curación o supervivencia que ocurre cuando la vida de una persona está amenazada por una o varias razones analizadas en este libro. El cáncer es una indicación de que el cuerpo está críticamente desequilibrado y puede posiblemente morir por lo que sea que lo está desequilibrando. Cuando escuchas que la radiación ionizante o la aspirina causan algunos de los cánceres más graves o agresivos, debes ser consciente de que los cánceres resultantes constituyen intentos de supervivencia o curación del cuerpo, no una enfermedad.

Este libro distingue claramente entre las causas del cáncer y sus síntomas. Los síntomas, como el crecimiento de un tumor canceroso, sólo indican que el cuerpo ya está intentando abordar las causas subyacentes del cáncer. A menos que apoyemos al cuerpo en este proceso de curación y no lo ataquemos con tratamientos médicos dañinos, el cáncer –el proceso de curación– puede permanecer incompleto, puede seguir creciendo y, por lo tanto, considerarse *incurable.*

El propósito de este libro es proporcionarte el conocimiento y la confianza en la infinita sabiduría e inteligencia del cuerpo, con los cuales la curación puede llegar a su fin y el cuerpo puede regresar a su estado natural de equilibrio y vitalidad.

1

El cáncer no es una enfermedad

El poder en la palabra

Se considera que el cáncer es la segunda causa principal de muerte en Estados Unidos. Según la Sociedad Americana del Cáncer, en 2010 ocurrieron un total estimado de 1 529 560 nuevos casos y 569 490 muertes por cáncer en Estados Unidos. Entre los hombres, los tres diagnósticos de cáncer más comunes son el de próstata, el de pulmón y el colorrectal. Los tipos de cáncer más comunes entre las mujeres son el de mama, el de pulmón y el colorrectal.

El Instituto Nacional del Cáncer (NCI) enumeró los diez cánceres más mortales (muertes entre 2003 y 2007):

1. Cáncer de pulmón y bronquios: 792 495 vidas
2. Cáncer de colon y recto: 268 783 vidas
3. Cáncer de mama: 206 983 vidas
4. Cáncer de páncreas: 162 878 vidas
5. Cáncer de próstata: 144 926 vidas
6. Leucemia: 108 740 vidas
7. Linfoma no Hodgkin: 104 407 vidas
8. Cáncer de hígado y conducto biliar intrahepático: 79 773 vidas
9. Cáncer de ovario: 73 638 vidas
10. Cáncer de esófago: 66 659 vidas

Cualquiera que sea tu nivel de formación médica, parece seguro decir que el cáncer parece estar matándonos en cifras récord. Sin embargo, a pesar de millones de vidas perdidas y miles de millones de dólares gastados en investigación, las tasas de cáncer no parecen estar disminuyendo.

Y el problema va más allá de simplemente no entender las causas fundamentales del cáncer o cómo tratarlo mejor. El doctor Samuel S. Epstein, en su libro *National Cancer Institute and American Cancer Society: Criminal Indifference to Cancer Prevention and Conflicts of Interest,* demuestra claramente que gran parte de la culpa del creciente predominio del cáncer en nuestra sociedad recae en el Instituto Nacional del Cáncer (NCI) y la Sociedad Americana del Cáncer (ACS), algunas de las mismas asociaciones que están respaldadas por el Gobierno de EE. UU. (y, por lo tanto, por los dólares de los contribuyentes) y que están encargadas de luchar contra *la guerra de Estados Unidos contra el cáncer,* las cuales también están plagadas de conflictos de intereses y ocultan demasiada información valiosa para ayudar verdaderamente a los estadounidenses a prevenir y tratar el cáncer. De hecho, aproximadamente la mitad de la junta directiva de la ACS está compuesta por médicos y científicos estrechamente vinculados con el NCI, muchos de los cuales reciben financiamiento de ambas entidades.

¿El resultado? El dinero federal y los fondos caritativos gastados en investigación sobre el cáncer han aumentado 25 veces, de 220 millones en 1971 a 4600 millones de dólares en 2000. Sin embargo, a pesar de la grandiosa promesa del presidente del NCI, Andrew von Eschenbach, en 2003 de eliminar el sufrimiento y la muerte por cáncer para 2015, las tasas de cáncer han aumentado aproximadamente un 18 % y no muestran signos de desaceleración.

Como resultado, el cáncer afecta a casi 1 de cada 2 hombres y a más de 1 de cada 3 mujeres; sin embargo, los miles de millones de dólares de impuestos y donaciones caritativas dedicados a la investigación sobre el cáncer se centran abrumadoramente sólo en el tratamiento, con casi ningún estudio realizado sobre la prevención. «La mejor defensa es un buen ataque», dice el viejo adagio, sin embargo, la sabiduría convencional sobre el cáncer nos dice lo contrario.

Esto se debe, en parte, a las enormes ganancias disponibles para las compañías farmacéuticas y médicas por mantener una actitud basada en el tratamiento en lugar de en la prevención del cáncer, así como a la falta de voluntad a abordar las causas de cáncer más allá de las elecciones individuales de estilo de vida. En otras palabras, aunque se reconocen factores como fumar y una mala alimentación, se ignoran aquellas causas que pueden afectar negativamente a ciertas industrias, como la contaminación ambiental, los contaminantes en productos de consumo y los tratamientos médicos tóxicos.

Cuando los productos farmacéuticos se consideran las únicas opciones adecuadas para tratar la enfermedad, mantener a los pacientes enfermos y sobremedicados se convierte en un negocio cada vez más lucrativo. Considerando esto, no es tan sorprendente que los tratamientos alternativos o *no aprobados* sean sistemáticamente vilipendiados por la industria médica y el sistema de salud en relación con el cáncer. Cada vez más, los médicos que continúan abogando por métodos de tratamiento naturales y señalan los importantes beneficios de la prevención holística del cáncer son acosados y vilipendiados como charlatanes si se niegan a alinearse con las *directrices* fuertemente sesgadas del NCI y la ACS. Es muy revelador que la FDA haya aprobado alrededor de cuarenta medicamentos farmacéuticos para el tratamiento del cáncer, pero aún no haya aprobado ni un solo tratamiento alternativo no patentado.

Al observar los hechos, está claro que las únicas personas que realmente se benefician de la cultura actual del cáncer son los profesionales médicos y los grupos de presión en posiciones de poder, y no sus pacientes. Como admitió el exdirector del NCI, el doctor Samuel Broder, en una entrevista de 1998 en el *Washington Post*: «El NCI se ha convertido en lo que equivale a una empresa farmacéutica del gobierno». De hecho, es el contribuyente estadounidense quien sigue financiando ensayos clínicos costosos para medicamentos que, en última instancia, terminan siendo vendidos a ellos mismos a precios inflados. Ya sea por prioridades de financiación mal orientadas, la omisión selectiva de nuevas investigaciones o tratamientos alternativos, o la supresión directa de los hechos, los pacientes con cáncer no están siendo protegidos por aquellos organismos que se supone deben protegerlos.

En resumen, las últimas décadas, más que cualquier otro período en la historia, han infundido en nuestra sociedad un miedo exagerado al cáncer, por lo que no es sorprendente que la mayoría de los pacientes con cáncer simplemente hagan lo que sus médicos les dicen: recurrir a más medicamentos farmacéuticos y tratamientos tóxicos para combatir su *aterradora* enfermedad. Pero al no centrarse en la prevención, que es económica y mínimamente tóxica, a favor de tratamientos costosos y *extremadamente* tóxicos, agencias supuestamente objetivas como el NCI han exacerbado el problema que tienen la tarea de resolver. Como resultado, las tasas de diagnóstico de cáncer están en niveles asombrosos y continúan aumentando. Y además de los casos diagnosticados de cáncer, hay decenas de miles de personas desfavorecidas que tienen cáncer, pero que nunca recibirán un diagnóstico porque no pueden permitirse un seguro de salud o una cita con un médico.

No hace falta decir que las palabras en sí mismas tienen un poder tremendo, y el *cáncer* no es una excepción. En muchos casos, el cáncer no es sólo una palabra, sino también una declaración que se refiere a un comportamiento anormal o inusual de las células del cuerpo. La mera mención de la palabra «cáncer» es suficiente para evocar imágenes de sufrimiento y dolor. Al adjudicarle esta palabra a una persona, se puede inspirar instantáneamente miedo debilitante y estrés en su psique.

Sin embargo, en un contexto diferente, el cáncer se refiere a un signo del Zodíaco, simplemente otro miembro de la familia astrológica. Cuando alguien pregunta tu fecha de nacimiento y dice que eres Cáncer, ¿vas a temblar de miedo ante una muerte inminente? **Tal reacción es improbable, porque tu interpretación de ser del signo de Cáncer no implica que tengas cáncer, la enfermedad.** Pero si tu médico te llama a su oficina y te dice que tienes cáncer, probablemente te sentirás conmocionado, paralizado, entumecido, aterrorizado, desesperado o todo lo anterior. La palabra «cáncer» tiene el potencial de jugar un papel muy perturbador y delicado en tu vida, uno capaz de dictar una sentencia de muerte y, como descubrirás en este libro, incluso ejecutarla, a menudo simplemente por el papel que esas seis pequeñas letras han llegado a jugar en nuestra sociedad aterrorizada.

Aunque ser paciente de cáncer parece comenzar con el diagnóstico de la enfermedad, sus causas pueden haber estado presentes durante muchos años antes de que el paciente se sintiera enfermo. Sin embargo, en un breve instante, la palabra «cáncer» puede poner el mundo de alguien patas arriba.

¿Quién o qué en este mundo ha dotado a esta simple palabra o declaración de tanto poder que puede regir sobre la vida y la muerte? ¿O realmente posee este poder? ¿Podría ser que nuestra convicción colectiva y social de que el cáncer es una enfermedad mortal, junto con los tratamientos agresivos que generan traumas después del diagnóstico, sea en realidad la principal responsable de la actual escalada dramática del cáncer en el hemisferio occidental? Tal pensamiento podría parecerte demasiado descabellado. Sin embargo, en este libro, argumentaré de forma convincente que el cáncer no puede tener poder o control sobre ti a menos que las creencias, percepciones, actitudes, pensamientos y sentimientos que tienes sobre el cáncer le permitan hacerlo.

¿Tendrías tanto miedo al cáncer si supieras qué lo causa, o al menos entendieras cuál es su propósito subyacente? ¡Es poco probable! Si se dijera la verdad, probablemente harías todo lo posible para eliminar las causas del cáncer y, al hacerlo, sentarías las bases para que el cuerpo se cure a sí mismo.

Cierto conocimiento, en el sentido convencional, que también podría llamar ignorancia, es, de hecho, algo peligroso. Casi todo el mundo, al menos en el mundo industrializado, sabe que beber agua de un estanque fangoso o de un lago contaminado puede causar diarrea potencialmente mortal. Sin embargo, relativamente pocas personas se dan cuenta de que aferrarse al resentimiento, la ira y el miedo, o evitar la exposición al Sol y así causar una deficiencia de vitamina D, o no dormir lo suficiente de forma regular, o sostener un teléfono móvil cerca de tu cabeza durante una hora al día, o estar expuesto regularmente a rayos X, mamografías o tomografías, o comer comida basura, aditivos químicos y edulcorantes artificiales, es tan peligroso como beber agua contaminada. Estos hábitos de vida pueden tardar un poco más en matar a una persona que cualquier veneno o ameba diminuta, pero no hay duda de que pueden hacerlo.

Juicio erróneo

Todos sabemos que, si los cimientos de una casa son fuertes, la casa puede soportar fácilmente factores de estrés externos, como una tormenta violenta o incluso un terremoto. Como veremos, el cáncer es, de manera similar, una indicación de que algo ha estado faltando en nuestro cuerpo y en nuestra vida. El cáncer revela que algún aspecto de nuestra vida física, mental y espiritual está en terreno inestable y es, por decirlo suavemente, bastante frágil.

Sería absurdo que un jardinero regara las hojas marchitas de un árbol cuando sabe que el verdadero problema no está donde parece estar, en la superficie de esas hojas marchitas. Sabe que la deshidratación de las hojas es simplemente un síntoma de la falta de agua en la parte menos visible de la planta: su sistema de raíces subterráneo. Al regar las raíces de la planta, el jardinero atiende naturalmente el nivel causante y, en consecuencia, toda la planta se revive y reanuda su crecimiento normal. Para el ojo entrenado de un jardinero, el síntoma de las hojas marchitas no es una enfermedad terrible. Reconoce que el estado deshidratado de estas hojas es simplemente una consecuencia directa de la retirada de nutrientes, nutrientes que se necesitan para sustentar las raíces y el resto de la planta.

Aunque este ejemplo de la naturaleza puede parecer una analogía simplista, sin embargo, ofrece una comprensión básica de algunos procesos de enfermedad muy complejos en el cuerpo humano. Describe con precisión uno de los principios más poderosos y fundamentales que controlan todas las formas de vida en el planeta. Por mucho que hayamos aprendido a manipular las funciones de nuestro cuerpo a través de las herramientas de la medicina alopática, esta ley básica de la naturaleza no puede ser suprimida o violada sin pagar el alto precio de sufrir mala salud en los niveles físico, emocional y espiritual.

Desafío fervientemente la afirmación de que el cáncer es una enfermedad mortal. Además, demostraré que el cáncer no es en absoluto una enfermedad. Muchas personas que recibieron una sentencia de cáncer *terminal* en realidad desafiaron el pronóstico y experimentaron una remisión completa. George, mi primer paciente con cáncer de riñón, fue uno de ellos. Sus médicos en uno de los hospitales universitarios más prestigiosos de Alemania le habían *dado* sólo tres semanas más de vida cuando me buscó para pedir ayuda. Según ellos, su cáncer estaba demasiado avanzado y extendido como para considerar tratamientos de quimioterapia o radiación. Resultó que no recibir más tratamiento médico fue una gran bendición para George.

Curar el cáncer frente a combatirlo

George había perdido uno de sus riñones a causa del cáncer un año antes. Después de salir de la sala de operaciones, sus médicos le dieron un informe de salud favorable. Utilizaron la famosa frase: «Lo hemos eliminado todo» para infundir esperanza y aliento. Por supuesto, tenía mucho sentido para él; después de todo, habían extirpado el tumor, junto con todo el riñón. Sin embargo, sólo unos meses después, su segundo riñón también comenzó a llenarse de cáncer, y el único consejo *razonable* que tenían para él era que se ocupara de sus asuntos personales.

Afortunadamente para George, no murió. Desafiando a la sentencia de muerte que sus médicos habían pronunciado, George sintió que debería haber algo más que pudiera hacer al menos para alargar su vida por unos meses. Al cabo de sólo tres semanas de lidiar con las causas fundamentales de su enfermedad, el cáncer se redujo a una pequeña mancha, y durante su siguiente chequeo importante en la clínica de cáncer en Alemania seis meses después, el cáncer *mortal* no se encontraba por ningún lado. Quince años después, George sigue gozando de un excelente estado de salud, sin indicios de que su otro riñón no funcione correctamente.

No le di a George ni un diagnóstico ni un pronóstico. Eso no es lo que hago, de todos modos. ¿Qué sentido habría tenido decirle lo mal y desesperada que era su situación? Además, una declaración objetiva de un médico de que el cáncer de su paciente es terminal (que lo llevará a la muerte) es en realidad un punto de vista puramente subjetivo de una situación altamente impredecible. El médico deriva su juicio convincente y final casi exclusivamente de las observaciones que ha hecho con pacientes anteriores que sufrían de síntomas similares. Su juicio absoluto, sin embargo, descarta la posibilidad de recuperación como resultado de tratamientos alternativos desconocidos para el médico tratante. El hecho de que el relativamente joven sistema de medicina occidental no sepa cómo tratar el cáncer con éxito sin herir gravemente al paciente y arriesgar la recurrencia del cáncer, no implica que las formas antiguas de medicina sean igualmente inútiles. Hay buenas razones por las cuales ciertas formas de medicina holística oriental, aunque antiguas, no han desaparecido: han demostrado a lo largo de milenios que son efectivas. Entonces, ¿por qué no estar abiertos a su potencial?

En la medicina ortodoxa, a los pacientes no se los anima a esperar una remisión espontánea de su cáncer. Siendo realistas, los médicos quieren evitar darles a sus pacientes *falsas* esperanzas. Sin embargo, me pregunto si realmente puede haber tal cosa como una falsa esperanza. O hay esperanza o no la hay; cualquier esperanza genuinamente sentida no puede ser incorrecta o falsa.

La esperanza puede actuar como un placebo[1] poderoso que a menudo es mucho más efectivo que cualquier medicamento para el cáncer. Además, la esperanza puede incluso convertir un fármaco de quimioterapia peligroso en un placebo, lo que puede reducir posteriormente los efectos secundarios del fármaco. Asimismo, hay investigaciones que demuestran claramente que los médicos que proporcionan esperanza y aliento a sus pacientes tienen mayores tasas de éxito con el cáncer y otras enfermedades que aquellos que no lo hacen. ¡Imagínate lo que la esperanza, el aliento y la euforia, combinados con un tratamiento completamente natural, podrían lograr!

Por otra parte, el futuro no está escrito en piedra, y los médicos no son necesariamente videntes que sepan lo que el futuro les depara a sus pacientes. Ninguna persona en este mundo puede predecir con absoluta certeza lo que sucederá en el futuro cercano o lejano. Un médico puede hacer una buena suposición de cuál podría ser el resultado más probable de una enfermedad, pero tal conjetura difícilmente puede

1. Para un análisis profundo del efecto placebo como un gran poder de sanación en el cuerpo, consulte el capítulo uno de mi libro *Timeless Secrets of Health & Rejuvenation.*

llamarse científica o llevar el sello de certeza absoluta. En resumen, la esperanza debería ser alentada por todos los médicos, nunca desalentada, por muy aparentemente grave que sea la situación.

Para ilustrar este tema, un joven con un tumor cerebral extremadamente raro e inoperable, cuya historia fue documentada en televisión en vivo en horario de máxima audiencia en EE. UU. en 2007, desafió el pronóstico de una vida muy corta y continúa llevando una vida bastante activa y vibrante varios años después. Incluso se casó después. Y ése es sólo uno de muchos casos similares en los que pacientes a quienes se les dijo que no tenían esperanza terminaron desafiando todas las expectativas *realistas* de sus médicos, recuperando su salud y viviendo mucho más allá de los pronósticos más generosos. La historia médica está llena de estos milagros inexplicables. Sería prudente tratar de explicarlos, e incluso recrearlos.

Pero volvamos a George, mi paciente terminal con cáncer de riñón. Para evitar las complicaciones que pueden surgir al diagnosticar enfermedades, como hacer que una persona crea que es una víctima indefensa de algún tipo, simplemente animé y motivé a George a prestar atención en primer lugar a las diversas razones responsables de causar y promover el crecimiento del cáncer. De hecho, rara vez mencioné la palabra «cáncer» en su presencia. Siendo un hombre de negocios inteligente y exitoso, George se dio cuenta rápidamente de que seguir anclado en la idea de que el cáncer de alguna manera se había apoderado de él, arrastrándolo a la muerte, no le servía de nada. Era muy consciente de que tal mentalidad de víctima sólo lo mataría más rápido. George ya conocía el valor del autoempoderamiento y el pensamiento positivo.

Mi enfoque fue compartir con él los métodos más básicos y prácticos para hacer que el cuerpo sea más saludable, vital y resistente. En mi opinión, George ni siquiera era un hombre enfermo; simplemente había olvidado cómo vivir su vida de manera saludable. George de repente se dio cuenta de que ya no era una víctima de las circunstancias desafortunadas, sino que estaba a cargo de su cuerpo y su mente. Esta noción de autoempoderamiento lo hizo sentir eufórico, y pronto hizo que sus familiares y amigos, que antes se sentían tristes y apenados por él, participaran en su recién descubierta pasión por la vida.

Posteriormente, su cuerpo naturalmente comenzó a encargarse de los detalles, lo que incluyó la eliminación del síntoma: el cáncer. Fue una hazaña bastante menor una vez que las causas del cáncer no existían.

La remisión total del cáncer de George no fue el resultado de curar lo que parecía ser una enfermedad horrible y autopropagada, ni un milagro. Fue un simple proceso de devolverle al cuerpo lo que necesitaba para regresar a su estado más natural y normal de equilibrio. George simplemente eliminó las razones por las cuales su cuerpo necesitaba luchar por su vida. Por simple que parezca, se curó a sí mismo al asumir la responsabilidad de todos los aspectos de su vida, incluido su cuerpo y estilo de vida.

La lección que se puede aprender de la experiencia de George es que la verdadera curación requiere que dejes de luchar y, en su lugar, elijas confiar y abrazar los mecanismos de curación naturales y ancestrales de tu cuerpo, ya que, de hecho, *luchar* contra el cáncer, como veremos, es lo que realmente impide una cura real y duradera.

Buscando respuestas

Cada tipo de cáncer ha sido superado por alguien, sin importar lo avanzado que estuviera. Por lo tanto, si una sola persona ha tenido éxito en curar su cáncer, debe haber un mecanismo para ello, así como hay un mecanismo para crear el cáncer. Cada persona en el planeta tiene la capacidad de hacer ambas cosas.

Si te han diagnosticado cáncer, es posible que no puedas cambiar el diagnóstico, pero ciertamente está en tu poder alterar las consecuencias destructivas que este diagnóstico puede tener sobre ti, tal como lo hizo George. La forma en la que percibes el cáncer y los pasos que eliges seguir después del diagnóstico son algunos de los factores determinantes más poderosos para tu bienestar futuro o la falta de éste. (Véase el capítulo tres, «Desmitificando el cáncer»).

La referencia indiscriminada al cáncer como una enfermedad mortal, tanto por profesionales como quienes no lo son, ha convertido al cáncer en un trastorno con consecuencias trágicas para la mayoría de los pacientes que lo sufren y sus familias. El cáncer se ha vuelto sinónimo con una extraordinaria carga de miedo, sufrimiento y muerte. Esta percepción continúa, a pesar del hecho de que hasta el 90-95 % de todos los cánceres pueden aparecer y desaparecer por sí solos.

No pasa un solo día sin que el cuerpo fabrique millones de células cancerosas. Algunas personas, bajo un estrés temporal severo, producen más células cancerosas de lo habitual. Estas células cancerosas se agrupan en tumores que desaparecerán nuevamente una vez que el impacto del estrés haya disminuido y después de que una respuesta de curación (como lo indican los síntomas de enfermedad) se haya completado. En el capítulo tres, detallaré la forma exacta y predecible en que esto ocurre.

Quiero mencionar en este punto que, según la investigación médica, las secreciones de la poderosa hormona anticancerígena del ADN, la interleucina 2, disminuyen bajo el estrés físico y mental, y aumentan nuevamente cuando la persona se relaja y siente alegría. Las bajas secreciones de interleucina 2 aumentan la incidencia de cáncer en el cuerpo, y las secreciones normales de esta hormona mantienen el cáncer a raya.

Sin embargo, las personas generalmente no están bajo un estrés severo todo el tiempo. Dado que la incidencia de cáncer aumenta y disminuye con la experiencia de un estrés severo, muchos cánceres desaparecen sin ninguna forma de intervención médica y sin causar ninguna preocupación real. En consecuencia, **en este mismo momento, millones de personas caminan con cáncer en su cuerpo sin tener ni idea de que lo tienen.** Del mismo modo, millones de personas curan sus cánceres sin siquiera saberlo. En general, hay muchas más remisiones espontáneas de cáncer que cánceres diagnosticados y tratados.

El *The New York Times* publicó un artículo en su edición de octubre de 2009 que ciertamente planteó algunas preguntas reveladoras a la luz de hechos que se han vuelto muy inconvenientes para el sistema de lucha contra el cáncer y sus defensores. El artículo, escrito por Gina Kolata, se titula: «Los cánceres pueden desaparecer sin tratamiento, pero ¿cómo?».

En el artículo, Kolata señala que se asumió que la trayectoria del cáncer apuntaba en una sola dirección, como la flecha del tiempo; es decir, crecer y empeorar. Sin embargo, en octubre de 2009, un artículo publicado en el *Journal of the American Medical Association (JAMA)* señaló que «los datos de más de dos décadas de exámenes de detección de cáncer de mama y próstata cuestionan esa idea».

Las tecnologías de detección más sofisticadas encuentran muchos tumores pequeños que no causarían ningún problema si se dejaran solos, sin ser descubiertos por los exámenes. Estos tumores son tan inactivos e inofensivos como pequeñas cicatrices en la piel. Como reconoce el artículo, estos tumores estaban destinados a dejar de crecer por sí solos o a encogerse, o incluso, al menos en el caso de algunos cánceres de mama, a desaparecer.

«La visión antigua es que el cáncer es un proceso lineal –dijo el doctor Barnett Kramer, director asociado de la División de Prevención del Cáncer en los Institutos Nacionales de Salud (NIH)–. Una célula adquirió una mutación, y poco a poco adquirió más y más mutaciones. Se supone que las mutaciones no se revierten espontáneamente».

Hasta hace poco, los investigadores del cáncer y los médicos por igual asumieron falsamente (y proyectaron su suposición como un hecho científico) que el cáncer resulta de una mutación celular (alteración de la composición genética de la célula), que luego toma vida propia. Sin embargo, la vanguardia de la investigación sobre el cáncer apunta hacia el descubrimiento de que la división celular cancerosa incontrolada y sin sentido no tiene lugar en absoluto.

Como señala el doctor Kramer, está cada vez más claro que los cánceres requieren más que mutaciones para progresar. Necesitan la cooperación de las células circundantes e incluso, según él, *«de todo el organismo, de la persona»,* cuyo sistema inmunitario o niveles hormonales, por ejemplo, pueden sofocar o alimentar un tumor.

Esto, dijo el doctor Kramer, convierte al cáncer en *«un proceso dinámico».* Su declaración obviamente plantea una pregunta muy importante. Si la única función del cáncer es ser una sucesión fatal de mutaciones celulares, ¿por qué todo el cuerpo, incluido el cerebro, el sistema nervioso, el sistema inmunitario y el sistema endocrino, así como la personalidad y todas las células que rodean al cáncer, apoyarían su crecimiento? La respuesta a esta pregunta crucial es tanto fascinante como alentadora.

Como afirma el título de este libro, el cáncer no es una enfermedad en absoluto; sino que es un mecanismo de curación. Todo el cuerpo apoya el crecimiento de un cáncer mientras le resulte conveniente. Una vez que la curación de sus causas profundas se completa, una vez que el cuerpo y la mente han regresado a su estado adecuado y equilibrado, el cáncer ya no sirve a un propósito y o bien pasa a un estado benigno y latente, o incluso desaparece por completo.

La nueva visión de que el cáncer no sigue un camino predeciblemente unidimensional desde la mutación hasta la enfermedad fue difícil de aceptar para algunos médicos e investigadores del cáncer. Pero, al parecer, cada vez más escépticos están cambiando de opinión y reconociendo que, aunque parezca contrario a todo lo que antes creían, los cánceres, de hecho, pueden desaparecer por sí solos.

Uno de estos conversos es el doctor Robert M. Kaplan, presidente del departamento de servicios de salud en la Escuela de Salud Pública de la Universidad de California, Los Ángeles. «*Al final del día, no estoy seguro de lo convencido que estoy de esto, pero lo creo* –dijo. Y agregó–: *El peso de la evidencia sugiere que hay razones para creer*».

Otro especialista en cáncer, el doctor Jonathan Epstein, de la Universidad Johns Hopkins, dice que los tumores que desaparecen son bien conocidos en el cáncer testicular. Según Epstein, se ha reconocido que durante una operación en el testículo de un hombre, un cirujano puede encontrar sólo tejido cicatricial en lugar de lo que se diagnosticó como un tumor grande.

La creciente evidencia de que los cánceres pueden detenerse o incluso revertirse es ahora innegable, y los investigadores no tienen más opción que reevaluar sus nociones de lo que realmente es el cáncer y cómo se desarrolla. Aun así, en mi opinión, a menos que reconozcan que el cáncer es un mecanismo de curación orquestado por todo el organismo para corregir un desequilibrio subyacente, seguirán buscando formas de combatir el cáncer en lugar de apoyarlo durante el proceso de curación. Sin embargo, esto requiere confianza en la sabiduría del cuerpo y en sus habilidades naturales de curación, no en la sospecha de que el cuerpo es inherentemente defectuoso o está estropeado.

Este descubrimiento de que la mutación celular por sí sola no puede causar cáncer, sino debe ser apoyada por las células circundantes y todo el organismo, habla por sí mismo. Siempre he considerado el cáncer como un amigo del cuerpo que lo ayuda en tiempos turbulentos. Ciertamente, el cuerpo parece tratar al cáncer como un amigo, no como un enemigo. Creo que deberíamos hacer lo mismo.

En su artículo, Kolata escribe sobre una declaración fascinante hecha por Thea Tlsty, profesora de Patología en la Universidad de California, San Francisco, y una de las investigadoras de cáncer más distinguidas del mundo. Tlsty dice que las células cancerosas y las precancerosas son tan comunes que casi todos, al llegar a la mediana edad o la vejez, estamos llenos de ellas. Eso se descubrió en estudios de autopsias de personas que murieron por otras causas no relacionadas, sin saber que tenían células cancerosas o precancerosas. No tenían tumores grandes ni síntomas de cáncer. «La pregunta realmente interesante –dijo Tlsty– no es tanto por qué contraemos cáncer, sino por qué no contraemos cáncer».

En el mismo contexto, quiero plantear esta pregunta tan intrigante: ¿por qué algunas personas se sienten enfermas cuando tienen cáncer, mientras que otras que también tienen cáncer viven vidas completamente normales y saludables? A lo largo del libro, profundizaré en este tema crucial.

Kolata plantea otro asunto curioso: «Cuanto antes esté una célula en su camino hacia un cáncer agresivo, dicen los investigadores, más probable es que revierta su curso. Así, por ejemplo, las células que son precursores tempranos del cáncer de cuello uterino tienen probabilidades de revertirse. Un estudio encontró que el 60 % de las células cervicales precancerosas, detectadas con pruebas de Papanicolau, vuelven a la normalidad al cabo de un año; el 90 % vuelve a la normalidad en tres años». ¿No muestra esto una tendencia diferente a la que anteriormente proponían los teóricos del cáncer?

Por supuesto, esto plantea la pregunta de si, de hecho, es mejor dejar muchos cánceres sin tratar, para que puedan entrar en letargo y volverse inofensivos o desaparecer por su cuenta. Durante muchas décadas, los médicos y las agencias de salud han estado promoviendo la agenda de la detección temprana en la población general con afirmaciones de que es vital detectar y tratar los cánceres en una etapa temprana. Argumentan que esto permite un tratamiento mejor y más exitoso. Sin embargo, una vez más, es posible que sus suposiciones hayan sido erróneas desde el principio.

Kolata explica además que «el proceso dinámico de desarrollo del cáncer parece ser la razón por la cual la detección de cáncer de mama o de próstata encuentra un gran número de cánceres tempranos sin una disminución correspondiente en los cánceres en etapa tardía». En otras palabras, descubrir tantos cánceres adicionales a través de nuevos y mejores métodos de detección no ha reducido la incidencia de cánceres avanzados. Esto contradice claramente la suposición de que la detección temprana, que normalmente lleva a un tratamiento temprano, tiene algún beneficio preventivo general o de reducción de la incidencia a largo plazo del cáncer. También implica que muchos cánceres es mejor dejarlos tranquilos. Esto respalda la hipótesis de que muchos cánceres tempranos no van a ninguna parte. Con respecto al cáncer de mama, hay evidencia indirecta de que algunos realmente desaparecen. La detección de cánceres de mama y de próstata claramente no ha logrado reducir su aparición.

Por buenas razones, la Johns Hopkins ofrece a los hombres con pequeños tumores de próstata una opción de *vigilancia activa,* en lugar de extirpar o destruir sus próstatas. En el raro caso de que el cáncer crezca, todavía pueden extirparlo. Sin embargo, el aterrador diagnóstico de tener cáncer de próstata disuade a la mayoría de los hombres de elegir esta ruta de espera y observación. «*La mayoría de los hombres quieren que se lo extirpen*», dijo Epstein, de la Johns Hopkins. Atribuyo esta situación desafortunada a décadas de atemorizar sin sentido por parte de los profesionales médicos y a la obsesión de los pacientes por las soluciones rápidas.

Podría agregar que las altas dosis de radiación ionizante emitidas por los dispositivos de detección de cáncer, como la tomografía computarizada (TC) y la mamografía, etc., en realidad han contribuido a la incidencia de varios tipos de cáncer. Los cánceres asociados con esta exposición a la radiación incluyen la leucemia, el mieloma múltiple, el cáncer de mama, el cáncer de pulmón y el cáncer de piel. (*Véase* en el capítulo cinco «Radiación ionizante»).

En un estudio canadiense, los investigadores analizaron el comportamiento de los pequeños cánceres de riñón (carcinomas de células renales) que se encuentran entre los cánceres que se informa que a veces se reabsorben, incluso cuando están muy avanzados. El estudio de control doble ciego, dirigido por el doctor Martin Gleave, del Departamento de Ciencias Urológicas del Hospital General de Vancouver (*New England Journal of Medicine;* 338:1265-1271, 30 de abril de 1998), comparó un tratamiento con fármacos inmunomoduladores, interferón gamma-1b, con un placebo en personas con cáncer de riñón que se había diseminado por todo su cuerpo.

A pesar de la falta de ensayos controlados con placebo, la interleucina 2 y el interferón se han convertido en el componente central de la mayoría de las estrategias inmunoterapéuticas para el carcinoma de células renales metastásico. Se suponía que el estudio demostraría que estos inmunomoduladores podían controlar o revertir estos cánceres de riñón, que son muy resistentes a la quimioterapia. El 6 % de los sujetos en ambos grupos tenía tumores que se redujeron o se mantuvieron estables, lo que llevó a los investigadores a concluir que el tratamiento no mejoraba los resultados. Este 6 % de los participantes que se beneficiaron en cierta medida mostró que, independientemente de si recibían tratamiento médico o no, no había ninguna diferencia, excepto que los del grupo de placebo vivieron en promedio 3,5 meses más que aquellos que recibieron el tratamiento con medicamentos.

El doctor Gleave afirma que más pacientes están recibiendo ecografías o tomografías computarizadas por razones no relacionadas con el cáncer, descubriendo así que hay un pequeño bulto en uno de sus riñones. La respuesta aceptada es extirpar quirúrgicamente esos tumores. Pero basándose en sus hallazgos, se pregunta si eso es realmente necesario.

Según el artículo del *The New York Times,* la universidad del doctor Gleave está participando en un estudio a nivel nacional de personas con pequeños tumores de riñón, preguntando qué sucede cuando esos tumores se examinan de manera rutinaria, con escaneos, para ver si crecen. Aparentemente, alrededor del 80 % no cambia o incluso se reabsorbe en los siguientes tres años.

La conclusión que saco de esta importante investigación es que estamos persiguiendo la solución equivocada si creemos que podemos ser más inteligentes que el cuerpo. El cuerpo hace retroceder o detiene el crecimiento de un tumor cuando lo considera necesario, no de otra manera. Si envenenamos, quemamos o extirpamos un tumor, es posible que el cuerpo necesite desarrollar otro para completar su actividad de curación.

El principal defecto en la teoría médica del cáncer radica en la suposición de que el cáncer debe ser sometido para salvar la vida de un paciente con cáncer. Hasta hace poco, casi todos los científicos compartían la opinión de que, a menos que un cáncer se trate y se detenga, está destinado a crecer, propagarse y finalmente matar a la persona. Esto, obviamente, no es el caso. Millones de personas viven con todo tipo de cánceres sin problema, e incluso sin ser conscientes de ello, según el trabajo de la doctora Tlsty y muchos otros científicos destacados.

La verdad es que relativamente pocos cánceres realmente se vuelven *terminales*. Un gran número de cánceres claramente permanecen sin diagnosticar y no se descubren hasta la autopsia. A menudo, estas personas no mueren de cáncer, sino de otra cosa. Es posible que ni siquiera tengan los síntomas que podrían llevar al médico a prescribir alguna de las pruebas estándar para detectar el cáncer. ¿No te sorprende que se encuentren de 30 a 40 veces más casos de cáncer de tiroides, páncreas y próstata en autopsias que los detectados por los médicos? Entonces, ¿es realmente el cáncer la enfermedad peligrosa que nos han hecho creer?

En 1993, la revista médica británica *The Lancet* publicó un estudio que demostró que el cribado temprano a menudo lleva a tratamientos innecesarios. Eso podría ser beneficioso para las compañías farmacéuticas, pero ciertamente hace poco, si es que hace algo, en beneficio real de los pacientes con cáncer.

Por ejemplo, aunque el 33 % de las autopsias en hombres revela cáncer de próstata, sólo alrededor del 1 % muere por ello. Después de los 75 años, la mitad de los hombres pueden tener cáncer de próstata, pero las tasas de mortalidad sólo varían entre el 0,1 y el 2,4 %. Más específicamente, la tasa global de supervivencia relativa al cáncer de próstata a 5 años entre 1995 y 2002 fue del 99 %. Las tasas de supervivencia relativa al cáncer de próstata a 5 años por raza fueron del 99,9 % para hombres blancos y del 97,6 % para hombres negros, independientemente de si tenían pocos o ningún signo o síntoma de cáncer de próstata, estaban libres de la enfermedad o habían recibido tratamiento. Las recomendaciones del Gobierno (a partir de agosto de 2008) indican que los oncólogos ya no deberían tratar a los hombres con cáncer de próstata después de los 75 años porque los tratamientos hacen más daño que bien y no ofrecen ventajas en comparación con no recibir ningún tratamiento.

Cabe señalar que estas bajas tasas de mortalidad se aplican especialmente a aquellos que no han sido diagnosticados con cáncer ni han recibido tratamiento para ello. Dado que, según admite el propio Gobierno, las tasas de mortalidad aumentan cuando los cánceres son tratados, esto ciertamente sugiere qué es lo que realmente está causando las muertes.

Una vez diagnosticados y tratados, a la gran mayoría de los cánceres nunca se les da la oportunidad de desaparecer por sí solos. Son atacados rápidamente con un arsenal de armas mortales como fármacos de quimioterapia, radiación y el bisturí. Los tumores inactivos, que realmente nunca causarían daño al cuerpo, pueden, en cambio, ser despertados y desencadenar reacciones defensivas poderosas, volviéndose agresivos, de manera similar a las bacterias relativamente inofensivas que se convierten en superbacterias peligrosas cuando son atacadas por medicamentos antibióticos. No tiene absolutamente ningún sentido que, en un momento en el que necesitas fortalecer el sistema de curación más importante del cuerpo (el sistema inmunitario), te sometas a tratamientos radicales que en realidad debilitan o destruyen el sistema inmunitario.

El problema con los pacientes de cáncer hoy en día es que, aterrorizados por el diagnóstico, someten sus cuerpos a estos *tratamientos* de corte, quema o envenenamiento: tratamientos que, con mayor probabilidad, sólo los llevarán más rápidamente a su muerte hasta que finalmente se encuentran completamente sin opciones.

La pregunta más importante que un paciente de cáncer puede necesitar hacerse no es «¿Cómo de avanzado está mi cáncer o cómo de peligroso es?», sino «¿Qué estoy haciendo o dejando de hacer que pone a mi cuerpo en una situación de tener que luchar por su vida?». ¿Por qué algunas personas pasan por el cáncer como si fuera una gripe?

¿Son simplemente afortunadas, o hay un mecanismo en funcionamiento que las cura y restaura su salud? Por el contrario, ¿cuál es el elemento oculto que impide que el cuerpo cure el cáncer de manera natural, que lo hace parecer tan peligroso?

Las respuestas a todas estas preguntas están en la persona que tiene el cáncer, y no dependen del grado de *maldad* de un cáncer en particular o del estado avanzado al que parece haber progresado. ¿Crees que el cáncer es una enfermedad? Lo más probable es que respondas con un «Sí», dado el punto de vista *informado* que la industria médica y los medios han dado a las masas durante muchas décadas.

Sin embargo, la pregunta más importante, pero rara vez formulada, sigue siendo: «¿Por qué piensas que el cáncer es una enfermedad?». Podrías responder: «Porque sé que el cáncer mata gente todos los días». Luego te cuestionaría más: «¿Cómo sabes que es el cáncer lo que mata a la gente?». Probablemente argumentarías que, si muchas personas que tienen cáncer mueren, debe ser el cáncer lo que las mata. Eso es lo que dicen todos los expertos médicos.

Déjame hacerte otra pregunta, una bastante extraña: ¿cómo sabes con certeza que eres hija/hijo de tu padre y no de otro hombre? ¿Es porque tu madre te lo dijo? ¿Qué te hace estar tan completamente seguro/a de que tu madre te dijo la verdad? Es probable que simplemente le creas porque no tienes una razón de peso para no hacerlo. Pero a menos que tu padre se haga una prueba de paternidad de ADN, nunca sabrás con absoluta certeza que la persona que crees que es tu padre es, de hecho, tu padre. En cambio, son tus apegos emocionales y la falta de una investigación más profunda los que han convertido tu creencia subjetiva en algo que *sabes* como una verdad irrefutable.

Tal metáfora puede parecer extraña, pero suposiciones similares son increíblemente generalizadas en nuestras actitudes sobre el cáncer. Aunque no existe ninguna prueba científica que demuestre que el cáncer es una enfermedad en lugar de un proceso de curación, la mayoría de las personas insistirán en que es una enfermedad porque eso es lo que les han dicho que crean. Sin embargo, esta creencia es sólo un rumor basado en las opiniones de otras personas. Finalmente, la doctrina infalible de que el cáncer es una enfermedad puede remontarse a algunos médicos que expresaron sus sentimientos o creencias subjetivas sobre lo que habían observado, y los publicaron en algunos artículos de revisión o informes médicos. Otros médicos estuvieron de acuerdo con su opinión y, al cabo de poco tiempo, se convirtió en un *hecho bien establecido* que el cáncer es una enfermedad peligrosa que de alguna manera se apodera de las personas para matarlas. Sin embargo, la verdad del asunto puede ser bastante diferente y más racional y científica.

El mito del gen/cáncer

Según un artículo de investigación publicado en la revista médica alemana *Deutsches Aerzteblatt* por el renombrado biólogo molecular y celular Peter Duisberg (Universidad de California, Berkley), la teoría de que la mutación genética está detrás de los tumores malignos se basa en fundamentos inestables. La revelación de Duisberg de los principales defectos en la teoría actual de la mutación-cáncer también fue publicada recientemente por la prestigiosa revista *Cell Cycle* (2011;10 [13]; 2100-2114).

Durante muchos años, los científicos del cáncer han asumido que los tumores malignos se desarrollan cuando la mutación de entre tres y seis genes, llamados oncogenes, provoca que células normalmente sanas experimenten un crecimiento anormal y descontrolado. Un oncogén es un gen que se encuentra en los cromosomas de las células tumorales cuya activación se asocia con la conversión inicial y continua de células normales en células cancerosas.

La mayoría de las células sanas mueren y son reemplazadas por células nuevas dentro de ciclos de entre diez días y cuatro meses. Las células plasmáticas, por ejemplo, viven durante diez días antes de ser reemplazadas. Las células óseas tienen una vida natural de tres meses, y las células sanguíneas pueden vivir cuatro meses antes de morir. La teoría actual de la mutación-cáncer propone que los oncogenes previenen la ocurrencia de una muerte celular oportuna, y causan que las células sobrevivan y proliferen. De hecho, considera la mutación genética como un evento necesario responsable de la transformación celular maligna.

El problema con esta teoría es que todos los tumores malignos que tienen una anomalía cromosómica (aneuploidía) a menudo no contienen ninguno de estos supuestos oncogenes causantes del cáncer. Además, en realidad los carcinomas del mismo tipo que contienen oncogenes mutados generalmente ni siquiera comparten el mismo tipo de oncogenes mutados.

Es igualmente engañoso proponer que una anomalía cromosómica es una condición previa para el crecimiento celular anormal cuando carcinógenos como el asbesto pueden causar crecimiento tumoral sin ningún oncogén mutado en absoluto.

Otro problema con la teoría de la mutación actual es que las anomalías cromosómicas pueden existir durante décadas antes de que se forme un tumor canceroso, o puede que nunca se forme. Por otro lado, una persona que no tiene una anomalía cromosómica o mutación genética también puede desarrollar dicho tumor. La idea de que una anomalía cromosómica debe conducir infalible e inmediatamente a un crecimiento celular maligno es una hipótesis no probada que sólo sirve a quienes viven de ello.

No puede ocurrir de ambas formas. O la mutación genética lleva a un crecimiento celular anormal, o no lo hace. Si los oncogenes mutados no conducen al cáncer, ni siquiera después de cuarenta años, debe haber otras razones que lo causen.

Por supuesto, la multimillonaria industria farmacéutica no está interesada en descubrir las verdaderas causas del cáncer. Más bien, está enfocada en desarrollar medicamentos extremadamente caros que están diseñados para prevenir la mutación genética, aunque ésta claramente no es lo que causa el cáncer en primer lugar. Una vez más, nos están llevando por un camino equivocado, uno costoso además. Hasta ahora, la tasa de éxito de este enfoque es deprimente y desalentadora.

Amplias investigaciones científicas realizadas en el campo de la biología celular durante los últimos diez años ya han demostrado que los genes no causan enfermedades, sino que son influenciados y alterados por cambios en el entorno, desde los primeros momentos en el útero materno hasta los últimos momentos de la vida de una persona. Ya sabemos, por investigadores líderes en cáncer como el doctor Kramer, que las mutaciones genéticas por sí solas, sin la cooperación del organismo circundante, no pueden causar que el cáncer ocurra o progrese.

Los biólogos celulares también reconocen que las condiciones y sucesos en los alrededores externos y la fisiología interna y, más importante aún, las percepciones de nosotros mismos y del mundo que nos rodea, influyen directamente en el comportamiento de los genes. Esto significa que cada pensamiento, sentimiento, emoción, creencia y experiencia que tenemos, cada bocado de comida que ingerimos, el aire que respiramos, la forma en la que interactuamos con los demás y cómo nos tratamos a nosotros mismos puede impactar instantáneamente nuestros genes. Como dijo Kramer, el cáncer es un fenómeno dinámico, no un fenómeno aislado ni una realidad inmutable; en esencia, es un proceso que se altera constantemente por su entorno: tú y tu entorno.

Es importante entender que los genes no mutan porque se aburran de ser normales o porque *quieran* ser malignos. Más bien, las células no tienen otra opción que mutar para sobrevivir en un entorno tumoral hostil y tóxico que ha sido creado por factores no genéticos. Un entorno tumoral –un ambiente celular mal oxigenado y altamente ácido– es el medio ideal para el crecimiento de células cancerosas y microorganismos presentes en tumores cancerosos. Y, como se verá claramente en el libro, ésta es la condición exacta que el cuerpo necesita para curarse realmente a sí mismo. Más adelante en este capítulo explicaré el importante papel que juegan los microorganismos en la remisión de las células cancerosas.

Por difícil que sea de asimilar, la investigación ha demostrado claramente que las mutaciones o *defectos* genéticos no pueden ser la causa del cáncer. Si bien la mutación genética puede ser un factor en el desarrollo del cáncer, también es cierto que millones de personas con genes *defectuosos* nunca desarrollarán las enfermedades asociadas con ellos.

Como demostró en experimentos de laboratorio el renombrado biólogo celular Bruce Lipton, autor del libro *La biología de la creencia* superventas del *The New York Times,* es posible eliminar el núcleo genético de una célula cancerosa. Sin embargo, durante varias semanas o meses, la célula seguirá viviendo y comportándose de manera *anormal,* tal como lo hacía antes. Así que tanto poder que se les atribuye a los genes no es tan decisivo.

Los biólogos utilizan la palabra «silenciamiento» para describir un proceso mediante el cual el entorno y el comportamiento regulan la expresión génica y los interruptores ambientales que activan el cáncer. Los genes comprenden un plano complejo que está en constante adaptación a los cambios externos y puede evolucionar con estos cambios o degradarse con ellos. Si el plano genético se degrada, experimentarás una mutación genética.

Pero estos planos genéticos no son capaces de causar o perpetuar enfermedades. Si lo fueran, la célula funcionaría mal o moriría tan pronto como se eliminara su núcleo. Una célula sana continúa viviendo perfectamente de manera normal durante semanas, incluso si su núcleo ha sido eliminado. De manera similar, una célula no sana seguirá mostrando un comportamiento no saludable, con o sin genes.

El papel principal de tu ADN es hacer una copia (ARN) de su plano genético, usándolo para producir las diferentes proteínas necesarias para diversas funciones en el cuerpo. Para entender qué es realmente el cáncer, debemos comprender este hecho importante: el plano genético de una célula muta *sólo* cuando la información que recibe la célula desde su entorno externo provoca una respuesta continua de estrés dentro de la célula.

Entonces, ¿qué significa esto en términos prácticos? Cada célula del cuerpo es capaz de producir adrenalina y otras hormonas del estrés, y activa la respuesta de lucha o huida cuando percibes una amenaza, que puede ser externa o interna. Las personas que sienten miedo a menudo describen una sensación de nerviosismo en todo el cuerpo. Sienten que todas las células del cuerpo literalmente vibran con esa respuesta de miedo.

Una amenaza externa puede consistir en cualquier cantidad de influencias provenientes del exterior del cuerpo: aditivos alimentarios artificiales como el aspartamo y el glutamato monosódico, un antibiótico o esteroide, cruzar una autopista concurrida, el miedo a enfrentarse a un cónyuge o figura de autoridad enfadada, perder un trabajo o una profunda sensación de inseguridad.

Bajo la influencia de las hormonas del estrés secretadas, las funciones celulares normales se ven reprimidas. De hecho, el plano genético (ADN) recibe información atípica que, a su vez, altera el comportamiento genético de la célula. En consecuencia, la producción de sustancias químicas naturales, como el fármaco anticancerígeno interleucina 2 y el antiviral interferón, comienza a disminuir instantáneamente y de manera significativa. La salud y las capacidades defensivas de la célula se ven gravemente comprometidas si la amenaza o el estrés persiste por un período mayor a sólo unos minutos u horas. Este tipo de estrés es una realidad diaria para millones de personas en el mundo actual. Las células no pueden cumplir con sus responsabilidades normales cuando están bajo asedio durante días, meses o incluso años. La medicina alopática tiene un nombre para esta respuesta normal de las células bajo estrés prolongado: enfermedad crónica.

Cuando el cuerpo ingiere un fármaco artificial (todos los medicamentos farmacéuticos contienen productos químicos tóxicos destinados a suprimir o manipular los procesos naturales del cuerpo), es perjudicial para sus células. De manera similar, la exposición prolongada o regular a factores estresantes como pensamientos negativos, miedo, emociones de ira, comportamientos agresivos, nutrición insuficiente, falta de sueño, falta de exposición al Sol, deshidratación y toxinas, pueden alterar el comportamiento de las 60-100 billones de células del cuerpo.

El cáncer ocurre cuando el equilibrio celular se ve amenazado y la célula tiene que recurrir a medidas extremas para defenderse o protegerse. Las células más débiles son a menudo las primeras afectadas.

La mutación de una célula normal a una cancerosa es simplemente una respuesta temporal, biológicamente programada, de supervivencia ante una amenaza que impide que la célula haga su trabajo según el plano genético original del cuerpo. Para lidiar con la amenaza adecuadamente, el cuerpo tiene que alterar el plano genético. Pero interpretar esta necesaria mutación genética como un proceso de enfermedad es descabellado y engañoso.

La posibilidad de que el cáncer sea un mecanismo de curación y supervivencia nunca se ha considerado en el pasado y no forma parte de la discusión sobre el cáncer en la actualidad. Esto ha tenido, y sigue teniendo, consecuencias fatales.

No hace mucho tiempo, científicos *expertos* creían que la Tierra era plana y estacionaria. Después de todo, veían con sus propios ojos que el Sol caía por el horizonte cada noche y volvía a salir por el otro lado del globo terráqueo cada mañana. Esta verdad indiscutible era difícil de desafiar porque era un fenómeno que las masas presenciaban cada día. Sabían bien que todo el mundo natural dependía del amanecer y el atardecer, los ciclos de día y noche. No se daban cuenta de que lo que creían ver no era todo lo que realmente ocurría.

Hoy sonreímos ante esa muestra de ignorancia. Fue necesario el viaje de Colón a las Américas en 1492 y, finalmente, la circunnavegación exitosa de la Tierra por Fernando de Magallanes entre 1519 y 1521 para proporcionar la prueba práctica definitiva de la forma redonda de la Tierra. Del mismo modo, con las enfermedades modernas, y especialmente con el cáncer, estamos viviendo los mismos mitos antiguos transmitidos de generación en generación. ¿Acaso no estamos también cayendo en la trampa de creer ciegamente lo que otras personas han aceptado como su verdad subjetiva y personal?

Pero hoy en día es diferente, podrías argumentar, porque tenemos investigación científica objetiva y verificable para probar lo que es real y lo que no. Aquí tal vez te decepcione.

Primero, casi todos los estudios de investigación científica están realmente basados en las ideas, sentimientos, pensamientos y expectativas subjetivas del científico que lleva a cabo el experimento; tal es la naturaleza misma de una hipótesis.

Segundo, la investigación está sujeta a un número casi infinito de posibles influencias, a menudo muy variables, así como a errores humanos simples, que pueden alterar el resultado del experimento de varias maneras impredecibles.

Tercero, debido a que generalmente está financiada o controlada por agencias que tienen cierta agenda o sesgo, la investigación científica moderna a menudo está plagada de prácticas engañosas diseñadas para manipular sus hallazgos. Por ejemplo, los descubrimientos hechos por investigadores de la Universidad de California, publicados en los *Annals of Medicine* en octubre de 2010, han mostrado que el 92% de unos 145 ensayos clínicos realizados entre 2008 y 2009 son inválidos porque no revelaron el tipo de placebo que usaron. En un caso, al elegir un placebo que en realidad eleva el colesterol en el grupo de control, los investigadores pudieron probar fácilmente que un medicamento como Lipitor es más efectiva que el placebo. Sin embargo, la Administración de Alimentos y Medicamentos (FDA, por sus siglas en inglés) ha aprobado esta práctica completamente no científica de investigación objetiva.

Cuando se permite que una investigación tan sesgada y defectuosa se mantenga por sí sola, eso ya es bastante malo. Pero a menudo estos estudios cuestionables se utilizan para respaldar nuevos estudios, que a su vez también son defectuosos. Y lo peor es cuando esta cadena de falsedades *científicas* influye negativamente en la atención al paciente. Por ejemplo, la Clínica Mayo sorprendió a la comunidad científica oncológica cuando reveló que no sólo un estudio importante de 2009 fue completamente falso, sino que el descubrimiento podría invalidar una década de otras investigaciones y ya había influido en la atención que los médicos estaban brindando a sus pacientes con cáncer.

Incluso si se descubre el fraude y las compañías farmacéuticas son multadas por manipular estudios o por no divulgar efectos secundarios graves conocidos, el negocio continúa más o menos como de costumbre. Las grandes compañías farmacéuticas, como Merck y Pfizer, simplemente son demasiado grandes para fracasar, incluso si se las encuentra culpables de instigar fraudes médicos masivos.

Es poco razonable esperar que cualquier ensayo clínico realizado por un gigante farmacéutico publique resultados desfavorables para sus expectativas. El conflicto de intereses parece claro, sin embargo, las compañías farmacéuticas financian la gran mayoría de los estudios de investigación en el mundo. Este monopolio basado en el lucro sobre qué tipo de investigación es adecuada determina nuestra tan elogiada *evidencia científica.* Es un conflicto de intereses tan enorme que es casi sorprendente que más personas no hablen al respecto.

Cuarto, aunque todavía hay investigadores genuinamente altruistas que no tienen intereses financieros, de carrera o de prestigio relacionados con los resultados específicos de sus investigaciones científicas, gran parte de la ciencia moderna rara vez descubre algo que no esperaba encontrar o validar ya. Los investigadores requieren subvenciones para llevar a cabo su investigación. Para ser elegibles para recibir estas subvenciones, así como para ganarse la vida, deben hacer numerosas concesiones para fomentar las ganancias financieras de sus patrocinadores o inversores, quienes naturalmente esperan un retorno significativo sobre sus inversiones.

Por ejemplo, cuando los científicos genéticos propusieron que los genes controlaban el cuerpo y el comportamiento, desarrollaron el altamente rentable Proyecto Genoma Humano (PGH) para probar exactamente esa hipótesis. Financiado con el dinero de los contribuyentes, así como por las compañías farmacéuticas que querían una parte del pastel, estos científicos tenían un solo objetivo principal: cumplir con las expectativas de esos conglomerados farmacéuticos para patentar genes para nuevos (y costosos) tratamientos *revolucionarios* que luego podrían generar grandes cantidades de riqueza.

El mapeo de los genes humanos se publicita ampliamente como un paso importante en el desarrollo de nuevos medicamentos y otros aspectos de la atención médica. El PGH sigue siendo uno de los proyectos de investigación más grandes en la ciencia moderna. Al tener acceso casi ilimitado a la composición genética del cuerpo humano, la genómica coloca a la ciencia médica en una posición perfecta para predecir con mayor precisión qué personas están en alto riesgo de desarrollar trastornos genéticos.

Como era de esperar, la mayoría de los médicos, organizaciones relacionadas con la salud y pacientes consideran el PGH como un verdadero avance para todos. ¿Quién en su sano juicio podría oponerse al descubrimiento de las causas genéticas de las enfermedades? Por eso, además de las compañías farmacéuticas, la mayoría de los grupos de defensa asociados con enfermedades, fundaciones, agencias gubernamentales, investigadores, universidades, empresas de biotecnología y compañías farmacéuticas, están a bordo del Proyecto Genoma y lo apoyan.

Y aunque ciertamente no me opongo a utilizar la genómica como un medio para mejorar el alcance y la efectividad de la medicina regenerativa, que se usa para tratar lesiones agudas como daños en la médula espinal e incluso para regenerar extremidades y órganos perdidos, veo un gran problema con ella: el cribado masivo de la población general para detectar enfermedades genéticas indudablemente, al menos, duplicará o triplicará el número de pacientes que se considere que necesitan tratamiento médico, lo que luego puede hacerlos enfermar legítimamente. En aras de la *prevención de enfermedades,* millones de personas se someterán a pruebas genéticas investigativas para asegurarse de no enfermar en el futuro, mucho antes de que cualquier signo de enfermedad pudiera desarrollarse, sólo para dañar sus cuerpos mediante *tratamientos* exagerados de hallazgos genéticos que de otro modo nunca les habrían causado problemas.

Desafortunadamente, muchas personas de países industrializados ya están allanando el camino para la genómica como una forma infalible de vivir vidas largas y libres de enfermedades. Adoctrinadas por la industria médica y coaccionadas por su miedo paralizante a una posible enfermedad genética, creen que no tienen control sobre su cuerpo y, por lo tanto, deben someterse a un chequeo genético. Considero que ésta es la forma máxima de esclavitud médica; sin embargo, aparentemente está siendo elogiado por todos los involucrados.

El proceso de inventar nuevas enfermedades al descubrir *genes problemáticos* en casi todas las personas evaluadas (la mayoría de las personas tienen algunos genes defectuosos), o el de renombrar enfermedades existentes como enfermedades genéticas, ya está bien establecido. Por ejemplo, la identificación de los genes de susceptibilidad al cáncer de mama BRCA1 y BRCA2 generó un gran interés en las pruebas genéticas entre las mujeres en riesgo de tener una mutación en estos genes. Entre las mujeres que ya han dado positivo por estos genes mutados, más de la mitad se somete voluntariamente a *mastectomías electivas* completas. Eligen que se les amputen los senos porque quieren asegurarse de no desarrollar cáncer de mama.

Pero, por supuesto, someterse a una mastectomía no garantiza que se hayan terminado todos los posibles problemas. En un estudio holandés publicado en *New England Journal of Medicine* en julio de 2001 (345:159-164), los investigadores advierten que «el efecto protector de la mastectomía profiláctica debe sopesarse frente a posibles complicaciones quirúrgicas y problemas psicológicos». Según el estudio, hasta un 30% de las mujeres que se someten al procedimiento tendrán complicaciones quirúrgicas, dependiendo del tipo de cirugía y la duración del seguimiento. Un estudio a largo plazo de la mastectomía profiláctica informó de operaciones repetidas no anticipadas en el 49 % de las mujeres. Ese estudio también encontró que este procedimiento reduce el riesgo de cáncer de mama en sólo alrededor del 50 %. Lo más sorprendente es que un estudio posterior de 2010 demostró que, de hecho, esta práctica cada vez más popular de mastectomía preventiva no proporciona ningún beneficio al 95 % de las mujeres.

Aunque esto es ciertamente desafortunado para las mujeres afectadas, representa un gran impulso financiero para la industria médica, incluidos los cirujanos plásticos. Pero realizar estos procedimientos drásticos, invasivos e ineficaces, en lugar de alentar a las mujeres a abordar las verdaderas causas del cáncer de mama, es, en mi opinión, jugar una ruleta rusa médica demasiado arriesgada para ser justificada, sin importar su potencial de ganancias.

Amputar un brazo o una pierna para prevenir una posible fractura suena ilógico para la mayoría de nosotros. Amputar voluntariamente senos sanos para prevenir que posiblemente se vean afectados por el cáncer no es menos ilógico. Es cierto que extirpar todo el seno puede disminuir la probabilidad de desarrollar cáncer de mama, pero eso es sólo por el hecho de que apenas queda tejido mamario. Esto difícilmente puede considerarse una prueba de que los genes de susceptibilidad tienen algo que ver con causar realmente el cáncer de mama. Que estos genes mutados aparezcan en los senos sugiere una posible correlación, pero asumir que es una relación causa-efecto es un salto lógico cuestionable. La mutación genética podría ser igualmente crucial para que el cuerpo se ajuste o cure el problema causal subyacente: para empezar, el entorno físico que causó que los genes de susceptibilidad mutaran.

Dado que los genes mutados por sí solos no son capaces de causar cáncer, y se requiere la participación del entorno externo de las células, de todo el organismo y de la persona para que el cáncer sea siquiera posible, es mucho más probable que la mutación genética sea un efecto de cambios anormales en el entorno celular que una causa directa de cáncer. Aunque una mutación genética puede ser un cofactor necesario para que se desarrolle el cáncer, si el cáncer aparece en el cuerpo, simplemente indica que tu entorno (o el de tus padres), hábitos alimentarios, estilos de vida y estados psicológicos y, sobre todo, la exposición a radiaciones médicas dañinas, ya han comprometido tu salud y vitalidad general. Esto convierte a la mutación genética en un efecto del cáncer, no en su causa.

Investigaciones sorprendentes publicadas supuestamente por la Asociación Médica Estadounidense (AMA, por sus siglas en inglés) indican que la supuesta base genética de la enfermedad es completamente falsa. ¡No creas a los médicos que dicen que la enfermedad está causada únicamente por tu código genético! ¡Es todo charlatanería!

Según un estudio del doctor Ioannidis de la Escuela de Medicina de la Universidad de Stanford, el mito popular de que la vigilancia excesiva mediante pruebas es la única forma de prevenir enfermedades genéticas inminentes se ha exagerado en extremo. Afirma que la investigación médica contemporánea está plagada de errores como resultado de «vaguedades estadísticas combinadas con la naturaleza humana y la naturaleza competitiva de las publicaciones científicas». Aunque no es intencionalmente fraudulenta, muchos estudios perpetúan inexactitudes médicas porque interpretan datos para adaptarse a hipótesis específicas o se basan en datos de otros estudios que no han sido verificados a fondo por la comunidad médica.

Ioannidis escribe: «Esto no es fraude o un mal diseño del estudio, es sólo una expectativa estadística. Algunos resultados serán más fuertes, otros serán más débiles. Pero a las revistas científicas y a los investigadores les gusta publicar grandes asociaciones». El análisis de los datos por parte de los investigadores, incluso en estudios bien diseñados, a menudo está teñido por sus propios sesgos o el deseo de crear resultados que sean aceptados por la industria médica, lo que les permite respaldarse a sí mismos su trabajo.

Radiografías hasta la muerte

La radiación ionizante producida por dispositivos de rayos X médicos, incluidos la mamografía y la tomografía computarizada (TC), provoca que los electrones sean expulsados de sus órbitas y se desprendan de los átomos o moléculas. Esto ioniza los electrones y los hace altamente reactivos y dañinos. Estos campos electromagnéticos (EMF) de alta frecuencia pueden dañar gravemente las células de tu cuerpo al producir radicales libres que fácilmente lesionan el ADN y comprometen sus habilidades reproductivas celulares.

La radiación ionizante también puede dañar directamente el ADN al ionizar o romper las moléculas de ADN (rupturas de doble cadena), lo que contribuye a mutaciones, translocaciones cromosómicas y fusiones genéticas, según el Centro de Investigación Radiológica del Centro Médico de la Universidad de Columbia, Nueva York.

Al dañar las células, la radiación ionizante puede llevar al cáncer. Y si el cáncer, el mecanismo de curación, no puede corregir o reparar el daño, es probable que dé como resultado la muerte. La mayoría de los científicos cree que la muerte es una causa directa del cáncer en lugar de la radiación; pero, como explicaré, el cáncer es simplemente el intento del cuerpo de lidiar con el daño de la radiación y salvarse a sí mismo.

Según un estudio publicado en noviembre de 2007 en el *New England Journal of Medicine,* desde la introducción de la TC en la década de 1970, se realizaron unos 62 millones de exploraciones por año en Estados Unidos, incluidos al menos 5 millones en niños. Esto es un aumento respecto a los sólo 3 millones en 1980. El investigador principal del estudio, el doctor David Brenner de la Universidad de Columbia, también estimó que el uso excesivo de TC diagnósticas podría causar hasta 3 millones de casos adicionales de cáncer en los próximos 20-30 años. La TC es la mayor contribuyente a la exposición a la radiación médica en la población de EE. UU. Y esta radiación ionizante es particularmente dañina para los niños, ya que incluso el Instituto Nacional del Cáncer (NCI, por sus siglas en inglés) afirma:[2] «Como resultado, el riesgo de desarrollar un cáncer relacionado con la radiación puede ser varias veces mayor para un niño pequeño en comparación con un adulto expuesto a una TC idéntica».

De hecho, los niños son diez veces más sensibles a la radiación que los adultos, lo que los pone en mayor riesgo de desarrollar leucemia y

2. http://www.cancer.gov/about-cancer/causes-prevention/risk/radiation/pediatric-ct-scans

otros tipos de cáncer. Para la leucemia, el período mínimo entre la exposición a la radiación y la aparición de la enfermedad (período de latencia) es de dos años. Para los tumores sólidos, el período de latencia se estima en más de cinco años.

Ésta es una noticia realmente preocupante para los padres y sus hijos, que se ve aún más corroborada por las principales organizaciones nacionales e internacionales responsables de evaluar el riesgo de radiación. Todas coinciden en que probablemente no existe un «umbral» de radiación de baja dosis para inducir cánceres, es decir, ningún nivel de radiación debe considerarse absolutamente seguro, según el NCI.

Según este informe en línea, «los datos recientes de los supervivientes de la bomba atómica y otras poblaciones irradiadas demuestran pequeños pero significativos aumentos en el riesgo de cáncer incluso en los niveles bajos de radiación que son relevantes para las tomografías computarizadas pediátricas».

En otras palabras, los padres preocupados que llevan a sus hijos al hospital para una TC, por cualquier motivo, podrían estar jugando con la vida de sus hijos. Deberían sopesar los riesgos entre alguna complicación relativamente menor y un potencial incierto de leucemia y otros cánceres. Al menos, podrían solicitar ecografías para dolores de estómago o traumatismos leves en la cabeza, que son tan efectivas como una tomografía computarizada para diagnosticar muchas afecciones.

Esto no quiere decir que el ultrasonido sea 100 % seguro. Muchos estudios han demostrado que las ecografías prenatales pueden dañar la bioquímica, el sistema inmunitario y el sistema nervioso de un niño. La renombrada investigadora médica Alice Stewart también descubrió en su *Oxford Child Cancer Study* que los niños expuestos a ecografías prenatales tenían tasas más altas de leucemia juvenil.

Sin embargo, el riesgo sigue siendo menor que los poderosos rayos X de las TC, que ya se demostró que causaron leucemia incluso en la década de 1950. Como dijo David Brenner de la Universidad de Columbia a *USA Today:* «Aproximadamente un tercio de todas las tomografías computarizadas que se realizan en este momento son médicamente innecesarias [...]. Prácticamente cualquier persona que se presente en urgencias con dolor abdominal o dolor de cabeza crónico recibirá automáticamente una tomografía computarizada. ¿Está justificado?».

Es especialmente importante comprender estos riesgos al cuidar a los niños, que son más vulnerables que los adultos a los efectos de estos procedimientos diagnósticos. Un estudio de 2011 encontró que un bebé tiene un riesgo ocho veces mayor de sufrir un cáncer mortal causado por una TC abdominal que una persona de cincuenta años sometida al mismo procedimiento. Los resultados de este estudio se publicaron en línea el 3 de enero de 2011 en *Archives of Internal Medicine* (DOI: 10.1001/archpediatrics.2010.270). En el estudio, investigadores de la Universidad de Michigan examinaron el uso de rayos X, TC y otras radiaciones médicas en niños y encontraron que, en promedio, un niño recibirá siete procedimientos de imagen utilizando radiación antes de los dieciocho años. (Este estudio no incluyó las radiografías dentales, que suponen un riesgo adicional).

El estudio encontró que no sólo los niños son más sensibles a la radiación que los adultos, sino que también tienden a recibir de 2 a 6 veces la radiación necesaria para producir imágenes claras, porque las TC que se les realizan a menudo están calibradas para adultos. Incluso cuando se implementan precauciones de seguridad para reducir las dosis de radiación para los niños, no se aplican ampliamente.

Las TC por sí solas causarán cerca de 30 000 casos innecesarios de cáncer al año, lo que dará como resultado aproximadamente 14 500 muertes, según otro estudio publicado en *Archives of Internal Medicine* («Cancer Risks and Radiation Exposure From Computed Tomographic Scans»; 2009;169[22]:2049-2050). Una lista de cánceres considerados radiogénicos fue publicada por la Agencia de Protección Ambiental de EE. UU., Washington D. C., en septiembre de 1999, *Federal Guidance Report,* n.º.13, EPA 402-R-99-001. Éstos incluyen cánceres de esófago, estómago, colon, hígado, pulmón, huesos, piel, mama, ovario, vejiga, riñón, tiroides y leucemia. En otras palabras, cualquiera de estos cánceres podría desarrollarse debido a la radiación innecesaria absorbida a través de procedimientos diagnósticos comunes.

Otro riesgo rara vez considerado es que las exploraciones por radiación a menudo dan como resultado diagnósticos erróneos y falsos positivos, lo que aumenta la probabilidad de realizar exploraciones adicionales y, por lo tanto, más radiación, posiblemente iniciando un ciclo vicioso.

La radiación ionizante no sólo aumenta el riesgo de cáncer, sino que también causa daño en el ADN de las arterias, lo que conduce a enfermedades cardiovasculares.

Recuerda, una TC del tórax supone cien veces la radiación de una radiografía convencional de tórax. Esto puede ser suficiente para causar daños irreversibles en el ADN y las células de arterias coronarias ya inflamadas. De hecho, puede aumentar aún más el estrechamiento arterial y disminuir la elasticidad de los vasos, lo que incrementa el bloqueo arterial.

Incluso si una sola TC no mata las células de inmediato, cada exposición adicional a los rayos X u otra radiación ionizante podría ser fatal. Por lo tanto, considero altamente arriesgado utilizar radiación ionizante en cualquier persona que padezca una enfermedad, especialmente cáncer, enfermedades cardíacas y diabetes. En última instancia, la radiación ionizante realmente no es segura para nadie.

¿Qué pasa con las radiografías dentales?

Durante treinta años he advertido tanto a pacientes como a dentistas sobre el gran riesgo que representan las radiografías dentales y he sugerido utilizar métodos alternativos para detectar problemas dentales. Según investigaciones publicadas, las radiografías dentales pueden causar tumores cerebrales mortales.

Diagnóstico médico: ¿La causa más común de muerte?

Según el fallecido investigador médico John Gofman, M. D., Ph. D. (1918-2007), profesor emérito de Biología Molecular y Celular en la Universidad de California en Berkeley, la evidencia sugiere que al menos el 50 % de las muertes por cáncer y más del 60 % de las muertes por enfermedad coronaria podrían ser inducidas por rayos X. Esto incluiría un mínimo de 281 437 muertes por cáncer y 369 640 por enfermedades cardíacas cada año, según los datos de mortalidad de 2010 proporcionados por los Centros para el Control y la Prevención de Enfermedades (CDC). En consecuencia, el número total anual de muertes por lesiones por radiación ascendería a 651 077 (en 2010).

Además de que la tecnología médica está llevando a tantas personas a la muerte a través de la radiación ionizante, Gofman afirmó tener evidencia que demuestra que también causa el 75 % de los nuevos casos de cáncer. Dado que éste es un descubrimiento extremadamente impactante, merece una explicación más detallada.

Gofman fue autor de varios libros y más de cien artículos científicos en revistas revisadas por pares en campos como la química nuclear/física, la enfermedad coronaria, la relación de los cromosomas humanos con el cáncer y los efectos biológicos de la radiación, con especial referencia a la causa del cáncer y el daño hereditario.

En un artículo titulado «Radiation: Cure or Cause?», publicado en *Report Newsmagazine* el 22 de enero de 2001, la autora Marnie Ko describe la investigación de Gofman y plantea el tipo de preguntas críticas que todos deberíamos haberle hecho a la comunidad médica hace mucho tiempo. Gofman fue el primer científico eminente que tuvo el valor de enfrentar a la comunidad científica con la evidencia de que la radiación ionizante es el principal factor que contribuye al cáncer y a la enfermedad coronaria.

Los hallazgos de la investigación de Gofman no fueron bien recibidos por aquellos que afirmaban estar luchando contra el cáncer, cuando en realidad eran ellos quienes contribuían a crear las razones para esa batalla. Otros que se beneficiaban enormemente del negocio del cáncer eran especialmente reprensibles. Entre ellos se encontraba el doctor John Radomsky, presidente de la Asociación Canadiense de Radiólogos. Aunque admitió no haber leído el estudio de Gofman, y ya se había publicado una cantidad considerable de investigación sobre el riesgo de que la radiación causara cáncer, insistió en que «la seguridad de la radiación no es un problema».

El Dr. Gofman ciertamente no era un teórico de la conspiración, ni un excéntrico en busca de fama que necesitara hacerse un nombre. Fue profesor en la Facultad de Medicina de la Universidad de California desde 1947. Fue co-inventor del monitor cardíaco portátil VIDA, utilizado por pacientes para detectar y señalar episodios de arritmias cardíacas, e inventor de un electrodo cardiográfico que aún se utiliza en muchos hospitales de los EE. UU. En sus primeros años como científico nuclear, el Dr. Gofman co-descubrió el uranio-233 y fue fundamental en el aislamiento del primer miligramo de plutonio. Más tarde, en la década de 1940, dirigió a un equipo de investigadores en el descubrimiento del papel de las lipoproteínas, ahora conocidas como colesterol.

La investigación del Dr. Gofman sobre los peligros de la radiación surgió de su profunda preocupación por el bienestar y la salud futura de la humanidad.

La advertencia de Gofman de que la mayoría de los nuevos casos de cáncer son el resultado de formas ionizantes de radiación médica provenientes de herramientas diagnósticas aparentemente no invasivas, como los rayos X, las TC, las mamografías y la fluoroscopia, no se basaba en sospechas, sino en datos de investigación existentes. Básicamente, lo que hizo fue analizar el espectro completo de los datos científicos disponibles en esta área de investigación, algo que nunca se había hecho antes. Esto reveló el enorme alcance de un problema que no deja de escalar.

El descubrimiento de Gofman sobre la conexión mortal entre la enfermedad cardíaca y la radiación de bajo nivel lo llevó a realizar un análisis demográfico y estadístico para evaluar los efectos de la radiación médica en toda una población.

En 1999, Gofman completó su estudio de 699 páginas, publicado por el *Committee for Nuclear Responsibility* (CNR), con sede en San Francisco. Su conclusión fue que «desde su introducción en 1896, la radiación médica se ha convertido en un cofactor necesario en la mayoría de los casos fatales de cáncer y enfermedad cardíaca isquémica (IHD)». En particular, menciona los rayos X, las TC y otros procedimientos similares, combinados con otros factores de riesgo como la mala alimentación, el tabaquismo, los abortos y el uso de anticonceptivos, como las principales causas de las muertes por cáncer.

Gofman analizó cuidadosamente todos los factores causales posibles (cofactores) y separó los efectos cancerígenos de la radiación ionizante de otros factores de riesgo.

El concepto de cofactores *necesarios* no es nuevo para la ciencia moderna. En el famoso informe del cirujano general Luther Terry de 1964 sobre el tabaquismo como causa del cáncer de pulmón, los autores escribieron: «Se reconoce que a menudo es necesaria la coexistencia de varios factores para que ocurra una enfermedad, y que uno de los factores puede desempeñar un papel dominante; es decir, sin él, los otros factores (como la susceptibilidad genética) rara vez conducen a la aparición de la enfermedad».

La suposición de Gofman de que hay más de una causa por cada caso de cáncer ha sido confirmada posteriormente por el doctor Kramer y otros expertos en cáncer. Aunque la tasa de cáncer de mama es mayor en mujeres que heredan una copia mutada de un gen de susceptibilidad al cáncer de mama (BRCA1 o BRCA2) que en mujeres sin esa herencia, «esa herencia ciertamente no garantiza el desarrollo de cáncer de mama en cada célula del seno, incluso cuando cada célula del seno contiene la mutación», dijo el Gofman.

Sin embargo, como afirmó Kramer, la mutación por sí sola no es suficiente para causar cáncer ni para que progrese. Gofman sostuvo que son necesarias una o más causas adicionales para convertir siquiera una de esas células mamarias en cáncer. En los capítulos dos, tres y cinco se menciona una lista completa de cofactores, varios de los cuales deben estar presentes para que el cáncer se desarrolle y progrese. Como podemos deducir del trabajo de Gofman, la radiación ionizante debe ser uno de los factores causales para que el cáncer se desarrolle.

En otras palabras, la radiación por sí sola no puede causar cáncer. Del mismo modo, una mala alimentación por sí sola no puede causar cáncer. Y, como se mencionó antes, fumar cigarrillos por sí solo tampoco puede causar cáncer. El estrés emocional por sí solo tampoco es suficiente para inducir el crecimiento del cáncer. El cáncer involucra a toda la persona: dieta, estilo de vida, relaciones, sociedad y entorno. Ésta es una cuestión muy importante que debe entenderse.

Si uno de los cofactores necesarios está ausente, entonces el cáncer no puede ocurrir. En consecuencia, una combinación de deficiencia crónica de vitamina D debido a la falta de exposición regular al Sol, hacerse una mamografía bianual, comer alimentos basura con aceites vegetales hidrogenados y pasar por un divorcio prolongado y estresante puede ser suficiente para inducir cáncer de mama. Un resultado como éste no ocurriría, por ejemplo, si esta mujer consumiera una dieta saludable y no se hiciera las mamografías. Y si además pasara una buena cantidad de tiempo al Sol, la probabilidad de desarrollar cáncer sería muy remota.

«Por definición, la ausencia de un cofactor necesario impide el resultado», dice Gofman. Saber esto hace posible que cualquiera prevenga e incluso revierta el cáncer, simplemente eliminando algunos o todos los cofactores existentes.

Obviamente, algunos cofactores tienen mayor consecuencia que otros. Gofman descubrió que la radiación médica, en particular, es un cofactor altamente importante en la mortalidad por cáncer y enfermedad cardíaca isquémica (IHD). Afirma que, en ausencia de radiación médica, muchos o la mayoría de los casos no habrían ocurrido cuando lo hicieron. Su investigación lo llevó a esta impactante y sorprendente conclusión: aunque la radiación médica no ha sido el único factor que ha contribuido a dichos casos, ha sido un cofactor necesario en tales casos.

En su estudio, Gofman comparó las tasas de mortalidad por cáncer y enfermedad cardíaca isquémica entre 1940 y 1990 en cada una de las nueve divisiones censales de EE. UU. con el número promedio de médicos por cada 100 000 habitantes. Asumió que, dado que los médicos son quienes prescriben la mayoría de las pruebas o tratamientos que involucran rayos X, el número de aplicaciones de rayos X debería ser aproximadamente proporcional al número de médicos que sirven a la población.

Su investigación reveló una conexión asombrosa: las tasas de mortalidad por cáncer y enfermedad cardíaca isquémica aumentaron en proporción directa al número de médicos en cada una de las nueve divisiones censales. En comparación, las tasas de mortalidad por casi todas las demás causas disminuyeron a medida que aumentaba la densidad de médicos. En otras palabras, donde se prescribían más radiografías era también donde más personas morían de estas dos principales causas.

Antes de que Wilhelm Conrad Roentgen descubriera los rayos X en 1895 y las sus aplicaciones se popularizaran, el cáncer y las enfermedades coronarias eran poco comunes. Aunque los rayos X han ayudado a salvar muchas vidas desde entonces, también han causado muchas más muertes de las que han salvado. Si bien pueden ser útiles en situaciones diagnósticas específicas, como fracturas óseas, existen métodos alternativos, como la tecnología de ultrasonido o, mejor aún, la tecnología de imágenes térmicas, que son al menos igual de efectivas pero sin los efectos secundarios.

La tecnología de imágenes térmicas es un método de prueba no invasivo y no destructivo, que creo que es muy superior a los rayos X y al ultrasonido. Puede detectar el desarrollo de un tumor, a menudo años antes que los rayos X, sin los efectos secundarios nocivos asociados con la radiación de otros métodos de diagnóstico. Ver un desequilibrio térmico que indica una alteración circulatoria en el seno, por ejemplo, puede ayudar a una persona a realizar los cambios necesarios para prevenir la manifestación de esa afección desequilibrada en un tumor más adelante en la vida.

La termología es la ciencia médica que deriva indicaciones diagnósticas a partir de imágenes infrarrojas de calidad diagnóstica del cuerpo humano, utilizando cámaras infrarrojas (termográficas) de alta resolución y sensibilidad. La termografía mamaria utiliza los principios de la termología como técnica diagnóstica en la detección temprana del cáncer de mama en un entorno clínico o como monitorización de su tratamiento. No es en absoluto invasiva ni emite ninguna forma de radiación sobre el cuerpo o en su interior. Su tasa de precisión para detectar tumores cancerosos en el seno es, según un estudio comparativo publicado en el *Journal of Medical Systems* en abril de 2009, del 94,8 % (abril de 2009;33[2]:141-53). En comparación, la mamografía tiene una tasa de precisión de sólo 45-50 %.

¿El problema? Las cámaras de imágenes térmicas son relativamente baratas en comparación con las TC o tecnologías de imagen similares. Por lo tanto, generan mucho menos dinero para la industria médica. Quizás ésta sea la razón por la que rara vez se utilizan en hospitales y consultorios médicos generales.

Casi todos coinciden en que cuando se trata de cáncer, la prevención es la mejor cura. No obstante, a pesar de que existen métodos menos peligrosos (y a menudo más efectivos) de diagnóstico y prevención, la industria médica sigue insistiendo en que sólo las TC y los ultrasonidos son fiables. Sin embargo, esta actitud, aunque financieramente rentable, sólo agrava el problema. En la mayoría de los casos, evitar la radiación ionizante y otros cofactores del cáncer es suficiente para que una persona permanezca libre de cáncer.

Estamos comenzando a presenciar las consecuencias de depender demasiado de la tecnología moderna en lugar de las habilidades diagnósticas humanas y la intuición médica. Estas últimas fueron fundamentales en formas antiguas de medicina, como el ayurveda y la medicina tradicional china. Hoy en día, parece mucho más fácil dejar que una máquina determine los síntomas de la enfermedad en lugar de usar habilidades humanas de observación e investigación para descubrir qué causa estos síntomas.

Los sofisticados exámenes médicos parecen reducir los errores de diagnóstico, lo cual se supone que reduce la incidencia o probabilidad de demandas contra los médicos. El diagnóstico médico también se supone que salva vidas. Sin embargo, los errores médicos nunca han sido tan frecuentes y graves como ahora, y las demandas por negligencia médica abundan.

De hecho, según un artículo escrito por la doctora Barbara Starfield, M. D., M. P. H., de la Escuela de Higiene y Salud Pública de la Johns Hopkins, los errores médicos publicados podrían ser la tercera causa principal de muerte en Estados Unidos. Al menos 225 000 muertes por año en EE. UU. (a partir del año 2000) resultan de causas iatrogénicas («iatrogénico» significa causado por el médico, ya sea por un diagnóstico erróneo o el tratamiento médico).[3]

Dado que, según la FDA, sólo entre el 1 y el 10 % de los errores médicos se informan, la cifra real de muertes causadas por médicos cada año podría llegar a millones, superando en gran medida las tasas de mortalidad combinadas del cáncer y las enfermedades cardíacas. Según el informe, basado en la estimación más baja, más personas mueren por errores médicos que por accidentes de tráfico, cáncer de mama o sida.

3. *Journal of the American Medical Association* (*JAMA*), vol. 284, n.º 4, 26 de julio de 2000.

Por supuesto, personalmente no culpo a los médicos por este mal. La mayoría de los doctores son verdaderos sanadores y están comprometidos a ayudar a sus pacientes lo mejor que pueden, o más bien, según lo que se les enseñó a hacer, o mejor dicho, lo que no se les enseñó.

En un estudio publicado en el *New England Journal of Medicine* (28 de enero de 1993; 328 [4]: 246-252), los investigadores señalaron la casi total falta de conocimiento sobre el uso de formas no convencionales de medicina por parte de sus pacientes. Hicieron estos comentarios finales: «Sugerimos que las facultades de medicina incluyan información sobre terapias no convencionales y las ciencias sociales clínicas (antropología y sociología) en sus planes de estudio. La recién establecida Oficina de los Institutos Nacionales de Salud para el Estudio de Prácticas Médicas No Convencionales debería ayudar a promover la investigación y educación académica en esta área».

La actitud predominante en la medicina convencional es que la medicina moderna, tal como se enseña en las facultades de Medicina, es la única forma de medicina científica, probada y confiable. Terapias como la homeopatía, el ayurveda, la medicina tradicional china, la quiropráctica, la medicina herbal, la acupuntura, el taichí, el yoga, la meditación, el ejercicio e incluso la oración no se *consideran* parte del ámbito de la *verdadera* medicina, a pesar de que en algunas ocasiones han demostrado ser mucho más efectivas que la medicina convencional.

Para empezar, a diferencia de la medicina convencional, la no convencional no mata a millones de personas cada año. Lo más asombroso es que la medicina convencional sigue siendo retratada como el sistema más avanzado de medicina que hemos tenido, cuando en realidad tiene muy poca ciencia detrás.

En un editorial titulado Where is the Wisdom? The Poverty of Medical Evidence», el editor del *British Medical Journal*, Richard Smith (BMJ, 5 de octubre de 1991; 303: 798-799), explica el dilema de nuestro sistema médico. El artículo cita una declaración desalentadora del renombrado consultor de políticas de salud, David Eddy, profesor de Políticas y Gestión de Salud en la Universidad de Duke, Carolina del Norte. «Hay quizás 30 000 revistas biomédicas en el mundo, y han crecido constantemente un 7 % al año desde el siglo XVII

–escribe–, sin embargo, sólo alrededor del 15 % de las intervenciones médicas están respaldadas por evidencia científica sólida.

«Esto se debe en parte a que sólo el 1 % de los artículos en revistas médicas son científicamente sólidos, y en parte a que muchos tratamientos nunca han sido evaluados en absoluto», según Smith. ¿Por qué ocurre esto? Una de las razones es que, como se ha visto anteriormente en el libro, la mayoría de esos artículos citan otros artículos que hacen afirmaciones no fundamentadas, según Smith.

El doctor Eddy añade una perspectiva aún más inquietante a este problema. Por diversas razones, comenzó a cuestionar la lógica y la legitimidad de los tratamientos que se veía obligado a usar en su práctica médica. Comenzó su carrera médica como cirujano cardiotorácico en la Universidad de Stanford en California. Pronto empezó a investigar los tratamientos médicos estándar para evaluar en detalle la evidencia que respaldaba esos tratamientos. Al buscar tal evidencia, examinó informes médicos publicados que databan de 1906, pero no pudo encontrar ensayos controlados aleatorios para la mayoría de los tratamientos estándar. Posteriormente rastreó las afirmaciones convencionales en libros y revistas médicas sobre tratamientos estándar y descubrió que simplemente habían sido transmitidas de generación en generación, incluyendo tratamientos para el glaucoma básico, obstrucciones de las arterias femorales y poplíteas, y el cáncer colorrectal. En otras palabras, encontró muy poca ciencia real; en su mayoría eran tradiciones orales y rumores. Los practicantes y defensores de los métodos de curación natural no convencionales pueden encontrar esta acusación bastante familiar.

Existen innumerables ejemplos de tratamientos médicos que se ha demostrado que no funcionan, pero que aún se administran rutinariamente a millones de pacientes. En el artículo «Believing in Treatments That Don't Work» (Well, 2009), el médico de urgencias David H. Newman, M. D., explica cómo la ideología médica a menudo reemplaza la medicina basada en la evidencia.

Por ejemplo, la ideología médica dicta administrar bloqueadores beta a los pacientes que acaban de sufrir un ataque al corazón tras una obstrucción abrupta de una arteria coronaria. En los primeros momentos después de un ataque cardíaco, el corazón aturdido a menudo late rápidamente y con fuerza. Durante décadas, los médicos han administrado bloqueadores beta para calmar un corazón sobrecargado. Este enfoque lógico, sin embargo, no está respaldado en absoluto por la evidencia científica. Por el contrario, 26 de 28 estudios muestran que la administración temprana de bloqueadores beta a las víctimas de un ataque al corazón no salva vidas, sino que, de hecho, provoca la muerte.

Por ejemplo, en 2005, el estudio más grande sobre estos medicamentos mostró que los bloqueadores beta en las vulnerables primeras horas de los ataques cardíacos[4] causaban un aumento definitivo de la insuficiencia cardíaca. «Por lo tanto, podría ser prudente en general considerar iniciar la terapia con bloqueadores beta en el hospital sólo cuando el trastorno hemodinámico después del infarto de miocardio se haya estabilizado», dicen los investigadores de este estudio.

Contrario a la mayoría de la comunidad médica, siempre he sostenido la creencia de que la reacción vigorosa del corazón después de un ataque es la mejor forma posible de salvarse a sí mismo y al cuerpo. Administrar bloqueadores beta para reducir el consumo de oxígeno limitado del corazón, pero suprimir su función en este momento crucial es tanto cuestionable como arriesgado. Para deshacer la obstrucción, el corazón necesita bombear con más fuerza, no con menos. Una vez más, el cuerpo tiene sus propias estrategias de supervivencia perfectas que superan las intervenciones proporcionadas por la medicina artificial.

Aunque el uso de estos medicamentos inmediatamente después de un ataque al corazón ha demostrado científicamente aumentar la incidencia de insuficiencia cardíaca fatal, la mayoría de los médicos aún creen que es un tratamiento médico validado y respaldado por la ciencia. Yo lo llamo charlatanería legalizada.

Ésta es una lista de otros ejemplos en los que la ideología de los médicos contradice la evidencia científica:

- Antidepresivos como el Prozac, aunque están plagados de efectos secundarios dañinos, continúan distribuyéndose a millones de personas a pesar de innumerables estudios que han demos-

4. *Lancet*, 5 de noviembre de 2005; 366(9497):1622-32.

trado que no son más efectivos para combatir la depresión que el placebo.

- El récord de éxito de la terapia moderna contra el cáncer es significativamente inferior incluso a la respuesta más débil al placebo. En promedio, la remisión ocurre sólo en alrededor del 7 % de los pacientes con cáncer.
- La evidencia sugiere que los antibióticos tomados para infecciones de oído, bronquitis, sinusitis y dolores de garganta en realidad perjudican más de lo que ayudan. Sin embargo, los médicos continúan recetando estos medicamentos a más de 1 de cada 7 estadounidenses cada año, causando una miríada de efectos secundarios que a menudo requieren un tratamiento adicional, lo que cuesta aproximadamente 2000 millones de dólares por año y contribuye al desarrollo de superbacterias que resisten todos los tratamientos médicos conocidos.
- Los médicos realizan aproximadamente 600 000 cirugías de espalda cada año, con un costo de más de 20 000 millones de dólares. Esto a pesar del hecho de que, en la mayoría de los casos, estas cirugías no han demostrado ser más efectivas que los tratamientos no quirúrgicos.
- Los estudios han demostrado que la cirugía artroscópica para corregir la osteoartritis de la rodilla no es más efectiva que las cirugías simuladas, en las que los cirujanos colocan a los pacientes bajo anestesia ligera mientras imitan la cirugía. Estas cirugías tampoco son más efectivas que la fisioterapia no invasiva. No obstante, más de 500 000 estadounidenses se someten a cirugías que cuestan aproximadamente 3000 millones de dólares cada año.
- Aunque nunca se ha demostrado que los jarabes para la tos tengan beneficios, y sí que pueden dañar gravemente e incluso matar a los niños, los médicos todavía los recomiendan rutinariamente. En los niños pequeños, los medicamentos para el resfriado y la tos de venta libre (OTC, por sus siglas en inglés) pueden causar efectos secundarios graves, como ritmos cardíacos anormales, convulsiones, interrupción de la respiración y muerte. De hecho, las complicaciones y sobredosis de estos supuestos medicamentos seguros de venta libre representan dos

> tercios de las visitas de niños a urgencias, según investigadores del CDCP en la revista médica Pediatrics (noviembre de 2010). Dos tercios de estos casos resultaron de dejar los medicamentos sin supervisión donde los niños podían alcanzarlos, y un tercio de estas visitas a urgencias se dieron en casos donde la dosis fue intencionada y en la cantidad correcta. Todo esto a pesar de una prohibición de la FDA en 2007 sobre la administración de jarabes para la tos a niños menores de cuatro años.

El costo y las bajas tasas de éxito de cada uno de estos tratamientos, entre muchos otros, plantean la pregunta de por qué seguimos usándolos. El atractivo de los tratamientos basados en la mentalidad de «hay una píldora para todo» de la medicina moderna es innegable. Nos sometemos a pruebas y tratamientos debido a nuestra fe en ellos como símbolos, a pesar de sus efectos reales. Al no entender y confiar en el cuerpo como un sistema integral con sus propios mecanismos naturales de curación, encontramos consuelo en la idea de soluciones rápidas.

Pero eso no aborda la incómoda verdad de que muchas de estas intervenciones costosas, invasivas, ineficaces o dañinas, en última instancia, sólo parecen enfermarnos más. En cambio, debemos hacernos las preguntas difíciles: ¿realmente este antibiótico ayudará a curar mi infección sinusal leve? ¿Realmente necesito esta cirugía de espalda? ¿Es la quimioterapia realmente la única forma de deshacerme de mi cáncer? ¿Estoy listo para mirar los datos en lugar de la ideología? ¿Estoy listo para la evidencia? ¿La verdad?

Y aunque la industria médica quiere que sientas que los métodos naturales de prevención y curación probados por el tiempo son simplemente charlatanería, no son sólo los herejes médicos en la periferia los que piden una reevaluación de nuestra actitud médica moderna. La evidencia cada vez mayor habla por sí sola: nuestras creencias sobre la medicina moderna nos están matando en números cada vez mayores.

Y aun en las raras ocasiones en que las agencias encargadas de supervisar la industria médica toman decisiones basadas en el cuidado real de los pacientes en lugar de los beneficios económicos, estas decisiones a menudo llegan con mucho retraso y no logran abordar verdaderamente las causas profundas de esta grave situación.

Por ejemplo, la FDA fue noticia en marzo de 2011 cuando anunció que retiraría del mercado aproximadamente quinientos medicamentos recetados no aprobados que había permitido vender durante décadas.

Muchos de estos medicamentos, como Pediahist, Cardec, Rondec y cientos de otros, han sido recetados desde antes de que la FDA estableciera su proceso de aprobación. Afirman que las nuevas medidas responden a hallazgos realizados a través de su sistema de notificación de efectos secundarios. Sin embargo, la represión también significa que cientos de medicamentos probablemente serán sometidos ahora al sistema de aprobación de la FDA, lo que generará millones de dólares en nuevos ingresos.

Mientras tanto, la FDA parece estar haciendo muy poco para abordar los numerosos informes de complicaciones graves derivadas de medicamentos ya aprobados, como la vacuna contra el virus del papiloma humano (VPH), Gardasil, por ejemplo.

¿Qué ha pasado con la libertad personal?

Está claro que ni siquiera las agencias de supervisión gubernamentales siempre tienen en cuenta lo mejor para el interés de los pacientes. En última instancia, el conocimiento individual es nuestra mejor defensa en un entorno médico cada vez más obsesionado con las ganancias en lugar de los pacientes, y construido sobre una base inestable de evidencia científica manipulada y verdades a medias.

Sin embargo, lo que quizás sea más aterrador del entorno médico actual es que, debido a que el diagnóstico médico tradicional se considera tan sacrosanto, los pacientes tienen cada vez menos opciones sobre cómo tratar y sanar su cuerpo. A pesar de los pésimos efectos de los tratamientos médicos ortodoxos, la libertad individual para elegir métodos alternativos de curación para tratar enfermedades está siendo cada vez más atacada, especialmente cuando se trata del derecho de los padres a decidir lo que es mejor para su hijo. De hecho, si llevas a tu hijo a un médico, el diagnóstico podría terminar haciendo que te acusen de asesinato.

El complejo industrial médico obtuvo una victoria sin precedentes en los últimos años en el caso de Kristen LaBrie. Una madre de 38 años de edad cuyo hijo autista fue diagnosticado con cáncer, fue acusada, juzgada y finalmente condenada por intento de asesinato, imprudencia temeraria y varios otros cargos, todo por simplemente intentar proteger a su hijo de la quimioterapia venenosa. Ella testificó, sin éxito, que tenía la impresión genuina de que los tratamientos de quimioterapia estaban matando a su hijo más rápido de lo que su cáncer podría haberlo hecho. En lugar de seguir sometiendo a su hijo al dolor y sufrimiento que le infligía la quimioterapia, dejó de administrarle los medicamentos. Pero su sincera preocupación por su hijo finalmente fue recompensada con cuarenta años de prisión.

Es un ejemplo profundamente perturbador del alcance al que llegarán el gobierno y la industria médica para hacer lo que han decidido que es lo mejor para los niños, incluso si los datos y la evidencia en aumento sugieren que los tratamientos convencionales son ineficaces o incluso contraproducentes.

Frente a más y más de esta sabiduría médica convencional costosa, ineficaz y, a menudo, francamente perjudicial, no es de extrañar que la gente recurra cada vez más a la medicina alternativa. Como respuesta, la industria médica está aumentando su retórica contra estos tratamientos a menudo de sentido común.

Sin embargo, la creciente popularidad y el éxito de la medicina alternativa en mejorar la vida de millones de personas en los últimos treinta o cuarenta años han llevado a una mayor agresividad y arrogancia por parte de los representantes de la medicina convencional, quienes afirman que la suya es la única medicina basada en la ciencia y que, por lo tanto, los enfoques alternativos de atención médica no están respaldados. La mayoría de ellos realmente creen en esta falacia. Aún afirman que las prácticas médicas establecidas están respaldadas por evidencia científica, aunque no existe tal evidencia para más que una pequeña fracción de ellas.

El artículo de 2003 «Death by Medicine», escrito por Gary Null, Ph. D.; Carolyn Dean, M. D., N. D.; Martin Feldman, M. D.; Debora Rasio, M. D.; y Dorothy Smith, Ph. D., pinta un panorama muy diferente. Su informe, completamente documentado, demuestra que:

- 2,2 millones de personas experimentan reacciones adversas a medicamentos recetados en hospitales cada año.
- Se recetan 20 millones de antibióticos innecesarios anualmente para infecciones virales.
- Se realizan 7,5 millones de procedimientos médicos y quirúrgicos innecesarios cada año.
- 8,9 millones de personas son expuestas a hospitalizaciones innecesarias cada año.
- 783 936 personas mueren al año como resultado de errores médicos y efectos secundarios de tratamientos médicos.

Es verdaderamente paradójico que parezcamos dar más credibilidad a un sistema de medicina joven y en su mayoría no comprobado que a los sistemas antiguos de medicina que han mantenido saludables a civilizaciones enteras durante miles de años. Las aplicaciones diagnósticas y los tratamientos altamente *avanzados* utilizados por la medicina convencional hoy en día tienen el poder de crear una pandemia masiva de cáncer y suprimir los sistemas inmunitarios de las personas durante generaciones. Mientras tanto, los métodos naturales de diagnóstico y tratamiento de enfermedades están siendo ignorados, e incluso suprimidos deliberadamente.

Cuando estudié medicina ayurvédica hace dos décadas, se nos enseñó el método de «lectura del pulso», de 6000 años de antigüedad, que nos permitía detectar cualquier tipo de desequilibrio en cualquier parte del cuerpo en menos de un minuto. Además, cualquier buen médico ayurvédico puede rastrear cualquier síntoma de enfermedad hasta su causa subyacente sin necesidad de costosas pruebas de sangre, electrocardiogramas o radiografías. Nuestra fascinación y enfoque deberían centrarse en las causas de la enfermedad en lugar de sus síntomas.

A todos nos han enseñado que la medicina moderna es el salvador de la vida. Se gastan miles de millones de dólares cada año en estudiar todo lo que podría hacernos enfermar, incluidos bacterias, virus, toxinas e incluso la luz solar. El trabajo del doctor Gofman y otros muestra que los efectos destructivos de la radiación médica superan con creces todas las demás causas de enfermedades y muertes juntas, incluidos los efectos secundarios de los medicamentos, los errores médicos y los accidentes. El diagnóstico de la enfermedad tiene como objetivo prevenir la enfermedad o ayudarnos a recuperar la salud, no enfermarnos más y, posiblemente, morir.

El juramento hipocrático, históricamente pronunciado por los médicos jurando practicar la medicina de manera ética, establece: «Prescribiré regímenes para el bien de mis pacientes según mi capacidad y mi juicio y nunca haré daño a nadie». También dice: «No daré una medicina letal a nadie si me lo pide».

Según el Consejo General de Medicina (GMC, por sus siglas en inglés), los deberes de un médico deben incluir las siguientes reglas:

- Hacer del cuidado de su paciente su primera preocupación.
- Proteger y promover la salud de los pacientes y del público.
- Mantener actualizados sus conocimientos y habilidades profesionales.

Los griegos fueron los primeros en introducir una separación completa entre matar y curar. Hasta entonces, en gran parte del mundo primitivo, el médico y el hechicero eran la misma persona. Tenía el poder de matar y el poder de curar. De alguna manera, a pesar de todo el avance tecnológico en el campo médico, curiosamente hemos retrocedido a un mundo primitivo donde aquellos que tenían el poder de curar también tenían permitido matar. Ahora, una vez más, los médicos tienen licencia para matar. Pueden ignorar la evidencia de que la radiación ionizante mata a decenas de pacientes, que las vacunas pueden causar los brotes de enfermedades mortales que se supone que deben prevenir,[5] o que los medicamentos recetados no hacen nada para curar realmente las enfermedades, sólo suprimen los síntomas y crean nuevas enfermedades debido a los efectos secundarios que producen.

Los consejos médicos de Estados Unidos castigan a los médicos (así como a padres afligidos como Kristen LaBrie) que desean no hacer daño a sus pacientes y no quieren recetar medicamentos peligrosos o realizarles pruebas diagnósticas. A estos médicos, moralmente éticos, se

---

5. Véase mi libro, *Vaccine-nation: Poisoning the Population, One Shot at a Time.*

les retirará la licencia y también pueden ser demandados por negligencia médica.

Personalmente, experimenté la conexión mortal entre el diagnóstico y la enfermedad grave cuando tenía sólo diecisiete años. A mi padre le diagnosticaron erróneamente una rara afección renal. El tratamiento con medicamentos administrado generó horrendos efectos secundarios que causaron que su cuerpo delgado se hinchara hasta cuatro veces su tamaño normal en una semana. No podía ni siquiera reconocerlo. Finalmente, se reconoció el error en el diagnóstico médico, pero el tratamiento ya había causado estragos, había dañado el corazón de mi padre. Un tratamiento posterior perforó su estómago y murió a los 54 años, después de un año de una existencia aterradora y postrado en cama.

¿Por qué estas tecnologías médicas nunca se probaron para detectar efectos secundarios cuando se empezaron a utilizar por primera vez en hospitales por médicos para atender a sus pacientes? Volveré a esta importante pregunta más adelante en el libro.

Radiación cotidiana

De hecho, la radiación dañina no proviene sólo de la tecnología médica. Ha invadido nuestra vida cotidiana de muchas formas, particularmente a través de aparatos tecnológicos y nuevos electrodomésticos. Por ejemplo, según una investigación que discutiré en detalle en el capítulo dos, al estar en proximidad cercana a un teléfono móvil, incluso la radiación no ionizante emitida provoca la rotura de la cadena simple o doble del ADN en algunas regiones y produce las llamadas proteínas de choque térmico (HSP).

Nuestras células producen estas proteínas para contrarrestar estímulos dañinos. La exposición regular a estas formas no naturales de radiación puede llevar a un daño serio por estrés y numerosas mutaciones genéticas. En otras palabras, la exposición repetida o regular tanto a radiación ionizante como no ionizante puede conducir a diversas *enfermedades* que la ciencia médica posteriormente agrupa en la categoría de trastornos causados por genes.

Los descubrimientos de los investigadores genéticos sobre un número cada vez mayor de genes mutados en personas afectadas por cánceres y otras supuestas enfermedades han desviado nuestra atención de las verdaderas causas de lo que está dañando nuestro cuerpo. Aquí reside el verdadero peligro del Proyecto Genoma Humano. Con todos los enormes recursos dedicados a investigar el ADN humano, en ningún caso el conocimiento de la secuencia de ADN de un gen particular ha contribuido a la cura del cáncer. Como todas las promesas anteriores hechas por la ciencia médica de que «estamos a punto de crear una cura para el cáncer», la medicina genómica ya ha fallado en marcar una diferencia significativa.

Tanto los académicos como el público en general creen que la investigación genética dará forma al futuro de la medicina, pero nadie puede definir claramente qué significa eso. La investigación genética no es tan clara como algunos quieren hacernos creer a nosotros y a los inversores en genómica.

Un artículo titulado «State of the Art», en la edición del 13 de febrero de 2011 del prestigioso periódico alemán *Die Süddeutsche Zeitung,* proporcionó una visión realista del estado de la investigación genética. Aunque se han descifrado las secuencias de la mayoría de los 3200 millones de pares de bases de ADN, esto sólo cubre los materiales de construcción de los genes, según el artículo. Prácticamente no se sabe nada sobre la interacción y la relación del ADN, ARN, proteínas, circunstancias de vida y condiciones ambientales. El artículo indica que sabemos muy poco sobre cuántos genes tiene el cuerpo humano, aunque se estima que hay entre 20 000 y 22 000.

Si las estimaciones son correctas, tenemos más de 60 000 millones de pares de bases de ADN sobre los que sabemos muy poco. Lo que hace que la interpretación del genoma sea tan poco fiable y tan potencialmente engañosa es el hecho de que la secuencia de ADN en una persona siempre será diferente a la de otra.

No hay dos personas con el mismo ADN; eso es obvio. Pero este factor de imprevisibilidad hace imposible determinar qué es normal en el genoma y qué no lo es. Después de todo, no somos máquinas idénticas, sino únicas en muchos más aspectos de los que somos iguales.

Se supone ampliamente que el cuerpo humano usa sólo el 1,5 % de su genoma para la producción de proteínas. No se sabe nada sobre el papel del otro 98 5% del ADN, que ha sido apodado arrogantemente «ADN basura». Es una locura creer que el cuerpo no lo utiliza. Nuevamente, parece que estamos jugando con algo increíblemente complejo y profundo, sin ser conscientes de que no tenemos ni siquiera el conocimiento básico de cómo funciona. Basar una tecnología completamente nueva en algo sobre lo que somos casi completamente ignorantes es altamente irresponsable.

Ya hemos comenzado a ver, por ejemplo, las devastadoras consecuencias de la producción de alimentos genéticamente modificados: millones de acres de cultivos transgénicos están fallando porque se han manipulado algunas de las leyes más poderosas de la naturaleza, gracias a una falta de visión irresponsable y la avaricia corporativa. Muchos de nosotros ya estamos familiarizados con las graves consecuencias que surgen al alterar los genes en nuestros alimentos.

Sin darnos cuenta, cada día, cientos de millones de personas ya consumen alimentos Frankenstein que pueden causar alteraciones permanentes en el ADN. Estas mutaciones en el ADN nos permiten procesar estos alimentos que nunca antes habían existido en el planeta, pero este «ajuste» finalmente resulta en anomalías poco comprendidas, aunque permanentes. Los alimentos transgénicos nunca se han demostrado científicamente como seguros para nadie. De hecho, no existen publicaciones revisadas por pares de estudios clínicos sobre los efectos de los alimentos transgénicos en la salud humana. En cambio, se nos pide simplemente que confiemos en aquellos que fabrican estos alimentos alterados genéticamente y se benefician de ello. Sin embargo, docenas de estudios y revisiones muestran que los alimentos transgénicos suministrados como alimento a animales causan cánceres, daños en el estómago y los intestinos, y numerosos otros síntomas de un equilibrio homeostático severamente alterado, incluso la muerte.

Lo cual, por supuesto, plantea la pregunta: ¿por qué querríamos comer estos alimentos? Afortunadamente, la conversación global ha dado lugar a algunos pasos positivos. La mayoría de los países europeos han prohibido la importación de alimentos transgénicos. Sin embargo, esto molesta mucho al Gobierno de EE. UU., que es el mayor promotor y productor de alimentos transgénicos en el mundo. Y dado que los productores de alimentos en EE. UU. no están legalmente obligados a etiquetar los alimentos transgénicos (a partir de 2012), el vínculo entre los alimentos transgénicos y el cáncer en humanos es prácticamente imposible de establecer.

Parecería lógico que, si aún no somos capaces de modificar de manera segura los genes de los alimentos más básicos, ciertamente estamos lejos de poder *curar* enfermedades genéticamente. Sin embargo, a pesar de nuestra comprensión superficial de todo su funcionamiento e implicaciones, la medicina genómica está siendo ampliamente promovida como la *nueva medicina* de este siglo. De hecho, la genómica ya está desempeñando un papel cada vez más importante en el diagnóstico, monitoreo y tratamiento de enfermedades, creando nuevas y costosas tecnologías de diagnóstico y medicamentos farmacéuticos de alto costo.

No es de extrañar que las compañías de biotecnología ya estén profundamente involucradas en el diseño de pruebas diagnósticas utilizadas para confirmar una opinión médica cuando se sospecha de una enfermedad particular basada en mutaciones genéticas y síntomas. Y dado que todas las enfermedades tienen un componente genético, ya sea heredado o resultante de la respuesta del cuerpo a factores de estrés ambientales como la radiación, los virus o las toxinas, las implicaciones para aumentar el alcance y la influencia (y, por lo tanto, las ganancias financieras) de la medicina genómica son simplemente ilimitadas.

El diseño de medicamentos está cambiando hacia la creación de nuevas clases de medicinas relacionadas con la información sobre la secuencia genética y la función de la estructura de las proteínas, en lugar del método tradicional de prueba y error. Los nuevos medicamentos apuntan a sitios específicos en el cuerpo, lo que promete tener menos efectos secundarios que muchos de los medicamentos actuales, lo que a su vez hace que tanto médicos como pacientes estén más dispuestos a usarlos. Esta nueva rama de la farmacología se conoce como farmacogenómica y ya se está utilizando para enfermedades graves como el cáncer, trastornos cardiovasculares, VIH, tuberculosis, asma y diabetes.

La terapia génica, que utiliza genes normales para reemplazar o complementar genes defectuosos, se considera la aplicación más emocionante de la ciencia del ADN. Aunque no discuto que este enfoque podría ser útil para reparar defectos genéticos en personas que padecen ciertas enfermedades hereditarias específicas, como la hemofilia, tengo serias reservas, por ejemplo, sobre fortalecer el sistema inmunitario añadiendo un gen que suprima el crecimiento tumoral. Esto se debe a que creo en la interconexión holística de la salud individual. Para ilustrarlo, ¿tendría sentido reemplazar el suelo de una casa cuya base ya está podrida y ha comenzado a hundirse? Ciertamente no. En su lugar, es mucho más sensato y fructífero abordar primero la base: reparar el deterioro, prevenir más daños y restaurar su capacidad para sostener el resto del edificio. De manera similar, implantar un nuevo gen en un cuerpo ya afectado por toxinas, malnutrido y bajo estrés no es una forma inteligente de tratar una enfermedad.

Para sanar verdaderamente a una persona en su totalidad, debemos restaurar la homeostasis en todo el cuerpo, no sólo arreglar un defecto en una o varias de sus muchas partes. Fortalecer el sistema inmunitario de forma antinatural puede ser tan arriesgado como suprimirlo. Realmente no tenemos ni idea de los efectos a largo plazo que puede implicar la manipulación de nuestros genes, tanto para nosotros como para nuestra descendencia. Simplemente no se ha hecho antes.

Una cosa es nacer con un defecto genético heredado que se manifiesta como un trastorno raro como la talasemia, la hemofilia, el síndrome de Down, la distrofia muscular, la hemocromatosis o la neurofibromatosis. Pero es una historia completamente diferente cuando una persona adquiere mutaciones genéticas a lo largo de los años debido a cambios en el estilo de vida o influencias ambientales perjudiciales.

La mayoría de los trastornos son multifactoriales o poligénicos, lo que significa que involucran los efectos de múltiples genes en combinación con cambios en el estilo de vida y el medioambiente. Estos trastornos incluyen cáncer, enfermedades cardíacas, diabetes, esclerósis múltiple (EM), asma, hipertensión, obesidad e infertilidad. Aunque estos trastornos tienden a ser hereditarios en las familias, la herencia no sigue patrones simples como ocurre con las verdaderas enfermedades genéticas. Sin embargo, el Proyecto Genoma intenta hacer esa conexión incluso donde no existe.

Cada vez más enfermedades se están incluyendo en el programa del Proyecto Genoma a través del descubrimiento de genes mutados que aparecen durante o antes de la manifestación de la enfermedad. Sin embargo, esto sólo aleja aún más a las personas de su propio cuerpo. Después de todo, se nos enseña a creer que no tenemos control sobre nuestros genes. ¿Son los genes quienes nos controlan o no?

Investigadores rusos han demostrado repetidamente que los genes se pueden reparar y los órganos pueden volver a crecer sin recurrir a la terapia con células madre u otros tratamientos costosos. Y cuando hablamos, o incluso sólo pensamos en un pensamiento, nuestro ADN escucha y responde.

En ninguna parte de la literatura científica sobre el Proyecto Genoma se menciona el hecho biomédico comprobado de que, en última instancia, los genes por sí solos no controlan nada. La función principal de los genes es reproducir células, las cuales, a su vez, son responsables de la salud y el rendimiento de los órganos y sistemas del cuerpo. Lo efectivamente que lo hagan depende en gran medida de ti y de a qué te expongas.

En una grabación en video, el doctor Bruce Lipton explica que, a través de un proceso conocido como mecanismos epigenéticos, podemos comenzar con una única secuencia genética y crear más de 30 000 versiones diferentes de productos, como proteínas y enzimas. Lo hacemos todo el tiempo. Nuestra mente (tanto consciente como subconsciente), que desencadena una gran cantidad de reacciones bioquímicas en el cerebro y en todo el cuerpo, es principalmente responsable de activar o desactivar los genes.

Aunque los genes realmente no pueden *activarse* o *desactivarse,* es un término que a la medicina genética gusta usar. En realidad, los genes o existen o no. Los planos genéticos no simplemente desaparecen ni se apagan. Lo que los hace activos o inactivos es si se están leyendo o no. Lo que permite que se lean o ignoren son nuestros pensamientos, sentimientos, comportamiento, dieta, entorno y estilo de vida.

En consecuencia, un conflicto con otro ser humano o la pérdida de un trabajo o dinero (lo que constituye un conflicto de separación) puede rápidamente causar el mismo conflicto de separación dentro de las células, impidiendo que los genes se lean. Los genes que no se leen adecuadamente provocan cambios en el comportamiento celular, lo que se llama mutación genética. Y así como podemos hacer que un gen se vuelva defectuoso (ilegible), también podemos reescribir la expresión genética y modificarla para que vuelva a ser legible, es decir, a un estado de equilibrio y salud.

Incluso en el caso de defectos genéticos como el síndrome de Down,[6] algo debe estar causando el raro daño espontáneo del ADN. Para cada efecto debe haber una causa subyacente, incluso si sigue oculta para la investigación científica.

Pueden existir muchas influencias ambientales a las que puede estar expuesto un feto en crecimiento, cualquiera de las cuales puede causar, por ejemplo, el defecto de construir un cromosoma adicional, como en el caso del síndrome de Down. En el mundo actual hay múltiples fuentes que pueden mutar el ADN y sus genes.

Podemos ver claramente que, incluso si heredamos genes anormales de nuestros padres, no significa que heredaremos también su enfermedad. Hay algo más que afecta nuestra salud, además de los genes.

De hecho, todos los genes en el cuerpo están controlados por el entorno de las células y sus influencias, incluidas nuestras percepciones y creencias personales. Aunque haya un gen defectuoso presente en el cuerpo, tal como lo descubrieron y demostraron el doctor Kramer y otros investigadores líderes en cáncer, no es capaz de causar o producir el crecimiento del cáncer. Es muy probable que todas las personas que sufren una enfermedad grave también tengan genes alterados en su cuerpo. Esto se debe a cambios en el entorno celular, no a una ocurrencia accidental. E independientemente de si los genes han mutado, la conclusión es que no pueden causar cáncer ni otras presuntas enfermedades. Deben existir otros factores que provoquen que el sistema equilibrado y autocurativo del cuerpo humano experimente de repente desequilibrio y enfermedad.

Es fácil suponer que los genes defectuosos son responsables, por ejemplo, de la aparición de cataratas congénitas en los niños. Las cataratas son una opacidad de los ojos y, cuando ocurren en niños o re-

6. El síndrome de Down es un trastorno congénito causado por tener un cromosoma 21 extra, generalmente en cada célula del cuerpo. Véase http://www.cdc.gov/ncbddd/birthdefects/downsyndrome.html

cién nacidos, pueden provocar ceguera temprana de por vida. La sospecha de que las cataratas tempranas están relacionadas con los genes es especialmente convincente cuando todos los niños de una familia comparten el mismo problema.

Por otro lado, es igualmente convincente creer que una deficiencia crónica de nutrientes u hormonas en la madre puede causar cataratas en sus hijos. Un artículo publicado en *The Lancet* en 1996 (Edward B. Blau, *Congenital Cataracts and Maternal Vitamin D Deficiency*, Lancet 34 7[9001]:626, 2 de marzo de 1996) mostró que una deficiencia de vitamina D en la madre puede causar la aparición rápida de cataratas en su hijo con deficiencia de vitamina D. Dado que una inmensa mayoría de las personas tienen deficiencia de vitamina D, es lógico que esto contribuya a muchos problemas de salud.

Los bebés heredan una deficiencia de vitamina D no por un defecto genético, sino debido a un hábito de vida perjudicial. Como se muestra en este hallazgo, la deficiencia ocurre cuando la madre no se expone regularmente al Sol. Si transmite este desafortunado hábito a su hijo, que nunca ha recibido suficiente vitamina D mientras estaba en el útero, el niño continuará sufriendo deficiencia de vitamina D, incluso si es amamantado. Esto no es sorprendente, dado que casi no hay vitamina D en la leche materna humana, especialmente cuando la madre también tiene deficiencia de vitamina D.

Un estudio publicado en *Pediatrics* (enero de 2011) mostró la importancia de la vitamina D para el desarrollo adecuado del feto y el recién nacido. En el estudio, los investigadores midieron los niveles de vitamina D en la sangre del cordón umbilical de aproximadamente mil bebés recién nacidos sanos. Luego monitorearon a los niños durante un período de cinco años para detectar problemas respiratorios y alergias, comparando estos hallazgos con sus niveles de vitamina D al nacer. Descubrieron que el 20 % de los recién nacidos tenía una deficiencia de vitamina D, y que estas deficiencias al nacer estaban asociadas con una mayor frecuencia de problemas respiratorios y alergias en el futuro.

La vitamina D es esencial para el buen funcionamiento del sistema inmunitario, y las madres que deseen dar a sus bebés un buen comienzo pueden marcar una gran diferencia simplemente asegurándose de que ellas mismas no tengan deficiencia de vitamina D.

Entre otras funciones, la vitamina D (que en realidad es una hormona esteroide) es responsable de la homeostasis del calcio. La falta de calcio (hipocalcemia) ha estado claramente vinculada a las cataratas. Un niño con deficiencia de vitamina D, por lo tanto, puede experimentar la aparición rápida de cataratas al nacer o incluso antes.

En los adultos, se ha demostrado durante mucho tiempo que la deficiencia de vitamina D causa el trastorno óseo del raquitismo,[7] que sigue siendo muy prevalente en países con poca exposición solar, como Inglaterra e Irlanda. Sin embargo, cada vez es más evidente que la deficiencia de vitamina D puede ser responsable de muchos otros trastornos, incluido el cáncer.

De hecho, la ciencia actual sugiere que la *vitamina del Sol* está íntimamente involucrada en la regulación de los genes asociados con muchas enfermedades, que van desde el cáncer hasta la esclerósis múltiple (EM). Un estudio australiano descubrió recientemente, por ejemplo, que las tasas de EM son más altas en latitudes más alejadas del ecuador debido a las diferencias en la exposición al Sol.

Además de ser proactivos respecto a la EM, el adulto promedio también puede ayudar a prevenir la diabetes tipo I, la osteoporosis y, por supuesto, el cáncer, al suplementar entre 4000 y 8000 UI diarias de vitamina D, según investigaciones realizadas en la Universidad de California, la Escuela de Medicina de San Diego y la Escuela de Medicina de la Universidad Creighton en Omaha, Nebraska.

Es interesante, como mínimo, que algo tan simple y económico como la vitamina D pueda hacer tanto para tratar y prevenir muchas de las enfermedades de hoy en día y ayudar al cuerpo a mantener su equilibrio natural. Quizás ésta sea parte de la razón por la que el Gobierno de EE. UU. sigue insistiendo en que sólo entre 400 y 800 UI diarias (un mero 10 % de lo que realmente se necesita) de vitamina D son suficientes, y en cambio apoya tratamientos más rentables económicamente. Mientras tanto, alrededor del 90 % de la población de

7. El raquitismo es una afección que afecta los huesos de los bebés y niños, haciéndolos blandos y deformes. Está causado por una deficiencia de calcio, vitamina D y fosfatos. Debido a la falta de exposición al Sol, el cuerpo no produce vitamina D, la cual es necesaria para añadir minerales a los huesos.

EE. UU. tiene deficiencia crónica de vitamina D y parece enfermarse cada vez más rápido. La vitamina D representa una amenaza particular para la industria médica actual, ya que no sólo es totalmente gratuita gracias a la exposición al Sol, sino que también es completamente segura y capaz de prevenir algunas de las enfermedades más rentables de nuestra sociedad.

¿Qué más no quiere que sepamos la medicina convencional sobre la vitamina D? Si regula tantos aspectos de la salud, y la mayoría de las personas tiene una deficiencia crónica, ¿no es lógico concluir que podemos esperar numerosas enfermedades como resultado de este problema generalizado?

Además de esta y otras terapias con vitaminas que mejoran la salud y combaten muchas enfermedades, es crucial que las personas sean conscientes de las muchas formas de toxicidad en el entorno actual, que es más venenoso que nunca. Los alimentos, los cosméticos y muchos otros aspectos de la vida diaria están llenos de productos químicos nocivos. Sin embargo, muchas de estas toxinas conocidas son vigorosamente defendidas por las muchas empresas que las producen, comercializan y usan.

Es importante señalar que existen otros riesgos significativos que pueden resultar de tomar suplementos de vitamina D. No sólo puede aumentar tu absorción de calcio, sino que también aumentará tu asimilación de plomo, arsénico y cadmio si tus niveles de calcio, magnesio y fósforo son inadecuados. Por lo tanto, si vas a tomar un suplemento de vitamina D, asegúrate de que tu ingesta de estos nutrientes (ya sea de la dieta o mediante suplementos) también sea suficiente. El problema es que nunca podemos estar completamente seguros de cuánto de estos minerales tenemos en la sangre y en los tejidos de nuestro cuerpo.

La pregunta obvia es, ¿por qué no se promueve la exposición al Sol como un método sin costo alguno para reducir la incidencia y la mortalidad por cáncer? Incluso las lámparas UV generadoras de vitamina D son muy económicas en comparación con los tratamientos médicos que ni siquiera se acercan a lo que la vitamina D puede hacer para beneficiar a los pacientes con cáncer.

Recomiendo usar una lámpara UV cada tres días para mantener los niveles óptimos de vitamina D durante el invierno. Durante los meses más cálidos del año, recomiendo la exposición natural al Sol. (Para más detalles, consulta mi libro *Autocuración con la luz del Sol).*

En definitiva, es seguro decir que hacerse cargo de la propia salud, siendo conocedor de las terapias vitamínicas y nutricionales suplementarias, y evitando las muchas toxinas que existen en el entorno actual, es la mejor forma comprobada de prevenir e incluso tratar el cáncer. Como mínimo, es una opción mucho más inteligente que los tratamientos convencionales modernos contra el cáncer, que son mucho más recientes que la medicina natural y holística y tienen una tasa de éxito desalentadora.

El desalentador éxito de los tratamientos anticáncer

Toma como ejemplo el efecto placebo.[8] Un placebo (que literalmente significa «complaceré») se incluye como un elemento indispensable en cada estudio científico realizado hoy en día. El efecto placebo se basa puramente en los sentimientos subjetivos de alguien. Cada persona que es evaluada para determinar la efectividad de un medicamento cree en el fármaco de una manera única e impredecible. Un cierto número de personas puede tener una disposición esperanzada y confiada, experimentando así una respuesta placebo más fuerte que otras. Sin embargo, otras personas pueden estar sufriendo depresión, lo que se sabe que afecta la capacidad de una persona para responder positivamente a cualquier tipo de tratamiento.

Como *resultado,* un estudio puede demostrar que un medicamento en particular es efectivo para, digamos, un tipo específico de cáncer. Sin embargo, si se repite el experimento con sujetos diferentes, este medicamento puede resultar ineficaz en comparación con la respuesta placebo. Por esta razón, las compañías farmacéuticas les piden a sus investi-

8. Un placebo es un término que describe la administración de una píldora de azúcar o un procedimiento simulado para probar si un fármaco o procedimiento es más efectivo que el poder de la creencia. En un artículo de *The Guardian* (20 de junio de 2002), Jerome Burne informó que «nuevas investigaciones sugieren que los placebos funcionan sorprendentemente bien, de hecho, mejor que algunos medicamentos convencionales».

gadores pagados para que publiquen sólo los hallazgos más favorables de estos diversos experimentos. Aquellas partes del estudio en las que el medicamento no ha tenido ventaja (o sólo una insignificante) sobre el efecto placebo simplemente se omiten del informe final del estudio.

Las compañías farmacéuticas que informan sus hallazgos a la Administración de Alimentos y Medicamentos (FDA) sólo necesitan demostrar que el medicamento probado ha mostrado algún beneficio en algunas personas. Si los investigadores logran reclutar suficientes candidatos con una disposición positiva que probablemente produzca una buena respuesta placebo al tratamiento con el medicamento, pueden tener suerte y producir un estudio *convincente,* y por lo tanto, un medicamento comercializable.

Esto es algo obvio para los fabricantes de medicamentos, ya que la aprobación de la FDA se otorga a los medicamentos anticancerígenos basándose en tasas de respuesta que, en el mejor de los casos, se sitúan en el rango del 10-20 % (como sucedió, por ejemplo, con los populares medicamentos Avastin, Erbitux e Iressa). Además, el éxito de la mayoría de los estudios clínicos sobre el cáncer se mide por la reducción del tumor en lugar de la tasa de mortalidad. En otras palabras, incluso si la mayoría de los sujetos murieron, pero vieron sus tumores reducirse con tratamientos agresivos, el estudio sería considerado un gran éxito y un avance médico.

Sin embargo, el gran problema con los medicamentos populares contra el cáncer es que son tan peligrosos que pueden matar a los pacientes antes que el propio cáncer. Uno de estos medicamentos, Avastin, aparentemente aumenta el riesgo de muerte de los pacientes hasta en un 350 % cuando se combina con la quimioterapia. Se ha vinculado a una mayor incidencia de reacciones adversas mortales (FAEs, por sus siglas en inglés) debido a coágulos sanguíneos, perforaciones gastrointestinales, hemorragias cerebrales, ceguera, trastornos neurológicos e incluso la muerte. Esto, por supuesto, se suma a los ya desastrosos efectos de la radiación y la quimioterapia.

Además, las cirugías invasivas suelen ser ineficaces, ya que simplemente extirpan el crecimiento canceroso sin abordar las causas subyacentes que permitieron que el cáncer prosperara. Aun así, algunos médicos promocionan el potencial de medicamentos experimentales, pero estos fármacos no están probados y, debido a su naturaleza química, a menudo son totalmente inseguros.

En última instancia, cualquier intento de tratar el cuerpo humano como si fuera una máquina que simplemente responde a manipulaciones mecánicas o químicas está destinado a tener serios contratiempos. Este enfoque no sólo es anticientífico, sino también poco ético y potencialmente dañino. Para muchos pacientes con cáncer cuyos sistemas inmunitarios ya están comprometidos, sólo una dosis de quimioterapia o radiación, una cirugía o una pastilla experimental puede resultar fatal.

El oncólogo Charles Moertel de la famosa Clínica Mayo en Rochester, Minnesota, resumió acertadamente el dilema del tratamiento moderno contra el cáncer con las siguientes palabras: **«Nuestros regímenes más efectivos están llenos de riesgos, efectos secundarios y problemas prácticos, y después de que todos los pacientes hayan pagado este precio, sólo una pequeña parte es recompensada con un período transitorio de regresión tumoral incompleta»**.

El récord de éxito de la terapia moderna contra el cáncer es desalentador, significativamente inferior incluso al efecto placebo más débil. En promedio, la remisión ocurre sólo en alrededor del 7 % de los pacientes con cáncer. Además, no hay evidencia de que esta tasa de éxito tan desalentadoramente baja del 7 % se deba a los tratamientos ofrecidos; podría ser igualmente a pesar de ellos. Esto es más probable, ya que no tratar el cáncer en absoluto tiene una tasa de éxito mucho mayor que tratarlo. Un tratamiento farmacológico que promete una reducción temporal del tumor en el 10 % de los pacientes no es una terapia prometedora; más bien, es una apuesta peligrosa para su vida.

De hecho, tratar cualquier enfermedad, incluido el cáncer, primero con un placebo puede funcionar incluso mejor que las terapias más optimistas. La mayoría de las personas piensa en los placebos como algo que sólo funciona si el paciente no sabe que es un placebo, el clásico truco del *poder del pensamiento positivo.*

Sin embargo, una impresionante investigación de la Facultad de Medicina de Harvard y el Centro Médico Beth Israel Deaconess sugiere que los placebos pueden funcionar incluso sin el engaño. A diferencia de los estudios tradicionales, donde los pacientes no saben si están tomando un placebo o un medicamento real, los receptores del placebo en este estudio fueron completamente informados de que sólo estaban tomando pastillas de azúcar. Sin embargo, en realidad informaron una mejora en los síntomas al doble de la tasa de los participantes que tomaban pastillas *reales*.

Mi afirmación de toda la vida de que gran parte de la ciencia médica es, literalmente, un pensamiento ilusorio ha sido ahora confirmada por una investigación científica innovadora que involucra el, hasta ahora, subestimado poder curativo detrás de las expectativas del paciente. El estudio, titulado «The Effect of Treatment Expectation on Drug Efficacy: the Analgesic Benefit of the Opioid Remifentanil»,[9] podría derrumbar por completo los principios sobre los cuales la ciencia médica ha construido su caso hasta la fecha. Sin embargo, este hallazgo también podría abrir la puerta a una forma completamente nueva de tratar las enfermedades.

Investigadores prominentes de la Universidad de Oxford, el Centro Médico Universitario de Hamburgo-Eppendorf, la Universidad de Cambridge y la Universidad Técnica de Múnich encontraron que el factor determinante más influyente de si un tratamiento con medicamentos es o no efectivo no es otro que la propia mente del paciente. Su investigación, publicada el 16 de febrero de 2011 en la revista médica *Science Translational Medicine* (Vol. 3, Número 70, p. 70ra14, DOI: 10.1126/scitranslmed.3001244), elimina cualquier duda de que el efecto placebo es el responsable de la curación, no el tratamiento con medicamentos o incluso un procedimiento quirúrgico.

En el resumen del estudio, los investigadores afirman: «La evidencia de los datos conductuales y autoinformados sugiere que las creencias y expectativas de los pacientes pueden moldear tanto los efectos terapéuticos como los adversos de cualquier medicamento dado». Descubrieron cómo las expectativas divergentes en los pacientes alteran la eficacia analgésica de un potente opioide (medicamento para el dolor) en voluntarios sanos mediante el uso de imágenes cerebrales.

En este estudio, cuando se les dijo a los sujetos de prueba que no estaban recibiendo medicamentos para el dolor, aunque en realidad sí

---

9. http://www.ncbi.nlm.nih.gov/pubmed/21325618

lo estaban, el medicamento resultó ser completamente ineficaz. De hecho, la investigación mostró que los beneficios de los analgésicos podrían aumentarse o eliminarse por completo manipulando las expectativas de los sujetos, lo que básicamente significa que depende totalmente del paciente si obtiene alivio o no.

Esta investigación particular también identificó las regiones del cerebro que se ven afectadas por las expectativas del paciente. «Sobre la base de evidencia subjetiva y objetiva, sostenemos que la expectativa de un individuo sobre el efecto de un medicamento influye de manera crítica en su eficacia terapéutica y que los mecanismos cerebrales reguladores difieren en función de la expectativa», según los hallazgos del estudio. Ahora trata de decirle eso a tu médico la próxima vez que te recete un medicamento.

Obviamente, esto debería tener importantes consecuencias para el cuidado del paciente y para probar nuevos medicamentos, pero dudo que alguna vez lo tenga.

No hay dinero que ganar diciéndoles a los pacientes que pueden curarse a sí mismos. Sin embargo, las formas alternativas y complementarias de medicina podrían beneficiarse enormemente al incorporar estos principios en sus enfoques.

Ahora veamos algunos de los detalles de esta fascinante investigación. Un grupo de pacientes sanos que experimentaban la misma intensidad de dolor continuo causado por la aplicación de calor en sus pies fue invitado a calificar sus niveles de dolor en una escala de 1 a 100. Todos los pacientes estaban conectados a un goteo intravenoso para que se les pudieran administrar medicamentos sin su conocimiento. Los pacientes experimentaron dolor a un nivel promedio de 66.

La primera fase del experimento consistió en administrar a los pacientes uno de los medicamentos más efectivos y potentes, Remifentanil, sin que ellos lo supieran. Su índice de dolor bajó a 55.

En la segunda fase, se les dijo a los pacientes que estaban recibiendo un analgésico administrado por vía intravenosa. Sin ninguna duda en la mente de los pacientes de que esto era cierto, la puntuación del dolor bajó a 39.

Luego, sin alterar en absoluto la dosis del medicamento, se les dijo a los pacientes que el analgésico había sido suspendido por completo y que, por lo tanto, era predecible que el dolor regresara; como resultado, la puntuación del dolor subió a 66. A pesar de que los pacientes seguían recibiendo Remifentanil, ahora experimentaban el mismo nivel de dolor que al inicio del experimento, cuando no se les había administrado ningún medicamento.

La profesora Irene Tracey, de la Universidad de Oxford, dijo a la BBC: «Es fenomenal, es realmente genial. Es uno de los mejores analgésicos que tenemos, y la influencia del cerebro puede aumentar enormemente su efecto o eliminarlo por completo». También señaló que el estudio se realizó en personas sanas que fueron sometidas al dolor durante un período corto de tiempo.

Las personas con enfermedades crónicas que han probado muchos medicamentos sin éxito no serían tan receptivas porque sus expectativas probablemente se habrían debilitado muchas veces antes. En consecuencia, pueden convertir fácilmente sus propias dudas (expectativas negativas) en una profecía autocumplida de no recuperación. En otras palabras, la recuperación o cura no depende del tratamiento, sino de lo que el paciente cree que hará, o no hará, por él.

«Los doctores necesitan más tiempo para la consulta y para investigar el lado cognitivo de las enfermedades; el enfoque está en la fisiología, no en la mente, lo que puede ser un verdadero obstáculo para el tratamiento», afirmó la profesora Tracey. George Lewith, profesor de investigación en salud en la Universidad de Southampton, declaró con precisión que estos hallazgos ponen en duda la validez científica de muchos ensayos clínicos aleatorizados: «Esto desmonta completamente los ensayos clínicos aleatorizados convencionales, que no tienen en cuenta las expectativas».

George Lewith es una persona a tomar muy en serio, dado su impresionante e impecable historial de logros y contribuciones al mundo de la ciencia médica.

La Universidad de Southampton le otorgó una cátedra personal como profesor de investigación en salud. Ha publicado más de 200 artículos revisados por pares y 17 libros. *The Times,* en un artículo del 6 de septiembre de 2008, incluyó a George Lewith en *The Lifestyle 50,* la lista del periódico de las «50 personas más influyentes en la forma en que comemos, hacemos ejercicio y pensamos sobre nosotros mismos».

Lo que hizo que este estudio fuera tan fascinante e importante es que los escáneres cerebrales objetivos tomados durante el experimento también mostraron qué regiones del cerebro se vieron afectadas por las expectativas subjetivas de los pacientes.

Los investigadores encontraron cambios significativos en la actividad neuronal en aquellas regiones del cerebro involucradas en la codificación de la intensidad del dolor. Los efectos de expectativa positiva de alivio del dolor estaban asociados con la actividad en el sistema modulador del dolor endógeno, mientras que los efectos de expectativa negativa estaban vinculados con la actividad en el hipocampo y la corteza frontal medial. Tener una expectativa positiva o negativa del resultado de un tratamiento específico, por lo tanto, altera la química cerebral y determina la capacidad de tu cuerpo para sanar.

Éste es un párrafo tomado de la primera edición de mi libro *Los secretos eternos de la salud* (1995), que ahora tiene más sentido que nunca: «El mecanismo de la curación por placebo se centra en la creencia del paciente de que un medicamento, una operación u otro tipo de tratamiento va a aliviar su dolor o curar su enfermedad. La profunda confianza o una sensación segura de recuperación es todo lo que el paciente tiene a su disposición para iniciar una respuesta curativa. Utilizando la ya descrita poderosa conexión mente/cuerpo, el paciente puede liberar opioides naturales (analgésicos tipo morfina) de áreas del cerebro que se activan por ciertos procesos de pensamiento. Los neurotransmisores correspondientes para el alivio del dolor se conocen como endorfinas. Las endorfinas son aproximadamente cuarenta mil veces más poderosas que la heroína más fuerte».

En consonancia con esto, el profesor Anthony Jones, del Salford Royal NHS Foundation Trust, ha declarado: «El trabajo de nuestro propio laboratorio y los de otros indica que las expectativas son un factor clave en la percepción del dolor y en los efectos analgésicos del placebo. Esto proporciona una mayor confirmación de esa idea en relación con los efectos de los medicamentos. Esto ya se ha demostrado anteriormente en relación con los efectos analgésicos del óxido nitroso, pero el estudio actual proporciona buena evidencia de que este fenómeno no se debe a que el sujeto diga lo que cree que el investigador quiere escuchar».

La mayoría de los estudios sobre medicamentos son fraudulentos

Las implicaciones de este estudio son profundas y revolucionan la ciencia. Socava seriamente la validez de todos los estudios de medicamentos realizados hasta ahora porque no incluyeron este factor crucial: la expectativa subjetiva del paciente o del sujeto de prueba que toma el medicamento real. Para reiterar las palabras del doctor Lewith, «Esto los desmonta completamente».

Simplemente tener un grupo placebo para comparación no puede hacer que un ensayo de medicamentos sea fiable y científico, ni puede determinar la verdadera efectividad del medicamento. Los sujetos que reciben el medicamento real tienen expectativas subjetivas e impredecibles similares a las de los miembros del grupo placebo. A las compañías farmacéuticas les gusta dar la impresión de que el efecto placebo sólo puede ocurrir en el grupo placebo, no en el grupo de prueba. Pero dado que los miembros de ninguno de los grupos saben inicialmente si están recibiendo el medicamento real o uno *falso,* los resultados del estudio se determinan en última instancia por la expectativa de cada persona de un resultado beneficioso, independientemente del grupo al que esté asignado.

Incluso si un medicamento probado muestra un mayor beneficio que el placebo, esto todavía no prueba que el medicamento sea efectivo. Por el contrario, puede simplemente mostrar que el efecto placebo es más fuerte en el grupo del medicamento que en el grupo placebo, lo cual es un gran hallazgo en sí mismo.

Principales fallos en los ensayos de medicamentos

¿Por qué el placebo sería más fuerte que el medicamento falso en aquellos participantes que reciben el fármaco real? Bueno, dado que todos los participantes del ensayo esperan recibir el medicamento real, no sólo una píldora placebo, experimentan una expectativa positiva significativamente mayor en el momento en que notan los efectos secundarios que se les dijo que el medicamento podría producir, como estreñimiento, diarrea, dolores de cabeza, mareos, náuseas, sequedad en la boca, etc. Al darse cuenta de que están entre los que reciben el medicamento real debido a esta autoobservación, su expectativa de posible recuperación aumenta la puntuación de éxito del fármaco. Los investigadores afirman que esto es una prueba de la efectividad del medicamento probado y no dan ningún crédito a la expectativa ahora elevada por parte de los participantes.

Mientras que algunos de los sujetos evaluados pueden tener grandes esperanzas y estar entusiasmados con recibir un nuevo medicamento, otros que han probado muchos medicamentos similares antes, sin obtener mucho o ningún beneficio, pueden tener una expectativa más reservada o incluso negativa sobre sus beneficios. Dado que la expectativa del paciente es altamente relevante, según esta investigación, todos los estudios científicos realizados anteriormente que no tuvieron en cuenta la expectativa del paciente son engañosos y deben ser descartados como inválidos. Esto se aplica prácticamente a todos los estudios controlados a doble ciego realizados hasta ahora.

Otra razón por la que los ensayos clínicos de medicamentos son tan poco científicos y fraudulentos es que no se realizan en un entorno verdaderamente a doble ciego. Todos los participantes, independientemente de si reciben el medicamento real o la píldora placebo, son informados de que el estudio es para una enfermedad específica. Por ejemplo, un ensayo clínico puede probar un nuevo medicamento para combatir la hipertensión, reducir el azúcar en la sangre o disminuir el colesterol. Esta simple información, que se publicita durante la campaña de reclutamiento del ensayo, ya genera una expectativa en los participantes de que, tal vez, el nuevo medicamento experimental podría ayudarlos a mejorar su salud. Esta expectativa esperanzada puede, de hecho, ser la razón principal por la que se inscriben en el ensayo.

Nunca ha habido un ensayo clínico en el que no se les haya dicho a los participantes qué tratamiento con medicamentos podrían recibir. Por un lado, los investigadores afirman que su estudio es infalible porque los participantes no sabrán si recibirán el medicamento o un placebo. Por otro lado, informan a todos los participantes desde el principio que al menos la mitad de ellos puede esperar recibir un medicamento farmacéutico para mejorar la afección específica que padecen.

En otras palabras, al menos 1 de cada 2 participantes ya puede experimentar un efecto placebo antes de que comience el ensayo.

Todo científico clínico sabe que la creencia de la mente en un medicamento o tratamiento puede producir una respuesta curativa. Ésta es precisamente la razón por la que existe un grupo placebo en cada ensayo clínico. Entonces, ¿por qué insisten los científicos y médicos en que sólo los medicamentos pueden curar las enfermedades?

Existe un claro doble estándar en la investigación médica. Si están en lo correcto al decir que sólo los medicamentos pueden curar y tratar enfermedades, ¿por qué necesitan incluir un grupo placebo en su investigación?

Decirles a los participantes que la mitad de ellos recibirá el medicamento experimental y la otra mitad sólo recibirá un placebo crea un factor de incertidumbre mayor de expectativas variadas e impredecibles en los sujetos que la investigación no tiene en cuenta. Esto es pseudociencia en el mejor de los casos, y un fraude absoluto en el peor.

La única otra forma de hacer un estudio objetivo sería decirle a cada participante que recibirá el medicamento real, pero en realidad ninguno lo hará. En cambio, todos los participantes recibirán un placebo. Luego, comienza una segunda fase con los mismos sujetos en un momento diferente, y entonces se les da el medicamento real mientras se les informa de ello. Si los hallazgos del estudio sobre el dolor son correctos, entonces es probable que los sujetos obtengan los mismos resultados en ambas fases. Si los hallazgos son incorrectos, entonces mostrará que el medicamento investigado tiene verdaderos beneficios. Esto sería una investigación científica honesta.

Prácticas deshonestas

Para evitar obtener una puntuación de éxito baja para el medicamento probado, las compañías farmacéuticas suelen pedir a los investigadores que elijan a los sujetos más jóvenes y saludables para probarlo contra una enfermedad objetivo. Sin embargo, esta práctica es tanto irreal como engañosa. En la vida real, la mayoría de los medicamentos se recetan a pacientes más enfermos, débiles y mayores, que ya tienen menos probabilidades de generar expectativas positivas que los pacientes más jóvenes, fuertes y saludables. Cuando realmente estás enfermo, también es mucho más probable que te sientas desanimado o deprimido.

Las compañías farmacéuticas conocen este pequeño y sucio secreto y, por lo tanto, excluyen a las personas realmente enfermas o deprimidas de participar en los ensayos de medicamentos. Piensa en un momento de tu vida en el que sufriste de gripe u otro tipo de enfermedad. Lo más probable es que te sintieras débil y perdieras interés en casi todo lo que normalmente te emocionaba. Como sabemos ahora, necesitas estar emocionado por un tratamiento (expectativa positiva) para obtener beneficios genuinos de él o, más bien, de la respuesta placebo que puede desencadenar en ti.

Incluso con las compañías farmacéuticas logrando manipular los resultados de la llamada *investigación* a favor de un nuevo medicamento, siempre hay un número relativamente grande de ensayos que muestran la ineficacia total del mismo medicamento.

Si un medicamento fuera realmente eficaz, funcionaría para cada persona evaluada. Pero dado que la expectativa del paciente es un factor altamente variable e impredecible, algunos de estos ensayos muestran que hay beneficios del medicamento, mientras que otros muestran que no los hay. Las compañías farmacéuticas están legalmente permitidas por la Administración de Alimentos y Medicamentos (FDA) para seleccionar los ensayos positivos y descartar los negativos.

Cuando la investigación finalmente se presenta a la FDA y a las revistas médicas para revisión por pares y publicación, parecerá un estudio científico válido. El documento de investigación lleva el sello de «prueba» de la eficacia del medicamento.

Sin embargo, en verdad, todos los estudios realizados de esta manera están fabricados, son inútiles y potencialmente arriesgados para la población de pacientes, lo que lleva a las consecuencias graves de los efectos secundarios, incluyendo la muerte. No es de extrañar que la FDA se vea obligada a retirar numerosos medicamentos del mercado cada año porque son simplemente demasiado tóxicos y peligrosos. Cientos de miles de estadounidenses mueren cada año envenenados por estos fármacos Frankenstein.

En resumen, es imposible demostrar directamente si un paciente mejora de su enfermedad porque está tomando un medicamento o porque cree que el tratamiento lo hará mejorar. Sin embargo, esta nueva investigación sobre el dolor indica claramente que lo último es lo que ocurre.

El «milagro» de la remisión espontánea

La conexión entre la tríada mente/cuerpo/espíritu se demuestra claramente en los ahora miles de pacientes con cáncer que experimentan remisiones espontáneas de sus cánceres. La investigación ha mostrado que el tamaño de un tumor puede reducirse drásticamente en unas pocas horas de tratamiento de salud holística cuando el paciente está altamente motivado por el desarrollo personal. Percibir un propósito espiritual en la enfermedad que los afecta también puede ser suficiente para lograr la remisión.

Esto normalmente ocurre cuando la enfermedad ya no es percibida como una amenaza, sino como una bendición disfrazada. En otras palabras, en lugar de ser víctimas indefensas de una enfermedad sin sentido, se convierten en participantes activos en el proceso de volverse completos de nuevo. La expectativa de ser bendecidos por algo que antes pudieron haber visto como una maldición terrible evoca algunas de las respuestas curativas más poderosas que el cuerpo tiene a su disposición. El mecanismo de esperar, y posteriormente experimentar, alivio del dolor de un placebo de solución salina no es diferente al mecanismo que transforma un gran tumor, desintegrándolo en menos de un minuto.

Una vez vi una imagen de ultrasonido en vivo donde un tumor canceroso en la vejiga, del tamaño de un pomelo, se desintegró y desapareció por completo durante una sesión de curación con energía sonora de 15 segundos realizada por un grupo de maestros chinos de Qigong. Por supuesto, sin la expectativa esperanzada y receptiva del paciente de que ocurriría la curación, nada puede suceder. Nadie puede entrar en tu casa mientras mantengas la puerta cerrada.

En lugar de infundir miedo a la muerte en un paciente, un médico debería ayudar al paciente a desarrollar expectativas llenas de esperanza que luego puedan traducirse en las respuestas bioquímicas necesarias en el cerebro y el corazón que se requieren para que el cuerpo del paciente realmente se cure por completo. Por otro lado, decirle al paciente que está sufriendo de una enfermedad terminal introduce un factor de expectativa que es innegablemente capaz de ejecutar la sentencia de muerte no intencionada del médico.

Si el médico o, peor aún, una máquina de diagnóstico como un escáner CT (y las máquinas *no mienten)* dicta una sentencia de muerte a un paciente, es la expectativa natural del paciente que la sentencia se cumpla lo que realmente lo mata, no la enfermedad.

Cuando se sienten tan vulnerables, los pacientes a menudo ven a su médico como su salvador, su Dios. Si Dios me dice que me estoy muriendo, entonces debe ser cierto.

Entregar tu poder a alguien que juega a ser Dios te convierte en esclavo, donde la expectativa es de inutilidad y dependencia. Dejar que un diagnóstico, o más bien la interpretación negativa de éste, gobierne la vida de uno, está en el núcleo de la crisis de salud actual.

Sólo el título de la primera edición de mi libro, *El Cáncer no es una enfermedad, es un mecanismo de supervivencia,*[10] ha ayudado a miles de personas a restaurar su confianza en sí mismas y en su cuerpo. Transformar una expectativa negativa en una positiva es de lo que debería tratarse el ejercicio de la medicina. La investigación mencionada anteriormente debería ser estudiada por cada médico y aplicada a cada campo de la medicina moderna, pero esto ciertamente haría que la mayor parte de la medicina moderna se volviera obsoleta.

Aun así, gracias a estos brillantes investigadores, ahora tenemos el modelo para explicar científicamente que la curación depende en gran medida de la expectativa, el estado mental y la actitud del paciente, y no necesariamente del médico y sus tratamientos farmacéuticos.

Hasta ahora, la mayoría del dogma médico ha puesto todo patas arriba. Sinceramente espero, por el bien de la supervivencia de la humanidad, que la medicina moderna experimente una revolución que la vuelva a encaminar. Me anima ver que hay algo de luz al final del túnel.

---

10. Esta nueva edición actualizada se titula *El cáncer no es una enfermedad – Es un mecanismo de curación.*

Las expectativas dan forma a la realidad

Tanto las expectativas negativas como las positivas pueden dar lugar a eventos muy inusuales. Muchas personas han oído hablar de los estudios que mostraron que los ataques cardíacos ocurren con mayor frecuencia los lunes, usualmente a las nueve de la mañana, para ser más exactos. Se presume que esto se debe a las dificultades y el estrés esperados que pueden ocurrir durante la semana laboral. Además, menos personas mueren en los días previos a Navidad, mientras que más personas mueren justo después de Navidad.

Otro fenómeno, descubierto por la Escuela de Salud Pública de Yale y el Instituto Nacional del Envejecimiento, es que los jóvenes que tienen expectativas positivas sobre el envejecimiento tienen menos probabilidades de sufrir un ataque cardíaco o un derrame cerebral cuando envejecen.

En un estudio sobre el envejecimiento realizado en Yale y también en la Universidad de Miami, las personas de mediana edad y mayores vivieron siete años más cuando tenían una actitud positiva sobre el envejecimiento.

En un estudio clásico, 100 individuos de más de 80 años fueron ubicados en un entorno que los transportaba 30 años en el tiempo, desde la música antigua que sonaba en la radio hasta la ropa adecuada para la época. En pocas semanas, todos sus marcadores fisiológicos y bioquímicos de envejecimiento disminuyeron en un promedio de 15 años. Sin embargo, cuando regresaron a sus hogares y entornos actuales, *envejecieron* 15 años en un solo día.

En un artículo publicado en CNN.com, Elizabeth Cohen, corresponsal médica senior de CNN, escribió sobre la remisión espontánea autoinducida del cáncer en David Seidler, quien ganó un Oscar al mejor guion original por la película *El discurso del rey*. Seidler, de 73 años, sufría de cáncer de vejiga y utilizó un simple método de visualización para desintegrar completamente su gran tumor en menos de dos semanas, justo a tiempo antes de su operación programada, para asombro de su médico.

Literalmente hay miles de ejemplos en los que la imaginación, la expectativa, la visualización, la percepción, la actitud, etc., han demostrado manifestar lo que la mente toma en serio. La medicina mente / cuerpo no es algún tipo de magia o pensamiento ilusorio; es verdadera ciencia, como lo confirma la siguiente investigación.

¿Creerías que sólo con mirar la fotografía de una pareja romántica es suficiente para disminuir significativamente el dolor, de la misma manera que lo hace el paracetamol o narcóticos como la cocaína? Pues bien, un estudio realizado por la Universidad de Stanford descubrió justamente eso.

En el estudio, que fue publicado en la revista *PLoS ONE* el 13 de octubre de 2010 (doi:10.1371), los investigadores tomaron escáneres de resonancia magnética (MRI) de los cerebros de estudiantes enamorados a quienes se les pidió que se concentraran en las fotografías de sus parejas mientras se aplicaban diferentes niveles de dolor por calor en la piel. En promedio, los niveles de dolor se redujeron entre un 36 y un 44 %, según el neurocientífico Jarred Younger. Los medicamentos para el dolor no ofrecen un rendimiento mucho mejor.

Según un informe de la edición de septiembre de 2006 de *The Hospitalist*, «muchos pacientes sólo experimentarán una reducción del dolor del 30 al 50 %». Además, los analgésicos farmacéuticos pueden tener efectos secundarios, incluyendo náuseas, mareos, somnolencia, estreñimiento, sequedad en la boca, sudoración excesiva, insuficiencia hepática y muerte. En otras palabras, no es necesario depender de los medicamentos para obtener un buen alivio del dolor.

En otro estudio, publicado en la revista *Psychological Science* en noviembre de 2009, psicólogos de la Universidad de California, Los Ángeles, estudiaron a 25 mujeres y sus novios durante un período de 6 meses, sometiéndolos a diferentes niveles de dolor.

Mientras experimentaban el dolor, se les dijo a las mujeres que debían sostener la mano de su novio o la mano de un extraño, ambos escondidos detrás de una cortina. Las mujeres experimentaron significativamente menos dolor mientras sostenían la mano de su pareja o la de un extraño.

Cuando se les pidió ver una fotografía de su novio, o una imagen de un extraño mientras eran sometidas a molestias, las mujeres experimentaron al menos la misma reducción del dolor. De hecho, el alivio fue incluso mayor cuando estaba involucrado un extraño. Esto significa que el alivio del dolor no necesariamente involucra una analgesia inducida por el amor. La sensación de cercanía o seguridad que las mujeres esperaban recibir al mirar la foto de su pareja, o al tocar la mano de alguien, es todo lo que se necesita para que el cerebro envíe los opiáceos necesarios que traen alivio.

Estos estudios son valiosos porque muestran cómo la curación está estrechamente relacionada con cómo nos sentimos. No somos robots. Para curarnos de un cáncer, necesitamos el apoyo, aliento y seguridad del mundo que nos rodea, para que podamos generar el tipo de expectativas (positivas) necesarias para que ocurra la curación. Un diagnóstico o pronóstico negativo, amenazando a una persona al decir, «Si no tomas esta medicina, morirás», o haciéndole sentir que es una víctima indefensa de una terrible enfermedad, no ayudará y puede ser responsable de su deterioro de salud o de su muerte.

Muchos medicamentos sólo funcionan porque las personas esperan que funcionen, no porque tengan algún efecto bioquímico significativo en el cuerpo. Sin la creencia de recibir un beneficio sustancial, el cerebro simplemente bloqueará el medicamento para que no haga su trabajo.

Como vimos en el primer estudio, dar a una persona un analgésico mientras se le dice que no es un analgésico resultó completamente inútil. El poder de la mente o bien anula el posible beneficio del medicamento o desencadena las mismas respuestas bioquímicas que el fármaco está diseñado para producir. En otras palabras, la mente le dice al cerebro si debe o no iniciar las respuestas bioquímicas necesarias para que ocurra la curación.

Sabemos por la investigación cerebral que toda curación en el cuerpo es regulada por el cerebro. Esto ha sido repetidamente confirmado por muchos estudios, incluidos los de medicamentos antidepresivos, que constantemente han fracasado en superar al placebo. Lo alentador de todo esto es que tenemos el control de nuestro cerebro. El cerebro sigue nuestras instrucciones en forma de creencias y expectativas, positivas y negativas, conscientes y subconscientes. En resumen, somos lo que creemos. Entonces, tal vez, es hora de cambiar la forma en la que pensamos sobre el poder que tenemos sobre nuestra propia capacidad de curación.

Fraude estadístico

La industria del cáncer intenta usar *evidencia* estadística para convencerte de que debes confiarles tu vida. Sin embargo, muchas historias de éxito de la quimioterapia están limitadas a tipos de cáncer relativamente oscuros, como el linfoma de Burkitt y el coriocarcinoma, tan raros que muchos médicos nunca han visto un solo caso. La leucemia infantil constituye menos del 2 % de todos los cánceres, y por lo tanto apenas influye en la tasa general de éxito. El supuesto buen historial de la quimioterapia con la enfermedad de Hodgkin (linfoma) es una mentira descarada. Los niños que son tratados con éxito para la enfermedad de Hodgkin tienen 18 veces más probabilidades de desarrollar tumores malignos secundarios más adelante en la vida *(New England Journal of Medicine,* 21 de marzo de 1996).

Según el Instituto Nacional del Cáncer *(NCI Journal 87:10),* los pacientes que se sometieron a quimioterapia tenían 14 veces más probabilidades de desarrollar leucemia y 6 veces más probabilidades de desarrollar cánceres de huesos, articulaciones y tejidos blandos que aquellos pacientes que no se sometieron a quimioterapia. Sin embargo, si tienes un hijo con linfoma y te niegas al tratamiento por las razones bien documentadas anteriores, enfrentas un enjuiciamiento por la ley, y te pueden retirar hijo la custodia. La conclusión es ésta: aunque sólo entre el 2 y el 4 % de los cánceres responden a la quimioterapia, se ha convertido en un procedimiento estándar prescribir medicamentos de quimioterapia para la mayoría de los cánceres. La proporción de personas con cáncer en EE. UU. que reciben quimioterapia es del 75 %.

El investigador del cáncer J. Bailer dijo con bastante franqueza: «Las estadísticas de supervivencia a cinco años de la Sociedad Americana del Cáncer son muy engañosas. Ahora cuentan cosas que no son cáncer, y, debido a que podemos diagnosticar en una etapa más temprana de la enfermedad, los pacientes parecen falsamente vivir más tiempo. Toda nuestra investigación sobre el cáncer en los últimos 20 años ha sido un fracaso. Más personas mayores de 30 años están muriendo de cáncer que nunca antes [...]. [Sin embargo], más mujeres con enfermedades leves o benignas están siendo incluidas en las estadísticas y se informa que están "curadas". Cuando los funcionarios del Gobierno señalan las cifras de supervivencia y dicen que están ganando la guerra contra el cáncer, están usando esas tasas de supervivencia de manera inapropiada» *(New England Journal of Medicine,* septiembre/octubre 1990).

Las estadísticas oficiales del cáncer simplemente omiten a los afroamericanos, un grupo que en realidad tiene la mayor incidencia de cánceres. Tampoco incluyen a los pacientes con cáncer de pulmón, que es la causa más común de muerte relacionada con el cáncer en los hombres y la segunda más común en las mujeres. Sin embargo, los datos estadísticos incluyen a millones de personas con enfermedades que no amenazan la vida y que son fácilmente curables, como los cánceres localizados del cuello uterino, los cánceres que no se propagan, los cánceres de piel y el carcinoma ductal *in situ* o DCIS, el tipo más común de cáncer de mama no invasivo.

Incluso los precánceres, la mayoría de los cuales nunca se desarrollan en cáncer completo, se incluyen para aumentar la tasa de éxito desastrosa de la terapia moderna contra el cáncer.

Con una tasa de mortalidad que en realidad es un 6 % más alta en 1997 que en 1970, no hay nada que sugiera que la terapia moderna contra el cáncer sea científica, efectiva o que valga el dolor, el esfuerzo y el enorme gasto. Esta tendencia ha continuado hasta el día de hoy, sin embargo, con una tasa de fracaso de al menos el 93 %, la terapia médica contra el cáncer no puede considerarse un tratamiento en absoluto, sino una seria amenaza para la salud de la sociedad.

El poder de la creencia

De acuerdo con las leyes de la física cuántica, en cualquier experimento científico, el observador (un investigador) influye y altera el objeto de observación a un nivel muy fundamental (relación observador-observado). Este principio fundamental de la física se aplica a ti de la misma manera. Después de todo, tu cuerpo está compuesto de moléculas que están hechas de átomos; estos átomos están compuestos de partículas subatómicas que, a su vez, están hechas de energía e información. En realidad, no hay ni un rastro de materia en lo que consideramos la creación física. Aunque algo pueda parecer tan sólido y concreto como una roca, no hay nada sólido en ello; sólo tu percepción sensorial lo hace parecer así.

Tus pensamientos también son simplemente formas de energía e información que influyen en otras formas de energía e información, incluidas las células de tu cuerpo. Por ejemplo, si estás triste por algo, tu postura corporal cambia y tus ojos pierden su brillo. Las células oculares, como todas las demás células del cuerpo, responden a tus pensamientos, tal como un soldado sigue las órdenes de su superior. La conclusión es ésta: **si crees lo suficiente que tienes cáncer o si tienes miedo de ello, te enfrentas a un riesgo significativo de manifestarlo en tu cuerpo.**

El efecto placebo puede funcionar en ambas direcciones. La creencia de que tienes una enfermedad mortal puede ser tan poderosa como la creencia de que un medicamento en particular puede curarte. En un instante, la energía de tus pensamientos y creencias entrega la información que contienen a cada célula de tu cuerpo. La energía y la información que componen los átomos, moléculas, genes, células, órganos y sistemas de tu cuerpo no tienen una agenda propia. Ciertamente no son maliciosos. Todo lo que hacen es seguir órdenes. Manifiestas tanto lo que te gusta como lo que no te gusta. En otras palabras, eres lo que crees. Además, lo que crees está determinado por la forma en la que ves o percibes las cosas. Claramente, tu interpretación del cáncer como una enfermedad probablemente lo convertirá en una enfermedad para ti. De lo contrario, el cáncer sería simplemente un mecanismo de supervivencia o una señal para que cuides esos aspectos de tu vida que has descuidado hasta ahora.

Si crees que el cáncer es una enfermedad, es más probable que te inclines a luchar contra él, física, emocional y espiritualmente. Si tienes una fuerte voluntad y las armas que estás usando son poderosas, puedes ser capaz de someter a este *enemigo* tuyo, al menos por un tiempo. En tal caso, te sentirás orgulloso de haber *vencido* al cáncer y, tal vez, alabarás a los médicos o al tratamiento médico que soportaste por haberte salvado la vida. Si eres débil y usas estas mismas armas en un intento de destruir el cáncer, es probable que sucumbas a lo que considerarías un enemigo malicioso. El médico expresará con pesar que tu cuerpo no *respondió* suficientemente al tratamiento (las armas), afirmando que lo ha intentado todo y que no se podía hacer más. Omitirá informarte de que las armas que ha introducido en tu cuerpo pueden ser mortales.

La quimioterapia es tan venenosa que, si se derraman unas gotas del medicamento en tu mano, puede quemarla gravemente. Si caen gotas en el suelo de cemento, pueden hacer agujeros en él. Derramar cualquier fármaco quimioterapéutico en el hospital o en cualquier lugar en tránsito se clasifica como un riesgo biológico extremo y requiere especialistas con trajes espaciales para desecharlo.

¡Sólo imagina los agujeros que la quimioterapia crea dentro de tus vasos sanguíneos, conductos linfáticos y tejidos de los órganos cuando te sometes a infusión tras infusión! He observado los iris de los pacientes (usando iridología) que han pasado por quimioterapia, y he visto la considerable erosión y daño de los tejidos en todo el cuerpo. Sí, este fármaco destruye las células cancerosas, pero junto con ellas, también muchas de tus células sanas. Todo tu cuerpo se inflama. Por esta razón, se te cae el cabello cuando te sometes a quimioterapia o radiación, y ya no puedes digerir los alimentos. Muchos pacientes desarrollan anorexia: la pérdida de apetito o deseo de comer. Pero éste no es el único riesgo que esperable de las terapias modernas contra el cáncer.

«La quimioterapia y la radiación pueden aumentar el riesgo de desarrollar un segundo cáncer hasta 100 veces», según el doctor Samuel S. Epstein [*Congressional Record,* 9 de septiembre de 1987].

Los fármacos anticancerígenos hacen que los tumores sean más mortales

Durante los últimos veinte años, he hecho la *controvertida* afirmación de que los tratamientos comunes contra el cáncer, incluidos los medicamentos de quimioterapia, la radioterapia y los inhibidores de la angiogénesis que se usan para reducir tumores cancerosos, son en gran parte responsables de hacer que los tumores se vuelvan más agresivos y se desarrollen en otras partes del cuerpo (erróneamente llamados metástasis). A lo largo de los años, he recibido una cantidad considerable de burlas, comentarios difamatorios e incluso amenazas de muerte por publicar mi postura inquebrantable sobre el tema.

El Instituto Nacional del Cáncer afirma en su sitio web: «Los inhibidores de la angiogénesis son agentes únicos en la lucha contra el cáncer porque tienden a inhibir el crecimiento de los vasos sanguíneos en lugar de las células tumorales. En algunos tipos de cáncer, los inhibidores de la angiogénesis son más efectivos cuando se combinan con terapias adicionales, especialmente la quimioterapia». Sin embargo, un estudio de 2012, que fue apoyado por los Institutos Nacionales de Salud (NIH), arroja nueva luz sobre por qué la *efectividad* de estos fármacos contra el cáncer es en realidad de corta duración y puede convertirse en un escenario aterrador con posibles consecuencias fatales.

Esta investigación muestra que el tratamiento agresivo (utilizado para reducir o eliminar incluso tumores relativamente pequeños, de crecimiento lento o encapsulados, inofensivos) puede crear una situación en la que todo el cuerpo esté plagado de cánceres altamente agresivos.

El estudio innovador, publicado en la edición del 17 de enero de 2012 de *Cancer Cell*,[11] encontró que un grupo de células poco exploradas, que forman parte de cada tumor canceroso primario, probablemente sirven como guardianes importantes contra la progresión y metástasis del cáncer. Una clase relativamente nueva de medicamentos anticancerígenos, conocidos como inhibidores de la angiogénesis, disminuye o destruye estas células, llamadas pericitos, al cortar el suministro de sangre a los tumores.

Científicos y oncólogos de todo el mundo asumieron de manera miope que al cortar el sistema de soporte vital de un tumor, que consiste en los vasos sanguíneos del tumor, podrían lograr una regresión tumoral exitosa y permanente. Poco sabían que esto abriría una caja de Pandora y crearía una pesadilla cancerosa.

11. *Cancer Cell*, vol. 21, n.º 1, 66-81, 17 de enero de 2012, http://www.cell.com/cancercell/retrieve/pii/S1535610811004478

La sabiduría del cáncer en acción

Visto desde una perspectiva holística y verdaderamente científica, la suposición anterior es críticamente defectuosa. He argumentado con frecuencia que el cáncer es uno de los últimos intentos de curación del cuerpo para volver a una condición equilibrada (homeostasis), y esta investigación ilustra notablemente que el cáncer constituye uno de los mecanismos de protección más evolucionados y sofisticados del cuerpo.

El estudio encontró que las terapias que reducen el cáncer al cortar el suministro de sangre a los tumores pueden estar haciendo que éstos sean más agresivos y propensos a propagarse. Dicho de otro modo, para ayudar a evitar que un cáncer se descontrole e invada otras partes del cuerpo, el cuerpo hace crecer tenazmente y a propósito vasos sanguíneos adicionales. ¿Por qué haría esto el cuerpo?, podrías preguntarte.

Pues bien, todas las células cancerosas son células normales que se han vuelto anaeróbicas, lo que significa que están tan privadas de oxígeno (debido a una deficiencia de oxígeno causada por la congestión) que deben mutar para sobrevivir y producir energía sin tener que usar oxígeno. Para aumentar el suministro de oxígeno a estas células congestionadas y apoyar la acción de los pericitos para prevenir la progresión y metástasis del cáncer, el cuerpo **necesita** hacer crecer nuevos vasos sanguíneos. En vista de esto, el enfoque médico actualmente aplicado para destruir estos vasos sanguíneos es, por lo tanto, contraproducente y debe considerarse peligroso. Destruye el mismo sistema que el cuerpo utiliza para asegurarse de que un tumor canceroso particular permanezca como un evento aislado y curable, y no se convierta en un proceso de enfermedad generalizado, incontrolable y autoperpetuado.

Para dejar esto muy claro, los medicamentos contra el cáncer no sólo destruyen las células cancerosas, sino también las células protectoras del cáncer y los vasos sanguíneos que transportan oxígeno tanto a las células cancerosas como a las normales. La radiación ionizante y los medicamentos contra el cáncer son directamente cancerígenos y, por lo tanto, pueden causar el desarrollo de nuevas células cancerosas en casi cualquier parte del cuerpo.

Controlar el crecimiento del tumor hace que el cáncer se propague más

No hay duda de que los medicamentos de quimioterapia, los angiogénicos o la radioterapia pueden lograr una regresión tumoral significativa, pero no sin pagar el elevado precio de producir una multitud de nuevos cánceres. Además de los miles de millones de cadáveres de células cancerosas muertas y pericitos que deja atrás este genocidio biológico, también hay miles de millones de células inflamadas o dañadas de otro modo y vasos sanguíneos que aumentan considerablemente las posibilidades de desarrollar cualquier cantidad de nuevos y agresivos cánceres mortales.

La mayoría de estos cánceres son demasiado pequeños para ser detectados de inmediato por los instrumentos de diagnóstico, y los médicos pueden salir del paso con la orgullosa expresión «Lo eliminamos todo», al menos por un tiempo. Sin embargo, dentro de uno o dos años, estos cánceres casi inevitablemente se vuelven más grandes y detectables, y los mismos médicos les dicen a sus pacientes que su cáncer no sólo ha regresado, sino que se ha metastatizado a otras partes del cuerpo.

El estudio destacado anteriormente nos proporciona el hallazgo inesperado que podría demostrar que los tratamientos actuales contra el cáncer, incluidas la quimioterapia, la terapia angiogénica y la radioterapia son los mayores contribuyentes al desarrollo de cánceres agresivos y terminales, y disminuyen significativamente las posibilidades de supervivencia.

En esta investigación, el autor principal Raghu Kalluri, M. D., Ph. D., jefe de la División de Biología de la Matriz en el Beth Israel Deaconess Medical Center (BIDMC) y profesor de Medicina en la Facultad de Medicina de Harvard (HMS), tenía la intención de descubrir si el ataque a los pericitos podría inhibir el crecimiento tumoral de la misma manera que otros medicamentos que inhiben el crecimiento de los vasos sanguíneos hacia los tumores. Después de todo, los pericitos son una parte importante del tejido vascular,[12] cubren los vasos sanguí-

12. Los vasos y tejidos que transportan o circulan fluidos como la sangre o la linfa a través del cuerpo.

neos y fomentan su crecimiento. Lo que Kalluri y su equipo encontraron fue tanto sorprendente como extremadamente inquietante.

En un artículo titulado, «Study Shows How A Group of Tumor Cells Prevent Cancer Spread – Paradoxical discovery finds that pericyte cells help prevent metastasis»,[13] Bonnie Prescott, del Beth Israel Deaconess Medical Center, Facultad de Medicina de Harvard, describe las terribles implicaciones del estudio con más detalle.

Aplicado al cáncer de mama, «Kalluri y sus colegas encontraron que al reducir el número de pericitos en un 60 % en los tumores de cáncer de mama, se producía una disminución del 30 % en los volúmenes tumorales durante 25 días», escribe Prescott.

Dado que una reducción tumoral tan significativa evitará o ralentizará el crecimiento del cáncer objetivo, conocimiento médico convencional dicta que esto sería un efecto favorable, y los oncólogos han elogiado este enfoque como un avance en el tratamiento del cáncer. Sin embargo, los investigadores también descubrieron que al destruir los pericitos en un 60-70 %, el número de tumores secundarios en los pulmones aumentó tres veces, lo que indica que los tumores se habían metastatizado.

«Si sólo miras el crecimiento del tumor, los resultados eran buenos –dice Kalluri–. **Pero cuando miras todo el panorama, inhibir los vasos tumorales no estaba controlando la progresión del cáncer. De hecho, el cáncer se estaba propagando.** Mostramos que un gran tumor con una buena cobertura de pericitos es menos metastásico que un tumor más pequeño del mismo tipo con menos cobertura de pericitos», dice Kalluri, quien corroboró estos hallazgos en múltiples tipos de cáncer al repetir estos mismos experimentos con tumores implantados de carcinoma de células renales y melanoma, escribe Prescott.

Todo esto cuestiona el argumento mismo que los profesionales médicos les presentan a los pacientes con cáncer desprevenidos, de que la regresión tumoral causada por el tratamiento es un objetivo deseable. ¡Imagina si te diagnosticaran un tumor canceroso y tu médico te dijera que su tratamiento propuesto podría reducir el tamaño de tu tumor

13. http://www.bidmc.org/News/InResearch/2012/January/Kalluri_Cancer.aspx

en un 30 %, pero al mismo tiempo aumentar tus posibilidades de desarrollar tumores secundarios en un asombroso 300 %!

Cuidado con los tratamientos convencionales contra el cáncer

La historia de las terapias convencionales contra el cáncer está repleta de casos en los que el tratamiento resultó ser mucho más devastador que la propia enfermedad. Esta única investigación nos proporciona la idea de que el cuerpo no es imprudente ni irresponsable cuando realmente construye nuevos vasos sanguíneos para apoyar el crecimiento tumoral. Por el contrario, está bien equipado con una sabiduría sobresaliente y medios físicos para seguir las mejores rutas posibles de supervivencia, independientemente de las circunstancias, como la toxicidad, la congestión y el estrés emocional.

Atacar las células tumorales del cuerpo sigue siendo un ataque al cuerpo, que se agrava cuando el médico y el paciente perciben de manera simplista las células cancerosas como monstruos malignos que deben ser destruidos a toda costa. El diagnóstico y tratamiento del cáncer son actos extremadamente estresantes y violentos contra el cuerpo, y provocan una poderosa respuesta de lucha o huida que afecta cada parte del cuerpo. El miedo a la muerte desencadena liberaciones continuas de hormonas del estrés en la sangre, lo suficientemente poderosas como para detener el sistema digestivo y el sistema inmunitario, y para contraer vasos sanguíneos importantes, incluidos aquellos que sustentan a los pericitos protectores contra el cáncer.

Como ha demostrado este nuevo estudio, la destrucción de los pericitos va de la mano con un enorme aumento en el número de tumores secundarios en otras partes del cuerpo. El cuerpo no es una máquina, sino un ser vivo; responde con emociones y cambios bioquímicos a todo lo que piensas, sientes y a lo que te expones. Amenazar al cuerpo en cualquier nivel pone en peligro sus habilidades de curación.

El cáncer tiene un significado o propósito más profundo que la simple destrucción aleatoria, y la ignorancia sobre el verdadero propósito del cáncer está en la raíz de estos tratamientos contra el cáncer mal dirigidos. El cuerpo utiliza sus propios programas de supervivencia y curación incorporados para mantener el cáncer bajo control y permitir que haga su trabajo, lo que incluye limpiar las toxinas acumuladas y los productos de desecho, y evitar que se propague o aparezca en otras partes del cuerpo.

Después de examinar 130 muestras de tumores de cáncer de mama de diferentes etapas y tamaños, y comparar los niveles de pericitos con el pronóstico, los científicos encontraron que las muestras con bajos niveles de pericitos en los tumores se correlacionaban con los cánceres más profundamente invasivos, la metástasis distante y tasas de supervivencia a 5 y 10 años inferiores al 20 %.

Para comprender el mecanismo exacto detrás del drástico aumento en el riesgo de metástasis que sigue al tratamiento con fármacos, te recomiendo revisar este estudio, el cual considero una de las piezas más importantes de investigación sobre el cáncer jamás realizadas. Ciertamente, no soy el único que comparte esta creencia. «Estos resultados son bastante provocativos e influirán en los programas clínicos diseñados para atacar la angiogénesis tumoral», dice Ronald A. DePinho, presidente del MD Anderson Cancer Center de la Universidad de Texas. Y para Kalluri y su equipo, los descubrimientos emergentes sugieren que ciertas suposiciones sobre el cáncer deben ser reevaluadas. «Debemos volver y auditar el tumor para descubrir qué células desempeñan un papel protector frente a las que promueven el crecimiento y la agresión –dice Kalluri–. No todo es blanco o negro. Hay algunas células dentro de un tumor que son en realidad beneficiosas en ciertos contextos».

Las lecciones que nos da el cáncer

Para mí, no tiene ningún sentido usar fármacos que causan cáncer y radiación ionizante para reducir tumores malignos a corto plazo, mientras que se provoca que los cánceres existentes se vuelvan profundamente invasivos y mortales, y aparezcan nuevos cánceres en partes del cuerpo distantes al tumor original. La miopía de este enfoque parece obvia, y millones de personas han caído en la trampa de ganar un poco, pero perderlo todo.

Con respecto a los medicamentos de quimioterapia, los científicos del Centro Integral de Cáncer de la Universidad de Alabama en Birmingham (UAB) y del Departamento de Química de la UAB están investigando actualmente (2012) la posibilidad sospechada de que las células cancerosas muertas que quedan después de la quimioterapia desencadenen la propagación del cáncer a otras partes del cuerpo (metástasis). «¿Y si al matar las células cancerosas con quimioterapia, inadvertidamente inducimos estructuras de ADN que hacen que las células cancerosas sobrevivientes sean más invasivas? La idea es difícil de asimilar», dijo Katri Selander, M. D., Ph. D., profesora asistente en la División de Hematología y Oncología de la UAB y coinvestigadora principal de la subvención, en una declaración a los medios. Se ha descubierto que las células cancerosas muertas activan una vía en el cuerpo mediada por una proteína llamada receptor tipo tol 9, o TLR9, presente en el sistema inmunitario y en muchos tipos de cáncer. «Si la TLR9 aumenta la metástasis, los investigadores trabajarán para encontrar terapias dirigidas que bloqueen o regulen esta vía molecular», afirmó Selander.

La terapia angiogénica ya ha sido implicada en la causa de metástasis mortales, y la quimioterapia casi con certeza sigue el mismo camino por las mismas y otras razones adicionales.

Hace algunos años, un destacado oncólogo de EE. UU. contactó conmigo y me preguntó si las limpiezas hepáticas podrían ayudar a su esposa, que sufría de cáncer pulmonar terminal. Me dijo que durante seis años habían probado todos los fármacos de quimioterapia más avanzados sin éxito. Después de cada ronda de quimioterapia, se desarrollaban más tumores malignos en los pulmones y se extendían al hígado y los huesos (ahora sabemos por qué). Le dije que, en esta etapa avanzada, no tenía nada que perder, pero que podría revertir la situación liberando el hígado, la sangre y los tejidos de las toxinas acumuladas. Esto haría innecesario el crecimiento de tumores.

El oncólogo monitoreó personalmente y registró los resultados de la primera limpieza hepática de su esposa. Me informó que había liberado una cantidad asombrosa de al menos 2500 cálculos biliares que siguieron saliendo durante un período de 3 días (algo casi inaudito). Cuatro semanas después, me informó que los tumores en el hígado y los huesos de su esposa habían desaparecido por completo y sólo quedaba una pequeña mancha de tumor en su pulmón izquierdo. Le recomendé que continuara con las limpiezas hepáticas hasta que se eliminaran todas las piedras. También me dijo que su esposa se había convertido en una persona nueva desde que realizó la limpieza. El estreñimiento crónico de toda su vida había desaparecido y su piel parecía rejuvenecida, ya no pálida ni grisácea. Su esposa dijo que había recuperado la energía que solía tener hace veinte años, y la profunda depresión que había sufrido desde su primer diagnóstico de cáncer había desaparecido por completo.

He visto personalmente a pacientes con cáncer que revirtieron exitosamente y de manera natural sus cánceres, pero luego fueron convencidos de someterse a una ronda de quimioterapia sólo para asegurarse de que lo *eliminarían todo.* Todos murieron al primer o segundo día del primer tratamiento.

Los métodos de la medicina moderna no luchan contra la enfermedad, luchan contra el cuerpo. La enfermedad es la forma en que el cuerpo se cura a sí mismo, y el tratamiento moderno es una forma segura de perjudicar o incluso destruir esta capacidad.

Crear un monstruo donde no lo hay

Todo esto plantea una pregunta muy importante: ¿podría ser que el cáncer no sea una enfermedad, sino un mecanismo de curación del cuerpo diseñado para eliminar algo que no debería estar ahí? Si es así, ¿no tendría más sentido apoyar al cuerpo en su impulso natural para eliminar tales obstrucciones en lugar de suprimir su esfuerzo con medios agresivos y destructivos? La mayoría de las personas inteligentes estaría de acuerdo con esto. Pues cuando la obstrucción desaparece, ya no hay necesidad de que el cuerpo continúe confiando en un mecanismo de curación tan desesperado como el cáncer.

Se dice que la prueba del pudín está en comerlo. No sabrás cómo sabe el pudín hasta que lo pruebes. Si eliminas las causas de una enfermedad y la enfermedad desaparece por sí sola, sabrás con certeza que no había enfermedad en primer lugar. Sólo había razones que hacían que el cuerpo hiciera cosas que normalmente no haría. Siempre que impides que el cuerpo lleve a cabo sus actividades normales, no le queda otra opción que aplicar medidas correctivas que al menos alivien la situación y restauren algunas de sus funciones básicas. Pero un cuerpo verdaderamente sano no puede sostener el cáncer; no lo necesita.

Lamentablemente, la mayoría de las personas en el mundo occidental nunca han pasado por la experiencia de aprendizaje del empoderamiento personal: es decir, apoyar al cuerpo mientras experimentan una enfermedad y permitir que se cure a sí mismo, en lugar de luchar contra él con tratamientos tóxicos. Si enferman, creen de inmediato que el cuerpo debe estar haciendo algo mal, cuando en realidad está haciendo algo correcto para rectificar una situación difícil que han creado o permitido, por cualquier razón conocida o desconocida. Si se aferran lo suficiente a la creencia de que su cuerpo los está enfermando, esa mala interpretación de la situación real se convertirá en algo que finalmente experimentarán como verdad.

Además, si muchas otras personas creen lo mismo, se convierte en un *hecho* establecido con el que debemos vivir. Pronto, toda una población conoce este *hecho* y actúa en consecuencia, con miedo y aprensión. Su «verdad» se convierte en una profecía autocumplida, y los instintos naturales y el sentido común son desechados.

Colectivamente, hemos creado una atmósfera que espera la enfermedad. La mayoría de las personas en el mundo occidental recurren a un médico por cada pequeño problema que tienen. Incluso durante el embarazo, la batería de controles a los que deben someterse una mujer y su feto en crecimiento sirven para programar a la madre y al niño para una dependencia de por vida de los médicos.

Ahora parece que *necesitamos* un médico para el parto, aunque miles de millones de bebés sanos han nacido sin uno. También necesitamos un médico para administrar las diversas vacunas infantiles (otra causa de cáncer), para recetar antibióticos para una infección de oído o garganta, para decirnos si debemos quitar las amígdalas o el apéndice, y para recetar medicamentos para los nervios y el trastorno de déficit de atención porque vivimos a base de azúcar, aditivos alimentarios y comida rápida, o porque nos falta el cuidado y la atención amorosa de nuestros padres. Además, se necesita un médico para decirnos que necesitamos medicamentos con estatinas para el colesterol alto, pastillas diuréticas para la presión arterial alta y una angioplastia para desobstruir nuestras arterias bloqueadas. La lista alarmante continúa casi indefinidamente. ¿Y quién se beneficia realmente? Ciertamente, no el paciente.

Los arquitectos del programa colectivo han logrado manipular las industrias alimentaria y médica para su propio beneficio y control. La mayoría de las personas, sin pensar por sí mismas, han perdido la confianza en la capacidad innata e instintiva de curación de su cuerpo. En su lugar, recurren a una industria que no tiene ningún interés real en mantenerlos sanos. Existen muchas curas naturales para el cáncer, más que nunca, pero ninguna de ellas está siendo investigada, respaldada o promovida por quienes se autodenominan los custodios de la salud de la nación. La Sociedad Americana del Cáncer, el Instituto Nacional del Cáncer, la Asociación Médica Americana (AMA), la Administración de Alimentos y Medicamentos (FDA) y los principales centros de oncología se sienten amenazados por los éxitos de las terapias alternativas contra el cáncer. Esto es fácil de entender, por supuesto, dado el 93 % de fracaso de las terapias convencionales contra el cáncer.

Los reconocidos investigadores en salud, Robert Houston y Gary Null, revelaron claramente las razones detrás de la estrategia de la industria médica contra el cáncer: «Una solución para el cáncer significaría el fin de los programas de investigación, la obsolescencia de habilidades, el fin de los sueños de gloria personal; el triunfo sobre el cáncer acabaría con las contribuciones a las organizaciones benéficas que se autoperpetúan [...]. Amenazaría mortalmente a los establecimientos clínicos actuales al dejar obsoletos los costosos tratamientos quirúrgicos, radiológicos y quimioterapéuticos en los que se ha invertido tanto dinero, capacitación y equipo [...]. La nueva terapia debe ser desacreditada, negada, desalentada y prohibida a toda costa, independientemente de los resultados reales de las pruebas, y preferiblemente sin ninguna prueba».

El destacado investigador del cáncer y profesor de la Universidad de California (Berkeley y Davis) Hardin Jones dijo sobre el actual dilema del cáncer: «Es muy probable que, en términos de esperanza de vida, la posibilidad de supervivencia no sea mejor con tratamiento que sin él, y existe la posibilidad de que el tratamiento pueda acortar el tiempo de supervivencia del cáncer». Después de analizar las estadísticas de supervivencia del cáncer durante varias décadas, Jones concluyó que «[...] los pacientes están tan bien, o mejor, sin tratamiento». La perturbadora evaluación de Jones nunca ha sido refutada. Se le ha citado diciendo: «Mis estudios han demostrado de manera concluyente que los pacientes con cáncer que rechazan la quimioterapia y la radiación viven hasta cuatro veces más que los casos tratados, incluidos los casos de cáncer de mama no tratados».

Cuando no tratar el cáncer produce mejores resultados que tratarlo, surge la pregunta: ¿por qué entonces nuestras agencias de salud permiten, fomentan e incluso imponen tratamientos que se ha demostrado que matan prematuramente a los pacientes con cáncer? Tal vez la AMA tenga la respuesta a esa pregunta. Uno de los objetivos y obligaciones declarados de la AMA es proteger los ingresos de sus miembros (médicos). El mayor ingreso de los miembros de la AMA proviene del tratamiento de pacientes con cáncer. En promedio, cada paciente con cáncer tiene un valor de 50 000 $. Si alguna vez se reconociera oficialmente una cura para el cáncer en este país (EE. UU.), amenazaría los ingresos y el sustento de los miembros de la AMA. Los estatutos de la AMA prácticamente prohíben la promoción de una cura para el cáncer.

Después de sesenta años de investigación intensiva y cientos de miles de millones gastados en tratamientos para el cáncer que han matado a miles de pacientes, nos enfrentamos al desafío colectivo de nuestra propia supervivencia. La única alternativa razonable para detener este monstruo fabricado es aprender las habilidades para curarnos a nosotros mismos. La otra opción probablemente llevará a la quiebra de nuestro país, pondrá en peligro nuestros medios de vida y nos llevará al abismo de la autodestrucción.

Dilemas médicos

Toda persona con conocimientos médicos sólidos sabe que el síntoma de una enfermedad no es, en sí mismo, la verdadera enfermedad. Sin embargo, la mayoría de los médicos hoy en día tratan los síntomas como si fueran la enfermedad. Sin conocer las causas de la mayoría de las más de 40 000 enfermedades listadas, los libros de medicina, no obstante, hablan de *tratamientos efectivos* para estas enfermedades. Las agencias de enfermedades que se establecieron originalmente para proteger a la población contra las curas falsas insisten en que sólo los medicamentos pueden diagnosticar y curar enfermedades. Sus agentes buscan a cualquier persona que haga tales afirmaciones utilizando métodos diferentes a los propagados por la industria médica y los cárteles farmacéuticos.

En consecuencia, cualquiera que defienda una hierba o alimento natural e inofensivo es ridiculizado, vilipendiado e incluso puede arriesgarse a ser procesado. El hecho de que los medicamentos recetados hayan dañado a innumerables personas no parece motivar a estas agencias a advertir a las masas que lo piensen dos veces antes de tomarlos. Esto les la oportunidad de salvar su vida al casi un millón de personas que mueren cada año a causa de los efectos secundarios devastadores de los medicamentos recetados.

A pesar de esto, la sobremedicación está en niveles epidémicos. Casi uno de cada dos estadounidenses ha utilizado un medicamento recetado en el último mes, exponiéndose a numerosos efectos secundarios y disfrutando de pocos beneficios.[14] Una dosis de escepticismo saludable sobre los medicamentos recetados y una apertura hacia la medicina alternativa por parte de los médicos sería un paso bienvenido en la práctica de la atención médica. Sin embargo, las tendencias actuales sugieren que tales mejoras no vendrán pronto.

Siempre creas efectos secundarios dañinos cuando tratas los síntomas de una enfermedad sin eliminar su(s) causa(s) subyacente(s). ¿Cómo de científico o razonable puede ser tratar una enfermedad cuya causa sigue siendo oscura? ¿Cuánta experiencia médica puede reclamar un oncólogo prominente si trata tu cáncer sin tener idea de dónde proviene o por qué ha ocurrido? Es como poner una tirita sobre un miembro amputado. Simplemente no tiene sentido.

Uno de los principales problemas es que las escuelas de medicina actuales no enseñan a sus estudiantes a pensar por sí mismos cuando

---

14. *Archives of Internal Medicine*, 13 de junio de 2011. Véase http://www.ncbi.nlm.nih.gov/pubmed/21670331

se trata de comprender las causas subyacentes de una enfermedad. A los médicos se les exige seguir un protocolo de tratamiento rígido, y si se desvían de él, esto podría fácilmente costarles su licencia para ejercer. Incluso pueden terminar en la cárcel, como ha sucedido con muchos médicos que, por bondad y compasión, han ofrecido tratamientos alternativos no autorizados a sus pacientes. ¿Podemos, por lo tanto, esperar razonablemente obtener de los médicos y las tecnologías que emplean las verdaderas causas detrás de nuestras enfermedades?

En su mayor parte, seguimos en la Edad Media en lo que respecta a la sanación verdadera. Según informes independientes del prestigioso *New England Journal of Medicine,* una rama del Congreso Americano, y la Organización Mundial de la Salud (OMS), el 85-90 % de todos los procedimientos médicos utilizados por el sistema médico actual no están probados ni respaldados por investigaciones científicas. Esto incluye casi todos los procedimientos diagnósticos y modalidades de tratamiento que se te ofrecen en la consulta de tu médico o en tu hospital local, sobre todo, el uso de fármacos de quimioterapia y radiación.

Si no podemos recurrir a los médicos para obtener verdadera asistencia e iluminación en nuestra búsqueda de salud y curación, ¿podrían tal vez los investigadores médicos traernos las respuestas que buscamos? Esto es igualmente improbable. La mayoría de los investigadores son contratados y patrocinados por grandes corporaciones farmacéuticas cuyo principal interés radica en suprimir y eliminar los síntomas de la enfermedad, no en la enfermedad en sí. La principal fuerza motivadora detrás del sistema de atención médica actual, o mejor dicho, del sistema de atención de la enfermedad, es la necesidad o codicia incesante de acumular dinero, poder y control. El deseo de ayudar a la humanidad a alcanzar la salud y vitalidad es compartido sólo por aquellos médicos y practicantes de la salud que tienen un amor y compasión genuinos por sus semejantes.

Una vez más, tristemente, a la industria médica, incluidas las compañías farmacéuticas, no les supone ningún beneficio encontrar una cura real para el cáncer o cualquier otra enfermedad crónica, ya que esto dejaría obsoletos los tratamientos de los síntomas de las enfermedades. Eliminar la(s) causa(s) de una enfermedad casi nunca requiere un enfoque separado que trate los síntomas de la enfermedad, ya que éstos desaparecerían por sí solos una vez que se aborden las causas subyacentes. A menos que se utilicen para emergencias, los métodos costosos de intervención médica, como los fármacos alopáticos, los procedimientos diagnósticos complejos, la radiación y la cirugía, son innecesarios. También engañan a los pacientes y son potencialmente perjudiciales para su salud.[15] El resultado es una fuente de ingresos permanente y en constante aumento para las compañías farmacéuticas, los accionistas, las instituciones médicas y los profesionales médicos.

Si la atención médica universal se convierte en una realidad en EE. UU., también experimentaremos una escalada masiva de enfermedades y muertes relacionadas con enfermedades. Muchas personas que actualmente no pueden pagar costosos gastos médicos o seguros médicos tienden a buscar formas más naturales y económicas de tratar las enfermedades; o simplemente no buscan ningún tratamiento. Dado el alto índice de mortalidad entre las personas que reciben tratamiento médico, el riesgo de morir sin tratamiento es en realidad muy bajo.[16] (Puedes leer más en mi libro, *La increíble limpieza hepática y de la vesícula biliar* [2012], capítulo tres, en la sección «La medicina moderna – La mayor máquina de matar de la humanidad»).

El riesgo de baja mortalidad sin tratamiento, sin embargo, se vería desalentado por la atención médica gratuita. Cuando vivía en Chipre en la década de 1980, fui testigo de cómo toda una población que dependía principalmente de métodos naturales de curación durante miles de años, de repente, se enganchó al sistema médico moderno porque se hizo disponible de manera gratuita. Ofrecer algo gratis siempre ha sido una táctica de *marketing* efectiva para hacer que la gente haga o compre lo que de otro modo nunca haría o compraría. Ofrecer atención médica gratuita engaña a las personas de Chipre, Alemania, Francia, Inglaterra y Canadá, y hará lo mismo con las personas de Estados Unidos si se implementa.

Esto no quiere decir que esta tendencia sea enteramente culpa del sistema médico. Mientras las personas no se responsabilicen por sí

15. Para más detalles véase *Timeless Secrets of Health & Rejuvenation.*

16. Véase la evidencia científica al respecto en el capítulo quince, «What Doctors Should be Telling You», en mi libro *Timeless Secrets of Health & Rejuvenation.*

mismas, por su salud física y emocional, y por sus hábitos alimentarios y su estilo de vida, tendremos un sistema así peligroso en marcha. Millones de personas experimentan consecuencias devastadoras debido a tratamientos médicos que no están justificados en absoluto. Los pacientes con cáncer, por ejemplo, tienden a experimentar los efectos secundarios más traumáticos debido a la naturaleza altamente invasiva de los tratamientos involucrados. Los tratamientos estándar para el cáncer no están diseñados para curar, sino para destruir. Los beneficios potenciales de estos tratamientos no sólo son cuestionables, sino que también, según uno de los estudios más completos documentados, son inexistentes.

¿Puedes confiar en la quimioterapia?

El ex secretario de prensa de la Casa Blanca, Tony Snow, murió en julio de 2008 a los 53 años, tras una serie de tratamientos de quimioterapia para el cáncer de colon. En 2005, a Snow le extirparon el colon y se sometió a seis meses de quimioterapia después de su diagnóstico. Dos años después, fue sometido a una cirugía para extirpar un crecimiento en su área abdominal, cerca del sitio del cáncer original. «Éste es un problema que tiene buen tratamiento –dijo la doctora Allyson Ocean, oncóloga gastrointestinal del Weill Cornell Medical College–. Muchos pacientes, debido a las terapias que tenemos, pueden trabajar y vivir vidas plenas y de calidad mientras están siendo tratados. Cualquiera que vea esto como una sentencia de muerte está equivocado». Pero, por supuesto, ahora sabemos que la doctora Ocean estaba completamente equivocada.

Los titulares de los medios proclamaron que Snow murió de cáncer de colon, aunque sabían que ya no tenía colon. Aparentemente, el cáncer maligno había regresado (¿de dónde?) y se había extendido al hígado y otras partes de su cuerpo. Pero la verdad detrás de este cáncer *fantasma* era que la extirpación del colon restringió gravemente sus funciones normales de eliminación, sobrecargando así el hígado y los fluidos tisulares con desechos tóxicos. La serie anterior de tratamientos de quimioterapia inflamó y dañó irreversiblemente una gran cantidad de células en su cuerpo, y también deterioró su sistema inmunitario, una receta perfecta para el crecimiento de nuevos cánceres. Ahora, incapaz de curar las causas del cáncer original (además de los nuevos que se habían creado), el cuerpo de Snow desarrolló nuevos cánceres en el hígado y otras partes del cuerpo.

Los medios de comunicación convencionales, por supuesto, siguen insistiendo en que Snow murió de cáncer de colon, perpetuando así el mito de que sólo el cáncer mata a las personas, no el tratamiento. Nadie parece plantear el importante asunto de que es extremadamente difícil para un paciente con cáncer curarse de esta afección mientras se le somete a los venenos sistémicos de la quimioterapia y la radiación mortal.

Antes de que Tony Snow comenzara los tratamientos de quimioterapia para su segundo cáncer de colon, aún parecía saludable y fuerte. Pero después de unas semanas de tratamiento, comenzó a desarrollar una voz ronca, se veía frágil, se volvió gris y perdió el cabello. Éstos son los tipos de síntomas que provienen de un envenenamiento químico, no del cáncer.

¿Alguna vez los medios de comunicación convencionales informan sobre la abrumadora evidencia científica que muestra que la quimioterapia no tiene beneficios en la tasa de supervivencia a 5 años de los pacientes con cáncer de colon?[17] ¿O cuántos oncólogos se ponen de pie por sus pacientes con cáncer y los protegen contra el tratamiento de quimioterapia, que saben que puede causarles la muerte mucho más rápido que si no recibieran ningún tratamiento? ¿Puedes confiarles tu vida cuando la mayoría de ellos ni siquiera consideraría la quimioterapia para ellos mismos?

La noticia se está difundiendo rápidamente de que en Estados Unidos, las muertes causadas por médicos están en aumento cada año. Quizás muchos médicos ya no confían en lo que practican, y por buenas razones.

---

17. Confirmación de la deficiencia en la reparación de desajustes (dMMR) como marcador predictivo de la falta de beneficio de la quimioterapia basada en 5-FU en el cáncer de colon (CC) en estadio II y III: un reanálisis molecular conjunto de ensayos de quimioterapia aleatorizados. (D. J. Sargent, S. Marsoni, S. N. Thibodeau, *et al.)*

«La mayoría de los pacientes con cáncer en este país mueren de quimioterapia [...]. La quimioterapia no elimina los cánceres de mama, colon o pulmón. Este hecho ha sido documentado durante más de una década. Sin embargo, los médicos todavía usan quimioterapia para estos tumores [...]. Las mujeres con cáncer de mama probablemente morirán más rápido con quimioterapia que sin ella», según Alan Levin, M. D.

La investigación cubrió datos del Registro de Cáncer en Australia y el programa de Vigilancia Epidemiológica y Resultados Finales en EE. UU. para el año 1998. La tasa de supervivencia relativa a 5 años para adultos con cáncer en Australia, en 2012, era superior al 60 %, y no menor en EE. UU. En comparación, la contribución de la quimioterapia a la supervivencia del cáncer es de sólo un 2,3 %, lo cual no justifica los enormes costos ni el tremendo sufrimiento que experimentan los pacientes debido a los graves y tóxicos efectos secundarios de este tratamiento.

Con una tasa de éxito tan baja como el 2,3 %, vender la quimioterapia como tratamiento médico es una de las mayores estafas jamás cometidas. La quimioterapia promedio genera para el establecimiento médico entre 300 000 y 1 000 000 de dólares anualmente, y hasta ahora ha generado más de un billón de dólares para quienes promueven este medicamento venenoso.

Los médicos obtienen 375 000 $ por paciente en quimioterapia, radiación, rayos X, cirugía, estancias hospitalarias, doctores y anestesiólogos, según el Departamento de Comercio de EE. UU. Obtener una cantidad de dinero tan grande de manera tan fácil puede ser muy tentador para cualquier médico. Mientras tanto, un paciente genuinamente curado es una mina de oro perdida. No es de extrañar que el establecimiento médico trate de defender ésta estafa con todo lo que tiene.

En 1990, el altamente respetado epidemiólogo alemán Ulrich Abel, de la Clínica de Tumores de la Universidad de Heidelberg, realizó la investigación más completa de todos los principales estudios clínicos sobre medicamentos de quimioterapia jamás realizada. Abel contactó con 350 centros médicos y les pidió que le enviaran todo lo que hubieran publicado sobre quimioterapia. También revisó y analizó miles de artículos científicos publicados en las revistas médicas más prestigiosas. A Abel le llevó varios años recopilar y evaluar los datos.

El estudio epidemiológico de Abel[18] debería haber alertado a todos los médicos y pacientes con cáncer sobre los riesgos de uno de los tratamientos más comunes utilizados para el cáncer y otras enfermedades. En su informe, Abel llegó a la conclusión de que la tasa de éxito general de la quimioterapia era «espantosa». Según este informe, **no existía evidencia científica disponible en ningún estudio existente que mostrara que la quimioterapia pudiera «extender de manera apreciable la vida de los pacientes que padecen los tipos más comunes de cánceres orgánicos»**.

Abel señala que la quimioterapia rara vez mejora la calidad de vida. Describe la quimioterapia como «un páramo científico» y afirma que, aunque no hay evidencia científica de que funcione, ni el médico ni el paciente están dispuestos a renunciar a ella. Los medios de comunicación convencionales nunca han informado sobre este estudio de gran importancia, lo cual no es sorprendente, dados los enormes intereses creados por las compañías farmacéuticas que patrocinan a los medios. Una búsqueda en línea arrojó exactamente cero reseñas del trabajo de Abel en revistas estadounidenses, a pesar de haber sido publicado en 1990. Creo que esto no se debe a que su trabajo fuera poco importante, sino a que es irrefutable.

Debo mencionar en este punto que el libro del doctor Abel sobre la quimioterapia data de 1995, y no se considera actualizado; además, sólo trataba sobre los carcinomas, no los sarcomas. Sin embargo, su trabajo sobre los beneficios inadecuados de la quimioterapia con respecto a los carcinomas se aplica a la gran mayoría de los cánceres. Los carcinomas son tumores formados principalmente por células epiteliales de origen ectodérmico o endodérmico. Los tumores sólidos en el tejido nervioso y en los tejidos de las superficies del cuerpo, o sus glándulas adjuntas, son ejemplos de carcinomas. Alrededor del 85 % de los cánceres son carcinomas, incluidos los carcinomas cervical, de mama, próstata, piel y cerebro.

18. *Chemotherapy of Advanced Epithelial Cancer: a critical review, Biomedicine and Pharmacotherapy,* 1992; 46: 439-452.

Abel fue ferozmente atacado cuando publicó su estudio. Como muchos grandes investigadores, puede que ahora sea muy precavido. Para que un científico mantenga su trabajo y continúe recibiendo financiación para nuevas investigaciones, debe cumplir con las expectativas de la industria médica o, al menos, mantenerse en silencio. Los pacientes tienen derecho a estar bien informados sobre la base científica de su tratamiento y no deben dudar en pedir a su oncólogo que presente buenos estudios comparativos (aleatorizados) que demuestren que el tratamiento planeado es realmente eficaz en términos de supervivencia o calidad de vida.

En consecuencia, los datos actuales muestran que la quimioterapia tiene una tasa de éxito general de sólo 2,3 % en EE. UU. y 2,1 % en Australia. Apenas vale la pena llamar «éxito» a una tasa del 2,3 % cuando no hacer nada es significativamente más exitoso.

Muchos médicos llegan al extremo de recetar medicamentos de quimioterapia a pacientes con cánceres demasiado avanzados para la cirugía, con pleno conocimiento de que no hay beneficios en absoluto. Sin embargo, afirman que la quimioterapia es un tratamiento eficaz contra el cáncer, y sus pacientes desprevenidos creen que *eficaz* significa *curación.* Los médicos, por supuesto, se refieren a la definición de la FDA de un medicamento *eficaz;* es decir, uno que logra una reducción del 50 % o más en el tamaño del tumor durante 28 días. No informan a sus pacientes que no hay ninguna correlación entre reducir tumores durante 28 días y curar el cáncer o alargar la vida. **La reducción temporal del tumor mediante quimioterapia nunca ha demostrado curar el cáncer ni prolongar la vida.**

En otras palabras, puedes vivir con un tumor no tratado tanto tiempo como lo harías con uno que ha sido reducido o eliminado por la quimioterapia (o la radiación). Los tumores en sí casi nunca matan a nadie, a menos que obstruyan el conducto biliar común u otras vías esenciales. Ciertamente, en el caso del cáncer primario, el tumor nunca es peligroso para la salud ni para la vida. Sin embargo, se trata como si fuera la cosa más peligrosa del mundo. Todo el progreso realizado con respecto a la detección temprana de tumores y la reducción exitosa de éstos no ha sido capaz de aumentar el tiempo de supervivencia de los pacientes con cáncer hoy en día en comparación con hace cincuenta años. Es demasiado obvio que cualquier tratamiento médico estándar que se utilice es el tratamiento incorrecto.

Además, nunca se ha demostrado que la quimioterapia tenga efectos curativos sobre el cáncer. Por el contrario, el cuerpo aún puede curarse a sí mismo, lo cual intenta hacer al desarrollar el cáncer. La *enfermedad* es más una respuesta curativa que una enfermedad. La enfermedad es el intento del cuerpo de curarse de un desequilibrio existente. Y, a veces, esta respuesta curativa continúa incluso si una persona es sometida a quimioterapia (o radiación). Desafortunadamente, como ha demostrado la investigación mencionada anteriormente, las posibilidades de una cura real se reducen considerablemente cuando los pacientes son tratados con medicamentos de quimioterapia.

Los efectos secundarios del tratamiento pueden ser horrendos y desgarradores tanto para los pacientes como para sus seres queridos, todo en nombre de un tratamiento médico «fiable». Aunque el tratamiento con medicamentos viene con la promesa de mejorar la calidad de vida del paciente, es de sentido común que un medicamento que los hace vomitar y perder el cabello, mientras destruye su sistema inmunitario, está haciendo exactamente lo contrario.

Los venenos mortales de la quimioterapia inflaman cada parte del cuerpo. Pueden provocarle al paciente llagas en la boca que ponen en peligro su vida. Ataca el sistema inmunitario al destruir miles de millones de células inmunitarias (glóbulos blancos). Los medicamentos pueden desprender todo el revestimiento de los intestinos. El efecto secundario más común entre los pacientes de quimioterapia es la falta total de energía. Los medicamentos adicionales que ahora se les dan a muchos pacientes de quimioterapia pueden evitar que el paciente note algunos de los efectos secundarios, pero difícilmente reducen el efecto inmensamente destructivo y supresivo de la propia quimioterapia.

Y estos efectos han sido promocionados por la comunidad médica como prueba de su efectividad; de hecho, la quimioterapia puede reducir o destruir algunas células *cancerosas* porque eso es lo que hace con *todas* las células. Pero ¿acaso a los defensores de la quimioterapia no se les ha ocurrido que causar estragos en todo el cuerpo sólo está haciendo que el paciente sufra y preparándolo para futuras enfermedades?

Lo que es más, muchos de los que promocionan los medicamentos anticancerígenos (si es que puede existir tal cosa) son selectivos con los tratamientos que defienden. Por ejemplo, investigadores canadienses de la Universidad de Alberta descubrieron que el fármaco básico dicloroacetato (DCA), que se utiliza para tratar trastornos metabólicos, es eficaz para matar células cancerosas de pulmón, mama y cerebro sin dañar el tejido sano circundante, al corregir la glicólisis productora de un ambiente anaeróbico y ácido láctico.

Entonces, ¿por qué no le interesa a la industria médica ni a los medios? Simplemente porque el medicamento no requiere una patente y, por lo tanto, no puede ser vendido con sobreprecio por las grandes compañías farmacéuticas para generar enormes ganancias. En consecuencia, es probable que este descubrimiento profundo permanezca en la oscuridad.

Sin embargo, se debe señalar que para revertir la glicólisis con DCA, es mejor hacerlo limpiando las vías congestionadas del cuerpo, para permitir una adecuada oxigenación celular y la regresión del tumor. De lo contrario, no se puede estar seguro de cómo reaccionará el cuerpo. En 2010 se descubrió que, en los tumores colorrectales humanos cultivados en ratones bajo condiciones hipóxicas, el DCA disminuía, en lugar de aumentar, la apoptosis, lo que daba como resultado un mayor crecimiento de los tumores. Estos hallazgos sugieren que, al menos en algunos tipos de cáncer, el tratamiento con DCA podría ser perjudicial para la salud del paciente, lo que resalta la necesidad de más pruebas antes de que pueda considerarse un tratamiento seguro y efectivo para el cáncer. Además, el tratamiento no es efectivo en todas las personas.

Por lo tanto, aunque el DCA es uno de los raros ejemplos de un fármaco que puede ser efectivo para muchos pacientes, aún está lejos de ser una panacea.

Si tienes cáncer, puedes pensar que sentirte cansado es sólo parte de la enfermedad. Éste rara vez es el caso. Sentirse inusualmente cansado es más probable debido a la anemia, un efecto secundario común de la mayoría de los medicamentos de quimioterapia. Los medicamentos de quimioterapia pueden disminuir drásticamente los niveles de glóbulos rojos, lo que reduce la disponibilidad de oxígeno para los 60-100 billones de células de tu cuerpo. Literalmente puedes sentir que la energía se desvanece de cada célula de tu cuerpo, como una muerte física sin morir. La fatiga causada por la quimioterapia tiene un impacto negativo en las actividades cotidianas en el 89 % de los pacientes. Sin energía, puede haber poca alegría o esperanza, y todas las funciones corporales se ven reprimidas.

Un efecto secundario a largo plazo es que los cuerpos de estos pacientes ya no pueden responder a enfoques nutricionales o de fortalecimiento inmunitario para los tumores cancerosos. Todo esto puede explicar por qué **los pacientes con cáncer que no reciben ningún tratamiento tienen una tasa de remisión hasta cuatro veces mayor que aquellos que reciben tratamiento.** Lo triste es que la quimioterapia no cura entre el 96 y el 98 % de todos los cánceres. No existe evidencia concluyente de que la quimioterapia tenga alguna influencia positiva en la supervivencia o la calidad de vida para la mayoría de los tipos de cáncer.

En resumen, promover la quimioterapia como un verdadero tratamiento para el cáncer es, como mínimo, extremadamente engañoso. Al dañar permanentemente el cuerpo, la quimioterapia se ha convertido en una de las principales causas de enfermedades inducidas por el tratamiento, como enfermedades cardíacas, hepáticas, intestinales, del sistema inmunitario, infecciones, enfermedades cerebrales, trastornos del dolor y envejecimiento rápido. Esto, además del hecho de que realmente no hace mucho para tratar el cáncer.

Antes de someterse a un envenenamiento, los pacientes con cáncer deben cuestionar a sus médicos y pedirles que presenten la investigación o evidencia sólida que demuestre que reducir un tumor realmente se traduce en un aumento de la supervivencia. Si te dicen que la quimioterapia es tu mejor oportunidad de sobrevivir, sabrás que están mintiendo o simplemente mal informados. Como lo han demostrado claramente las investigaciones de Abel y otros, no existe tal evidencia en la literatura médica.

Por supuesto, si un oncólogo prescribe un tratamiento de quimioterapia a un paciente con cáncer de páncreas, aunque se ha demostrado que es completamente ineficaz para este tipo de cáncer, este acto irresponsable en realidad lo deja protegido contra un enjuiciamiento legal si el paciente muere de todos modos. Paradójicamente, si el médico no prescribe el fármaco tóxico, podría ser demandado por negligencia médica por los familiares.

El sistema médico está estructurado de manera que atrae a los pacientes recién diagnosticados con cáncer directamente hacia la trampa de la quimioterapia. Si a un paciente le dijeran que tiene que pagar 100 000 dólares por un tratamiento de quimioterapia que le garantizaría un par de semanas más de vida de lo que tendría de otra manera, lo pensaría dos veces antes de dar su consentimiento, arruinando así la vida de su familia. Sin mencionar los terribles efectos secundarios con los que tendría que lidiar durante los últimos días de su vida. Pero si el seguro médico cubre el tratamiento, los pacientes no lo piensan dos veces antes de aceptar este tratamiento «salvavidas», incluso si no hay pruebas de que realmente salve vidas.

Según otro estudio, «el fracaso para erradicar el cáncer puede ser tan fundamental como la identificación incorrecta del objetivo».[19] En otras palabras, aunque la quimioterapia puede tener éxito en aniquilar porciones de tejido, es incapaz de abordar la raíz del problema. ¿Por qué? Porque los tumores que la quimioterapia busca atacar y *curar* no son más que el medio del cuerpo para crear células adicionales con el fin de lidiar con un problema existente. En otras palabras, un cuerpo verdaderamente sano no mantendrá el cáncer, porque no tiene necesidad de hacerlo.

¿Qué *es* exactamente el cáncer?

Según el modelo médico actual, el cáncer es un término general que describe un grupo de cien enfermedades únicas que comparten un factor común: el crecimiento descontrolado y la propagación de células anormales. Nuestro cuerpo produce naturalmente más células cuando las necesita. Por ejemplo, cualquier persona que haya hecho entrenamiento muscular o se haya ejercitado regularmente sabe que sus músculos se han agrandado. Sin embargo, si las células comienzan a dividirse sin ninguna razón aparente, formarán un exceso de tejido

19. Véase http://www.ncbi.nlm.nih.gov/pubmed/16027397

que se considera un tumor. Si el tumor es *maligno,* los médicos lo consideran canceroso.

Mientras no se comprendan y se traten adecuadamente los mecanismos subyacentes que conducen al cáncer, éste seguirá siendo una enfermedad misteriosa. El cáncer es un fenómeno desconcertante que ha sido erróneamente etiquetado como una *enfermedad autoinmune,* una enfermedad que supuestamente hace que el cuerpo se vuelva contra sí mismo. La verdad está lejos de eso. El cuerpo ha sido diseñado para sostener su vida durante el mayor tiempo posible. Incluso el llamado *gen de la muerte* tiene un solo propósito: evitar que el cuerpo se autodestruya. Los *genes de la muerte* están ahí para asegurarse de que las células mueran al final de su vida útil normal y sean reemplazadas por nuevas.

Si el cuerpo está diseñado para vivir y no para destruirse a sí mismo, ¿por qué permitiría repentinamente el crecimiento de tejido celular adicional y se mataría a sí mismo? Esto no tiene ningún sentido. El principal obstáculo para encontrar verdaderas curas para el cáncer es que el tratamiento moderno contra el cáncer se basa en la suposición errónea de que el cuerpo a veces intenta destruirse a sí mismo. A los estudiantes de Medicina se les enseña a entender el mecanismo del desarrollo de la enfermedad, pero no se les proporciona suficiente información sobre sus orígenes.

Visto superficialmente, para los estudiantes, una enfermedad parece algo destructivo y dañino para el cuerpo. Sin embargo, desde una perspectiva más profunda, esa misma enfermedad no es más que un intento del cuerpo de limpiarse y curarse, o al menos de prolongar su vida. Dado que los libros médicos ofrecen pocas ideas sobre las verdaderas causas de la enfermedad, es comprensible que la mayoría de los médicos de hoy en día crean que el cuerpo tiene tendencias autodestructivas, incluso suicidas. Afirmando ser no supersticiosos y objetivos, sin darse cuenta, admiten que ciertas células, de repente y misteriosamente, deciden funcionar mal, volverse maliciosas y atacar otras células y órganos del cuerpo al azar.

Basados en esta creencia puramente subjetiva y no fundamentada, tanto el médico como su paciente se obsesionan con intentar proteger al cuerpo de sí mismo. Sin embargo, a pesar de tales nociones indiscutibles de *verdad,* nada de esto significa que el cuerpo, de hecho, intente o cause su propia destrucción. ¿Te sorprendería si te dijera que el cáncer nunca ha matado a una persona?

La sabiduría de las células cancerosas

Las células cancerosas no forman parte de un proceso de enfermedad malicioso. Cuando las células cancerosas se *diseminan* (metastatizan)[20] por todo el cuerpo, su propósito o meta no es interrumpir las funciones vitales del cuerpo, infectar células sanas y destruir a su huésped. La autodestrucción no es el objetivo de ninguna célula hasta que es vieja, está desgastada y lista para ser reemplazada, como ocurre diariamente con muchas células. Las células cancerosas, como todas las demás, saben que si el cuerpo muere, ellas también morirán. Un tumor canceroso no es ni la causa de la destrucción progresiva ni conduce realmente a la muerte del cuerpo. No hay nada en una célula cancerosa que tenga la capacidad de matar algo.

Si preguntaras a la gente en la calle cómo mata el cáncer a las personas, probablemente no obtendrías una respuesta clara y correcta. Haz la misma pregunta a los médicos y es posible que no obtengas un resultado mucho mejor. Es poco probable que escuches que el cáncer no mata a nadie.

Contrariamente a lo que se cree, lo que finalmente lleva a la desaparición de un órgano o del cuerpo entero es el deterioro del tejido celular sano, que resulta de una continua privación de nutrientes y de fuerza vital. **La drástica reducción o cierre del suministro vital de nutrientes a las células de un órgano no es principalmente consecuencia de un tumor canceroso, sino en realidad su mayor *causa.***

Por definición, una célula cancerosa es una célula normal y sana que ha sufrido una mutación genética hasta el punto de que puede

20. Nunca se ha probado que las células cancerosas se desplacen por el cuerpo y formen nuevas colonias de células cancerosas de manera indiscriminada. En cambio, las nuevas colonias pueden crecer por las mismas razones que lo hicieron las anteriores.

vivir en un entorno anaeróbico (un entorno donde no hay oxígeno disponible). En otras palabras, si privas a un grupo de células de oxígeno vital (su principal fuente de energía), algunas de ellas morirán, pero otras evolucionarán de una manera muy ingeniosa: las células serán capaces de vivir sin oxígeno y se adaptarán para obtener parte de su energía a partir de productos de desecho metabólico celular.

Esto es algo similar a las bacterias, que se dividen en dos grupos principales: aeróbicas y anaeróbicas. Las aeróbicas necesitan oxígeno para vivir, mientras que las anaeróbicas pueden vivir sin él.[21] Las bacterias aeróbicas prosperan en un entorno oxigenado. Son responsables de ayudarnos con la digestión de los alimentos y la producción de importantes nutrientes, como las vitaminas del complejo B. Las bacterias anaeróbicas, por otro lado, sólo pueden aparecer y prosperar en un entorno donde no llega oxígeno. Éstas descomponen materiales de desecho, depósitos tóxicos y células muertas o desgastadas.

Cómo la infección puede prevenir y curar el cáncer

La vida en la Tierra no sería posible sin bacterias, hongos y virus infecciosos. Su existencia y su continua interacción con los humanos y los animales a lo largo de millones de años han dado lugar a lo que hoy conocemos como el sistema inmunitario. Nuestra capacidad para vivir en armonía con nuestro entorno externo está profundamente arraigada en nuestra relación de por vida con estos gérmenes.

A pesar de que la cantidad de gérmenes que tenemos en nuestro cuerpo multiplica por mucho al de células, se nos ha enseñado a tenerles miedo y a luchar especialmente contra aquellos que se consideran patógenos (causantes de enfermedades). Sin embargo, nadie nos ha dicho que una infección aguda puede ser un evento deseable, e incluso necesario, si queremos pasar por la vida sin contraer una enfermedad grave que amenace nuestra existencia.

Cada nuevo encuentro con un germen y una posible infección resultante fortalece aún más el sistema inmunitario hasta que se desarro-

21. Existen algunas bacterias especializadas que son tanto aeróbicas como anaeróbicas.

lla por completo y es capaz de vivir en completa armonía con el entorno natural. Esto no significa, sin embargo, que uno deba enfermar para desarrollar un sistema inmunitario saludable. La mayoría de las infecciones ocurren *en silencio,* sin que la persona desarrolle síntomas de enfermedad.

Desde que se introdujo la vacunación masiva en todo el mundo, casi todos los niños están siendo infectados con diferentes virus inyectados desde el día de su nacimiento hasta al menos los quince años. A veces, el niño recibe tres virus diferentes al mismo tiempo (a través de la vacuna contra paperas, sarampión y rubéola). Las vacunas interrumpen o incluso inhiben de manera brusca el programa de inmunización natural ideado por la propia naturaleza. Esta intervención imprudente puede tener consecuencias inesperadas y potencialmente desastrosas a lo largo de la vida de una persona.

Desde que se descubrió que la presencia de agentes infecciosos, como la bacteria *E. coli* en nuestro intestino, es un requisito previo para tener un sistema inmunitario intestinal saludable, algunos de nosotros hemos comenzado a respetar estos gérmenes como amigos, no como enemigos. Pero aislar tales gérmenes de su entorno natural, criarlos y manipularlos en un tubo de ensayo, y luego inyectarlos en la sangre como vacunas, puede convertir a estos agentes infecciosos, que de otro modo serían altamente beneficiosos, en armas mortales contra las cuales el cuerpo está indefenso.

Un animal o un niño recién nacido puede quedar ciego si se lo priva de luz durante un período prolongado de tiempo. De manera similar, el sistema inmunitario celular de un niño se vuelve inútil a menos que se exponga a los gérmenes que habitan nuestro entorno.

Por qué las infecciones pueden salvar vidas

La infección es una de las mejores curas que existen. De hecho, la infección puede prevenir el cáncer y otras enfermedades, y sí, también puede curarlas. En un estudio epidemiológico de 2005 que abarcó más de 151 estudios previos, investigadores del Departamento de Cuidado de la Salud y Epidemiología de la Universidad de la Columbia

Británica encontraron una asociación inversa entre las infecciones agudas y el desarrollo de cáncer (*Cancer Detection and Prevention,* 2006; 30(1):83-93. Epub, 21 de febrero de 2006).

Según el resumen de este estudio, titulado «Infecciones agudas como un medio de prevención del cáncer: ¿Efectos opuestos a las infecciones crónicas?», las exposiciones a enfermedades infecciosas febriles en la infancia se asociaron con una reducción posterior de los riesgos de desarrollar melanoma, cáncer de ovario y múltiples cánceres combinados, siendo significativa la reducción en los dos últimos grupos.

Además, los estudios epidemiológicos sobre infecciones agudas comunes en adultos y el posterior desarrollo de cáncer encontraron que estas infecciones estaban asociadas con riesgos reducidos de meningioma, glioma, melanoma y múltiples cánceres combinados, siendo significativa la reducción para los tres últimos grupos. En general, la reducción del riesgo aumentó con la frecuencia de las infecciones, siendo las infecciones febriles las que proporcionaron la mayor protección. En otras palabras, los niños que experimentaron todas las infecciones típicas de la infancia estaban más protegidos de desarrollar cáncer en la vida adulta.

En un momento en el que el cáncer afectará a 1 de cada 2 personas, este hallazgo debería haber sido noticia nacional, y debería enseñarse en las escuelas de Medicina. Las políticas nacionales de salud deberían haber sido alteradas radicalmente, pero no sucedió nada. Aún se nos dice que tener paperas en la infancia debe evitarse a toda costa, sin importar que la incomodidad temporal de una infección en gran parte inofensiva pueda proteger a una persona de desarrollar una forma de cáncer grave veinte o treinta años después, que, a su vez, suele ser atacada con métodos de tratamiento potencialmente mortales (quimioterapia, radiación y cirugía).

El descubrimiento de que las infecciones agudas son claramente antagónicas al cáncer nos ayuda a entender por qué la fiebre inducida artificialmente ha sido utilizada con éxito para el tratamiento del cáncer en países europeos, especialmente en Alemania. Por supuesto, muchos médicos ahora tratan la fiebre como si fuera una enfermedad y suelen recetar fármacos tóxicos para *apagar el fuego peligroso.* Sin embargo, dado que la fiebre es la forma natural del cuerpo de curarse y eliminar patógenos como virus y bacterias infecciosas, suprimirla con medicamentos prácticamente impide cualquier curación efectiva en el cuerpo.

Afortunadamente, algunos buenos investigadores ahora defienden las tácticas de curación innata del cuerpo, que nuestras madres y abuelas ya conocían. El microbiólogo francés Andre Lwoff descubrió que la fiebre cura incluso enfermedades incurables. Uno de los principales especialistas en cáncer del mundo, Josef Issels, escribió lo siguiente: «La fiebre inducida artificialmente tiene el mayor potencial en el tratamiento de muchas enfermedades, incluido el cáncer». Y el profesor de Oxford David Mychles y su equipo de investigación han demostrado de manera independiente la efectividad de la fiebre inducida para tratar enfermedades, incluido el cáncer.

Existen además pruebas históricas de que la infección previene el cáncer en la población. Por ejemplo, Roma solía estar rodeada de pantanos que criaban mosquitos portadores de malaria que infectaban a mucha gente en la ciudad. Sin embargo, la fiebre que los romanos desarrollaban de vez en cuando mantenía sus tasas de cáncer muy por debajo del promedio en el resto de Italia. Luego, el Gobierno decidió drenar los pantanos, pero pronto la tasa de cáncer en Roma aumentó drásticamente hasta alcanzar la tasa normal en Italia.

La magia de la naturaleza

La posición oficial de la **OMS** es que los agentes infecciosos son responsables de casi el 22 % de las muertes por cáncer en el mundo en desarrollo y del 6 % en los países industrializados. Se culpa a los virus de la hepatitis B y C por el cáncer de hígado; la infección por el virus del papiloma humano se dice que conduce al cáncer cervical; la bacteria *Helicobacter pylori* es considerada responsable de aumentar el riesgo de cáncer de estómago. En algunos países, la infección parasitaria esquistosomiasis aumenta el riesgo de cáncer de vejiga, y en otros países, la duela del hígado incrementa el riesgo de colangiocarcinoma en los conductos biliares. Las medidas preventivas incluyen vacunación y protección contra la infección y la infestación. Todo esto, por supuesto, tiene mucho sentido para casi todos los que lo escuchan, a menos que sepan un poco sobre la magia de la naturaleza.

Las bacterias destructivas aumentan naturalmente en mayor número donde se acumulan desechos excesivos y requieren descomposición. ¿Alguna vez te has preguntado por qué tenemos más bacterias en nuestro cuerpo que células? La mayoría de las bacterias se producen dentro del cuerpo, mientras que relativamente pocas entran desde el exterior. El cuerpo también *genera* bacterias a partir de pequeños coloides de vida indestructibles en nuestra sangre y nuestras células. Uno de los investigadores médicos más ingeniosos del mundo, el profesor Antoine Béchamp (1816-1908), llamó a estos pequeños compuestos celulares *microzimas*. El científico alemán Günther Enderlein, quien publicó artículos sobre esta investigación en 1921 y 1925, se refirió a ellos como *protits*. Los *protits* son pequeños puntos en la sangre y las células que puedes ver con cualquier microscopio. Estos puntos o coloides de vida son prácticamente indestructibles y sobreviven incluso después de que el cuerpo muere.

Según el fenómeno conocido como *pleomorfismo*, estos *protits* se desarrollan o cambian de forma en respuesta a una condición cambiante (equilibrio ácido/base) del entorno de la sangre o de la célula. A medida que el entorno celular se vuelve ácido y tóxico, los *protits* se transforman en microorganismos diseñados para descomponer y eliminar células muertas, toxinas y productos de desecho metabólico que el cuerpo no puede eliminar.

Si se requiere una mayor destrucción de células muertas, débiles y otros desechos, los *protits* se convierten en virus y, finalmente, en hongos. Tal vez sepas lo difícil que puede ser deshacerse de un hongo en las uñas de los pies o en los propios pies. Los hongos sólo atacan la materia orgánica muerta. La presencia de tejido del pie congestionado, en descomposición o muerto prácticamente obliga al cuerpo a producir o atraer más hongos para ayudar a descomponer las partes inertes del pie.

Como sabrás, las células cancerosas están llenas de todo tipo de microorganismos. La medicina alopática no explica realmente cómo entran en las células, a menos que sean virales. La mayoría de los médicos asumen que los gérmenes provienen del exterior, pero esta suposición ha sido refutada, incluso por Louis Pasteur, el inventor de la teoría de los gérmenes.

Como demostraron los brillantes científicos Béchamp y Enderlein, estos gérmenes se crean dentro de las células como respuesta a la presencia de tejido celular malnutrido o mal oxigenado, u otros materiales tóxicos que el cuerpo no puede eliminar por sí solo. Su propósito es descomponer estas células dañadas y débiles. Esta actividad microbiana es comúnmente conocida como *infección.* Al igual que el cáncer, una infección no es una enfermedad. Más bien, es un intento sofisticado y combinado del cuerpo y los microbios para evitar la asfixia y el envenenamiento causados por la acumulación de material de desecho tóxico en los tejidos, el sistema linfático o la sangre.

Si acumularas basura de cocina en un área de tu casa, atraería muchas moscas y bacterias, y esto generaría un olor fétido. Ciertamente, no culparías a las moscas y bacterias por el mal olor. Ellas sólo están tratando de digerir parte de la basura. De manera similar, los microbios que se atraen o se producen dentro de células no saludables no son parte del problema; son parte de la solución al problema.

Si una infección se sustenta adecuadamente mediante enfoques naturales de limpieza y nutrición,[22] puede prevenir prácticamente la mutación genética de células aeróbicas en células cancerosas. Según más de 150 estudios realizados en los últimos cien años o más, la regresión tumoral espontánea ha seguido a infecciones bacterianas, fúngicas, virales y protozoarias.[23] Durante los episodios de fiebre, los tumores literalmente se descomponen y las células cancerosas se eliminan rápidamente a través del sistema linfático y otros órganos de eliminación.

Durante una infección grave, que no es más que una respuesta curativa adecuada iniciada por bacterias y el sistema inmunitario, se descompone y elimina una cantidad considerable de desechos tóxicos del cuerpo. Esto, una vez más, permite que el oxígeno llegue a las

---

22. Véase mi libro, *Timeless Secrets of Health & Rejuvenation.*

23. Artículo de investigación por S. A. Hoption Cann, J. P. van Netten y C. van Netten (julio de 2003), Departamento de Atención Médica y Epidemiología, Universidad de la Columbia Británica; Laboratorio de Desarrollo Especial, Hospital Royal Jubilee y Departamento de Biología, Universidad de Victoria, Columbia Británica, Canadá.

células privadas de él. Al entrar en contacto con el oxígeno, las células cancerosas mueren o, de otro modo, mutan de nuevo a células normales. Los tumores ya no tienen razón de ser, de ahí la remisión espontánea del cáncer en estos pacientes. En algunos casos, tumores cerebrales del tamaño de un huevo han desaparecido literalmente de esta manera en un plazo de 24 horas.

Por lo tanto, el enfoque estándar de suprimir la infección y la fiebre resultante entre los pacientes hospitalizados es responsable de la pérdida de millones de vidas que podrían haberse salvado fácilmente dejando que la curación natural del cuerpo siga su curso.

Y es un problema que comienza en la infancia. A los padres se les enseña a temer enormemente estos procesos naturales y llevan a sus hijos al médico para que los llenen de antibióticos ante el menor indicio de fiebre. Sin embargo, esta fiebre es simplemente una indicación de que el sistema inmunitario del niño es fuerte y ya está haciendo su trabajo (*Pediatrics,* junio de 2001, vol. 107, n.º 6, pp. 1241-1246).

Existen más de cien estudios que sugieren que los gérmenes no sólo no causan cáncer, sino que las infecciones pueden ser un medio de prevención del cáncer al fortalecer el sistema inmunitario. Las vacunas y los medicamentos que interfieren con este proceso son en gran parte responsables de los sistemas inmunitarios débiles que permiten, y de hecho necesitan desesperadamente, que el cáncer prospere como un medio de emergencia para curar el cuerpo.

Podemos, por lo tanto, concluir que la infección no es algo a temer, sino más bien algo a aceptar como parte del sistema natural del cuerpo para mantener el equilibrio y deshacerse de las toxinas. La tendencia automática de la medicina alopática de responder a cualquier infección con antibióticos sólo debilita nuestros sistemas inmunitarios y nos hace vulnerables a enfermedades más graves en el futuro.

Los gérmenes no causan cáncer

Los gérmenes involucrados en una infección se activan y vuelven infecciosos sólo cuando se ha acumulado materia de desecho o ya se ha producido un daño tisular. Esto es cierto tanto si son de origen bacteriano o viral; y tanto si se generan dentro del cuerpo como si se introducen desde el entorno externo. Los microorganismos destructivos simplemente no tienen razón de ser en un entorno limpio, bien ventilado y rico en oxígeno. No hay nada que eliminar y no se requiere una respuesta inmunitaria para proteger al cuerpo. Incluso si gérmenes dañinos entraran en el tejido celular de un cuerpo sano, no le harían ningún daño. Un virus simplemente no puede penetrar en el núcleo de una célula bien oxigenada, ya que la exposición al oxígeno lo mataría. Una célula bien oxigenada también produce potentes medicamentos antivirales, como el interferón.

Si por alguna razón un virus entra en contacto con una célula, pero su presencia no es beneficiosa para el cuerpo, el virus será destruido por los mecanismos de defensa naturales de la célula o por el sistema inmunitario general.

Los virus no ayudan a las células a mutar en células cancerosas, a menos que esto sea beneficioso cuerpo. No debemos caer en la trampa de malinterpretar esto como un acto de autodestrucción. **Es importante recordar que el cáncer no es una enfermedad, sino un mecanismo de curación que ocurre sólo cuando todas las demás medidas protectoras han fallado.**

Existe un propósito profundo e inteligencia en todos los niveles de la creación física, desde las partículas más pequeñas hasta los cúmulos de estrellas más complejos en el universo a gran escala. Sólo porque muchos científicos y médicos prefieran ver la naturaleza como algo que actúa de manera aleatoria y caótica, no significa que realmente sea caótica e impredecible.

El cáncer no es tan caótico como los *expertos* nos quieren hacer creer. Tiene tanto propósito y significado como un virus o una bacteria. Un virus sólo infecta el núcleo de una célula que está a punto de volverse anaeróbica. Encontrar material viral en las células cancerosas no es prueba de que los virus causen cáncer. De hecho, los virus tratan de prevenir el colapso del cuerpo. Son creados para el cuerpo y por el cuerpo. Es completamente normal que las células débiles y deterioradas transformen sus *protits* en bacterias, virus y hongos para ayudar a prevenir más daños al cuerpo de los que ya han ocurrido debido a la acumulación de desechos tóxicos.

Suprimir una infección con medicamentos que matan gérmenes destruye gran parte de la población de gérmenes. Sin embargo, es la población de gérmenes la que ayuda a estimular una respuesta inmunitaria muy necesaria para deshacerse de las toxinas que causan cáncer.

Los programas modernos de vacunación son en gran parte responsables del deterioro significativo de la inmunidad natural en las poblaciones vacunadas en todo el mundo. El cuerpo no adquiere inmunidad real contra las enfermedades infecciosas al exponerlo a vacunas (la producción de anticuerpos por sí sola no crea inmunidad). De hecho, con cada vacuna, el sistema inmunitario se debilita más. El beneficio a corto plazo de quedar libre de síntomas a través de estos enfoques de «bala mágica» puede tener graves repercusiones a largo plazo.

Los desechos tóxicos y los restos celulares acumulados en el cuerpo pueden actuar como una bomba de relojería, pero la mayoría de las personas no quieren escuchar su tictac. Entierran la cabeza en la arena, esperando que el problema desaparezca por sí solo. Sin embargo, cuando el tictac se vuelve demasiado inquietante y el paciente experimenta síntomas de enfermedad, la visita al médico resultante puede romper el reloj; no obstante, la bomba permanece intacta. Sólo es cuestión de tiempo antes de que la bomba explote. Pero sin un mecanismo de advertencia, el golpe llegará como una desagradable sorpresa.

Por otro lado, permitir que el cuerpo reciba ayuda de gérmenes que, aunque destructivos, son útiles, puede desactivar la bomba por completo. Las secreciones tóxicas de estos microbios provocan que el sistema inmunitario lance un ataque preventivo contra la formación potencial de cáncer. La remisión espontánea del cáncer no es un milagro raro. Sucede en millones de personas que, sin saberlo, desactivan estas *bombas de relojería* a través de una infección, como un simple resfriado o gripe. Así es como el 95 % de todos los cánceres van y vienen sin ningún aviso ni intervención médica.

Basado en información estadística, podemos estimar que tratar el cáncer con métodos supresivos como la radiación, la quimioterapia y la cirugía reduce la posibilidad de remisión completa del 28 % al 7 % o menos. En otras palabras, el tratamiento médico es responsable de la muerte de más de 1 de cada 5 pacientes con cáncer. ¿Aún crees que la quimioterapia es una buena idea?

¡Oh, esos radicales libres tan malos!

Tal vez te preguntes sobre esos temidos radicales libres de oxígeno de los que todos hablan. ¿No es cierto que están detrás de la mayoría de los cánceres y otras enfermedades? Si esto es verdad, ¿cómo podemos defendernos de ellos, además de eliminarlos con antioxidantes como la vitamina C?

Los radicales libres de oxígeno son normalmente responsables de causar muchos de los males comunes del hombre, incluido el cáncer, el endurecimiento de las arterias y el envejecimiento de la piel. Casi todo el mundo está familiarizado con el término «*estrés oxidativo*», y abundan los suplementos alimenticios que presumen de sus beneficios antioxidantes. Sin embargo, investigaciones publicadas en el Centro Alemán de Investigación del Cáncer (*Krebsforschungszentrum*) muestran que estas moléculas altamente reactivas pueden ser mucho menos dañinas de lo que se pensaba. Según los investigadores, aparentemente ni siquiera es posible influir en estos procesos oxidativos mediante sustancias que actúan como antioxidantes.

Los radicales libres de oxígeno son moléculas de oxígeno altamente reactivas. Están involucrados en la oxidación del hierro, causando su oxidación, y en el proceso de que las grasas se vuelvan rancias. También se encuentran en arterias que se han ocluido con placa. Muchos investigadores creen que los radicales libres están involucrados en la formación de células cancerosas. Sin embargo, al igual que las bacterias, los radicales libres han recibido una reputación injustificadamente mala. Han existido desde el principio de la vida en la Tierra. **¿Por qué ahora provocarían el** cáncer en 1 de cada 2 personas cuando hace apenas 100 años **sólo 1 de cada 8000 personas sufría el mismo destino?** ¿Acaso los radicales libres se volvieron mucho más agresivos en los últimos 100 años, ansiosos por oxidarnos hasta la muerte? La respuesta es un rotundo «No».

Los radicales libres sólo oxidan y destruyen lo que ya es débil y potencialmente dañino para el cuerpo. Nunca atacan el tejido celular sano y vital. Las células débiles o desgastadas y el material de desecho metabólico acumulado –que el sistema linfático del cuerpo normalmente elimina sin problema– se convierten en un peligro cuando quedan atrapados en los tejidos y los radicales libres no están haciendo su trabajo. Aumentar la actividad de los radicales libres y propagar gérmenes infecciosos son, por lo tanto, las mejores alternativas cuando los propios esfuerzos de limpieza y eliminación del cuerpo fallan, especialmente cuando el sistema inmunitario ya está comprometido. Por lo tanto, ni los radicales libres ni los gérmenes pueden considerarse con justicia como causas de la enfermedad y el envejecimiento. Dado que la enfermedad es en realidad un mecanismo de curación y el envejecimiento es una forma avanzada de congestión en el cuerpo, los radicales libres deben, de hecho, considerarse como los *efectos* beneficiosos de la enfermedad y el envejecimiento.

Cuantas más veces se previenen o se suprimen las infecciones a través de intervenciones médicas, menos eficientes se vuelven el hígado y los riñones, así como los sistemas inmunitario, linfático y digestivo para mantener los tejidos celulares del cuerpo libres de depósitos nocivos y dañinos.

Sin embargo, no sólo las infecciones y los radicales libres actúan como limpiadores; el dolor también sirve como una ayuda curativa. El dolor no es más que una señal de que el cuerpo está activamente involucrado en una respuesta de curación que incluye la reparación de tejidos dañados y la autolimpieza. Al suprimir el dolor con medicamentos, se interrumpen los mecanismos internos de comunicación y curación del cuerpo, y prácticamente se lo obliga a retener sus propios desechos y finalmente asfixiarse en ellos. El cáncer es una consecuencia natural de lidiar con una situación tan angustiosa y antinatural.

Los genes mutados no causan cáncer

Las células cancerosas son células normales dependientes del oxígeno que han sido reprogramadas genéticamente para sobrevivir en un entorno carente de oxígeno. ¿Por qué el núcleo de una célula sana, que contiene la composición genética (ADN) de la célula, de repente decidiría renunciar a su necesidad de oxígeno y convertirse en una célula cancerosa? Ésta es una pregunta simple que está en el corazón del complejo misterio que rodea al cáncer.

Aquellos que saben en su interior que la ley de causa efecto se aplica a cada fenómeno natural deben preguntarse si el cáncer no es, después de todo, sólo el efecto natural de una causa subyacente y antinatural. Tratar el cáncer como si fuera una enfermedad sobrenaturalmente maliciosa sin eliminar su causa subyacente no es más que mala praxis. Está claro que tal enfoque tiene consecuencias potencialmente fatales para la mayoría de los pacientes con cáncer. En lugar de reducir la incidencia de cáncer y la mortalidad por cáncer, los enfoques médicos estándar utilizados para tratarlo en realidad contribuyen a aumentar ambos.

Culpar a los genes no ayuda, ya que el plano genético en una célula cancerosa ya no está alineado con el plano genético original (ADN) que se encuentra en otras células normales del cuerpo. Sin embargo, sus genes no decidieron repentinamente o voluntariamente estar desalineados o volverse malignos, como lo llaman. Los planos genéticos no actúan por sí solos; pero cuando el entorno celular cambia, éstos se alteran o se *desalinean* con respecto a los planos originales.

Según la investigación estadounidense,[24] los genes DNA-PK y p53 son componentes esenciales del sistema de reparación del cuerpo. Cuando están intactos, la célula está a salvo. Pero cuando alguno de ellos falla, la célula se divide y multiplica sin control. El DNA-PK normalmente repara los genes dañados. Sin embargo, las células cancerosas también pueden aprovechar el poder del DNA-PK para repararse a sí mismas del daño causado por los tratamientos contra el cáncer. Esto hace que estas células sean más resistentes a la terapia, lo que también puede explicar por qué los tratamientos ortodoxos contra el cáncer, como la quimioterapia y la radioterapia, son un completo fracaso.

Cuanto más intenso es el tratamiento anticanceroso, más agresivo y poderoso se vuelve el cáncer. Esto, por supuesto, reduce drásticamente las posibilidades de supervivencia, tal como atacar repetidamente a las bacterias con antibióticos las hace resistentes y las convierte en *superbacterias.*

El p53 actúa como un sistema de señales, enviando mensajes que detienen la división de las células dañadas y la formación de tumores. Este poderoso gen está alterado aproximadamente en el 80 % de los

24. *Cancer Research*, 61, 8723-8729, 15 de diciembre de 2001.

cánceres. Sin embargo, el enfoque de la investigación sobre el cáncer no debería centrarse en averiguar qué tipo de mutación genética ocurre, sino en los cambios en el cuerpo que la hacen necesaria.

Para reiterar, los genes no cambian sin una razón. Sólo lo hacen si se ven obligados a mutar como respuesta a cambios adversos en el entorno celular.

Cáncer: Una ingeniosa misión de rescate

Entonces, ¿qué tipo de situación extrema podría obligar a una célula sana a abandonar su diseño genético original y dejar de usar oxígeno? La respuesta es sorprendentemente simple: falta de oxígeno. Las células normales satisfacen sus necesidades energéticas combinando oxígeno con glucosa. La mutación celular ocurre sólo en entornos donde hay poco o ningún oxígeno disponible. Sin oxígeno, las células deben encontrar otras formas de satisfacer sus necesidades energéticas.

La segunda opción más eficiente para obtener energía es a través de la fermentación. Las células anaeróbicas (células cancerosas) prosperan en áreas donde se acumulan muchos productos de desecho metabólico. Estas células son capaces de obtener energía al fermentar, por ejemplo, el ácido láctico, un producto de desecho metabólico. Esto es similar a un animal hambriento que se come sus propios excrementos.

Al reutilizar el ácido láctico, las células cancerosas logran dos cosas. Primero, obtienen energía para su sustento. Segundo, eliminan este producto de desecho potencialmente peligroso del entorno inmediato de las células sanas. Si las células cancerosas no eliminaran el ácido láctico del entorno celular, este ácido extremadamente fuerte se acumularía y llevaría a una acidosis fatal: la destrucción de células sanas debido a los altos niveles de acidez. Sin la presencia de un tumor que metabolice el ácido láctico, éste podría perforar las paredes de los vasos sanguíneos y, junto con otros desechos y contaminantes, entrar en el torrente sanguíneo. El resultado sería envenenamiento de la sangre y la muerte posterior.

El cuerpo considera el cáncer como un mecanismo de defensa tan importante que incluso causa el crecimiento de nuevos vasos sanguíneos para garantizar que las células cancerosas reciban un suministro muy necesario de glucosa y, por lo tanto, puedan sobrevivir y propagarse. Sabe que las células cancerosas no *causan* la muerte, sino que la *previenen,* al menos por un tiempo, hasta que el deterioro de un órgano conduce al fallecimiento de todo el organismo. Si se tratan adecuadamente los mecanismos desencadenantes del cáncer –es decir, si el cuerpo se equilibra correctamente y puede desintoxicarse de manera natural– este desenlace puede evitarse.

El cáncer no es una señal de que el cuerpo está a punto de destruirse a sí mismo. El cáncer no es una enfermedad; es el mecanismo de supervivencia más desesperado que el cuerpo tiene a su disposición. Sólo toma el control del cuerpo cuando han fallado todas las demás medidas de autopreservación. Para sanar verdaderamente el cáncer y lo que representa en la vida de una persona, debemos llegar a comprender que lo que hace el cuerpo al permitir que algunas de sus células crezcan de forma anormal es en su propio beneficio.

2

Causas físicas del cáncer

El cáncer, una vez más, no es una enfermedad que ataque de manera aleatoria y maliciosa. Su aumento en nuestra era es simplemente la respuesta de nuestro cuerpo a un estilo de vida de desequilibrio crónico y sobrecarga tóxica. Esta sobrecarga tóxica toma muchas formas; por lo tanto, se puede decir que el cáncer tiene numerosas causas. Si bien ya he aludido a muchas de ellas, repasémoslas brevemente:

- Exposición a productos químicos, particularmente pesticidas y contaminación
- Alimentos procesados y artificiales (así como sus envoltorios, a menudo venenosos)
- Tecnologías inalámbricas, electricidad sucia y radiación proveniente de tecnologías médicas de diagnóstico
- Productos farmacéuticos
- Falta de exposición al Sol y uso de bloqueadores solares
- Obesidad, estrés y malos hábitos alimentarios

Identificar el origen del cáncer

Para descubrir y comprender las causas físicas del cáncer, primero debes dejar de lado la idea de que el cáncer es una enfermedad. No puedes tener ambas cosas. O confías en la sabiduría innata y las habilidades curativas de tu cuerpo o no lo haces. En el primer caso, ya te sientes alentado por lo que tu cuerpo está haciendo en tu nombre, y en el segundo caso, te sientes asustado por ello. La perspectiva de lo que significa el cáncer para ti determinará, en última instancia, si sanarás o continuarás luchando en una batalla cuesta arriba.

La creencia común de que el cáncer es una enfermedad representa una fuerza poderosa con la que casi todos los pacientes de cáncer se enfrentan. Aunque esta creencia se basa en un malentendido de lo que realmente es el cáncer, genera una preocupación por estar sano, lo que, a su vez, refuerza aún más la creencia en la enfermedad. Intentar estar sano muestra que existe un desequilibrio en todos los niveles del cuerpo, la mente y el espíritu. Una persona equilibrada y sana no *intenta* estar sana; ni siquiera lo piensa. Simplemente acepta y apoya la capacidad natural de su cuerpo para autorregularse.

Así es como ocurren las remisiones espontáneas. El cuerpo utiliza su máxima capacidad de sanación cuando no está preocupado por el estrés, el miedo y los tratamientos *dañinos.* Como siempre, hay algo que aprender de cada situación, incluido tener cáncer. La disposición de una persona a enfrentar, aceptar y aprender de los problemas que el cáncer plantea transforma esta «enfermedad» en una experiencia significativa, potencialmente enriquecedora e incluso, en ocasiones, eufórica. Durante cientos de entrevistas con supervivientes de cáncer a lo largo de los últimos treinta años, descubrí que casi todos compartían una experiencia: el cáncer causó los cambios más importantes y positivos en su vida.

En nuestras sociedades modernas, aprendemos a dejarnos llevar más por las apariencias superficiales y menos por el panorama más amplio y oculto de las cosas. Es parte de la naturaleza de la vida que, para cada síntoma, existe una causa subyacente. Sin embargo, la causa permanece oculta y puede parecer no estar relacionada con el síntoma. Los enfoques puramente mecanicistas para tratar el cuerpo, como los que se aplican en el sistema de la medicina alopática, suelen fallar a la hora de localizar y sanar estas causas ocultas. Permanecerán sin ser detectadas a menos que comencemos a ver el cuerpo como un proceso organizado por una combinación extraordinaria de energía, información e inteligencia, y no sólo como un conjunto de partes diferentes, como si fuera una simple máquina.

Tratar el cuerpo como si estuviera compuesto únicamente por células y moléculas es similar a aplicar tecnología de la Edad Media a nuestro mundo actual. Las tecnologías modernas y los ordenadores se derivaron de los principios de información y energía que salieron a la luz a través del estudio de la física cuántica. Sin embargo, en lo que respecta a comprender la naturaleza de la vida y tratar el cuerpo humano, todavía nos basamos mayoritariamente en principios newtonianos obsoletos e incompletos. Comprender cómo opera el cuerpo humano se vuelve relativamente fácil una vez que aplicamos los principios de la física cuántica.

Como conciencia, alma o espíritu, eres la única fuente verdadera de la energía y la información que hacen funcionar tu cuerpo. Tu presencia en el cuerpo y lo que haces, comes, bebes, sientes y piensas determinan lo bien que tus genes son capaces de controlar y mantener tu existencia física.

En otras palabras, aunque los genes parecen estar a cargo de las funciones esenciales del cuerpo, como han demostrado miles de estudios científicos, eres tú quien los controla a ellos. Por ejemplo, la investigación ha demostrado que la vitamina D, que tu cuerpo produce en respuesta a la exposición al Sol, regula más de dos mil genes que, a su vez, regulan tu sistema inmunitario, la digestión, los mecanismos de reparación y curación, los valores sanguíneos, etc. Por lo tanto, si decides evitar la exposición regular al Sol, inactivas estos genes, lo que te hace susceptible a múltiples tipos de respuestas de curación menos ideales, incluido el cáncer. En el escenario extremo, si tú (la presencia consciente) ya no estás presente en tu cuerpo, la energía y la información se retiran de cada célula. Sabemos que esto es la muerte física.

Visto desde un punto de vista superficial, podrías concluir que la muerte ha convertido al cuerpo en un montón desordenado de partículas inútiles. Por supuesto, si tuvieras una perspectiva más amplia de la muerte, serías capaz de verla como el comienzo de una nueva vida; todos los átomos que previamente componían estas células simplemente se han reubicado para ensamblarse nuevamente en nuevas formas, como aire, agua, tierra, plantas, frutas, animales u otros seres vivos. La vida no termina con la muerte; sólo la forma cambia. Además, tu conciencia permanece inafectada por todo esto porque no es física y, por lo tanto, no puede ser destruida.

Ahora bien, si sólo retiraras parcialmente tu energía y tu conexión intencionada de algunas partes de tu cuerpo, ¿no entrarían esas partes en desorden y comportamiento caótico? Esto es lo que la medicina llama enfermedad, cuando el cuerpo ya no está en equilibrio o alineado con su forma típicamente ordenada. Sin embargo, la enfermedad es sólo una ilusión de percepción. Al igual que la muerte, la enfermedad no es más que el proveedor de nueva vida. **No obstante, a diferencia de la muerte, la enfermedad nos ofrece la oportunidad de restaurar nuestra vida mientras permanecemos en esta forma física.** El cáncer sólo aparece cuando una parte o partes de nosotros ya no están vivas, ya sea física, emocional o espiritualmente. El cáncer puede resucitar estas áreas adormecidas, reprimidas o congestionadas, ya sean de naturaleza física o no física.

Esta resurrección, que comienza con una mayor atención a estas zonas muertas de nuestra vida, puede ocurrir de varias maneras. Podemos empezar a darnos cuenta de lo temerosos o negligentes que hemos sido con respecto a una parte del cuerpo, el cuerpo en su totalidad, nuestro futuro o nuestro pasado, la naturaleza, la comida, otras personas, el futuro de nuestro planeta u otros temas. De repente, podemos darnos cuenta de lo profundamente que hemos albergado emociones negativas intensas hacia los demás o hacia nosotros mismos, o podemos notar por qué hemos permitido que ciertos alimentos, bebidas o drogas, como analgésicos, esteroides y antibióticos, contaminen nuestro hermoso cuerpo. El cáncer es una llamada de atención, un aviso para recuperar nuestra vida cuando ya no se siente equilibrada o significativa.

La *enfermedad,* el cáncer, sólo ocurre donde los canales o conductos de circulación y eliminación de desechos han estado bloqueados constantemente durante mucho tiempo. Este capítulo trata de las causas puramente físicas del cáncer, aunque, para comprender verdaderamente el cáncer, también debe verse en el contexto de causas emocionales y espirituales. Todo esto es materia de los capítulos tres y cuatro.

Etapas progresivas del cáncer

Dado que estoy escribiendo este libro principalmente para el lector no especializado, evitaré oscurecer el texto con jerga médica compleja y referencias complicadas a estudios científicos. En su lugar, explicaré en términos simples y paso a paso cómo se desarrollan la mayoría de los cánceres. Verás el hilo conductor que conecta el síntoma, el cáncer, con sus capas de origen. Juntos desentrañaremos el misterio del cáncer recorriendo sus etapas progresivas en orden inverso. Ten en cuenta que cada causa es sólo otro efecto de una causa anterior. Finalmente, llegaremos al origen subyacente del cáncer, que explicaré en el capítulo cuatro.

He mencionado antes que una célula cancerosa es aquella que ha perdido la capacidad de cumplir con sus responsabilidades preprogramadas de garantizar el equilibrio o la homeostasis en el cuerpo. En lugar de cumplir con su deber natural, dicha célula se ha volcado hacia un nuevo tipo de ocupación profesional que podrías describir como *trabajador del alcantarillado.* No es una coincidencia ni mala suerte, sino una necesidad y una bendición disfrazada, que las células cancerosas se apoderen de los subproductos nocivos del metabolismo y los ingieran. Como veremos, este material de desecho no tiene medios para escapar del entorno celular, excepto a través de las *bocas hambrientas* de las células cancerosas.

Un consenso común entre la mayoría de la población médica y laica sostiene que la *degradación* gradual de las células normales en células cancerosas se debe a errores aleatorios que el cuerpo de alguna manera comete, tal vez por razones hereditarias, lo que a menudo se llama predisposición genética. Esta teoría no sólo desafía la lógica, sino también el propósito intrínseco de la evolución.

Cada gran descubrimiento que ha hecho el hombre ha revelado que algo aparentemente inútil o incluso dañino está, de hecho, lleno de significado y propósito. La destrucción de las flores de un árbol frutal no debe confundirse con un acto de autodestrucción; más bien, es la fuerza destructiva que trae a la vida un fruto nutritivo. Aunque la idea de que el cáncer es un arma mortal que el cuerpo crea para destruirse a sí mismo (una enfermedad autoinmune) se basa en pruebas médicas, no refleja un alto grado de conocimiento científico, y ciertamente desafía todo sentido de sabiduría y lógica. ¿Necesitamos una nueva interpretación de estas pruebas para entender realmente el cáncer y por qué ocurre?

Como mencioné antes, en 1900 sólo 1 de cada 8000 personas tenía cáncer. Ahora, 1 de cada 2 personas puede esperar desarrollar algún tipo de cáncer en algún momento de su vida. Sólo en los Estados Unidos, casi un millón de personas mueren cada año a causa de una enfermedad crónica, la mayoría de ellas por cáncer. El cáncer ha superado a las enfermedades cardíacas como la causa número uno de muerte. ¿Qué está pasando aquí? Nada en el mundo natural sugiere que esto sea normal. El no saber lo que realmente es el cáncer lo ha convertido en una enfermedad peligrosa.

Cada día de tu vida adulta, el cuerpo reemplaza aproximadamente 30 000 millones de células. De estas, se estima que el 1 % sufre una mutación genética programada y se vuelve canceroso. Tu sistema inmunitario está programado para detectar estas células y destruirlas. La *tarea de limpieza del cuerpo* es tan eficiente, perfectamente sincronizada y minuciosa que estas células cancerosas anaeróbicas no tienen ninguna oportunidad. Sin embargo, es esencial para la propia supervivencia del cuerpo que este tipo de células cancerosas se creen todos los días; aseguran que el sistema inmunitario permanezca lo suficientemente estimulado como para mantener su capacidad de defensa y autopurificación eficiente y actualizada.

Esto naturalmente plantea la pregunta de por qué el mismo sistema inmunitario se abstendría de atacar las células cancerosas que han mutado como respuesta a lidiar con una congestión severa (como se explica a continuación). Permíteme hacer la misma pregunta de otra manera: ¿por qué el sistema inmunitario discrimina entre estos dos tipos de cánceres y decide destruir un grupo de células cancerosas mientras deja a las otras intactas?

Esta importante pregunta merece una respuesta. El cáncer al que generalmente nos referimos como enfermedad no es en realidad una enfermedad en absoluto; más bien, es una respuesta inmunitaria extendida para ayudar a limpiar una afección preexistente de congestión tóxica que sofoca a un grupo de células. ¿Por qué el sistema inmunitario trataría de obstaculizar sus propios esfuerzos para evitar que ciertos productos de desecho metabólicos tóxicos entren en el torrente sanguíneo y maten al cuerpo? Dadas las circunstancias, estas células cancerosas son demasiado valiosas y útiles para el cuerpo como para eliminarlas.

Incluso si entran en los conductos linfáticos y son transportadas a otras partes del cuerpo,[1] el sistema inmunitario seguiría tratando de mantenerlas vivas mientras sean útiles. Las células cancerosas no se propagan aleatoriamente por todo el cuerpo. Pueden crecer en cualquier lugar que también esté congestionado y privado de oxígeno. Tanto las células sanas como las cancerosas en el cuerpo están cargadas de glóbulos blancos que matan el cáncer, como las células T. En el caso del cáncer de riñón y el melanoma, por ejemplo, los glóbulos blancos constituyen el 50 % de la masa de los cánceres. Dado que las células T reconocen fácilmente el tejido celular mutado o extraño, como las células cancerosas, cabría esperar que estas células inmunitarias atacaran inmediatamente a las células cancerosas. Sin embargo, el sistema inmunitario permite que las células cancerosas lo recluten para hacer crecer tumores más grandes y desarrollar tumores en otras partes del cuerpo. Las células cancerosas producen proteínas específicas que indican a las células inmunitarias que las dejen en paz y las ayuden a crecer.

¿Por qué querría el sistema inmunitario colaborar con las células cancerosas para crear más tumores o tumores más grandes? Porque el cáncer es un mecanismo de supervivencia, no una enfermedad, mediante el cual el cuerpo utiliza el cáncer para mantener sustancias cancerígenas mortales y desechos metabólicos cáusticos alejados de la linfa y la sangre. Al hacerlo, se evita que las toxinas lleguen al corazón, al cerebro y a otros órganos vitales. Matar las células cancerosas, de hecho, pondría en peligro su supervivencia.

Es importante saber que el cuerpo ataca un tumor canceroso sólo después de que la congestión que ha llevado al crecimiento del tumor en primer lugar ha sido disuelta. Como mencioné en el capítulo uno,

1. Esto se llama metástasis. Sin embargo, no hay evidencia que demuestre que la metástasis realmente ocurre. Es más probable que un *nuevo cáncer se desarrolle en otras partes del cuerpo por las mismas razones que se desarrolló el primer cáncer.*

éste sería el caso, por ejemplo, tras una infección importante, como la varicela o la gripe. Hablaré de otras razones para la aparición de remisiones espontáneas en una etapa posterior de este libro.

1. Congestión

¿De qué tipo de congestión estamos hablando aquí, y de dónde proviene? Permíteme ilustrarlo con el siguiente ejemplo: en una ciudad grande como Nueva York, el tráfico puede fluir con normalidad durante las horas normales o los domingos, pero en hora punta hay de repente muchos más coches en la carretera de los que la ciudad puede manejar. La congestión resultante puede obligarte a pasar horas en lugar de minutos para llegar desde tu lugar de trabajo hasta tu casa. Sin embargo, finalmente, encontrarás el camino a casa. A esto lo llamo congestión temporal.

Sin embargo, la situación sería diferente si hubiera habido un accidente de tráfico importante debido al hielo y la nieve, y las carreteras que conducen a tu casa estuvieran completamente bloqueadas. Este accidente afecta a todos los coches que esperan avanzar, aunque no haya nada inherentemente malo con los coches en sí. Igualmente afectadas están las camionetas que entregan mercancías a las tiendas o llevan basura a los vertederos; las madres que van camino a casa para alimentar a sus hijos; los hombres de negocios que se dirigen al aeropuerto para tomar un avión; y miles de otros viajeros varados por varias razones. El efecto es el mismo para todos los involucrados: todos son igualmente incapaces de llegar a su destino. A menos que alguien elimine la causa de la congestión del tráfico, permanecen atrapados entre una gran cantidad de coches que emiten gases por los tubos de escape.

Si alguien viniera y propusiera que la mejor manera de despejar la congestión sería traer una gran excavadora y empujar todos los coches fuera de la carretera, pensarías que ha perdido la cabeza. Sin embargo, así es exactamente como la medicina alopática trata el cáncer. En el cáncer, se ha desarrollado un atasco de tráfico más o menos permanente en el cuerpo, pero este atasco ha sido causado por un obstáculo en otro lugar. Ya no se pueden entregar nutrientes como oxígeno y glucosa a sus destinos, ni se pueden eliminar los productos de desecho celular. En lugar de usar medicamentos tóxicos o *excavadoras* quirúrgicas para destruir o eliminar las células afectadas por la congestión del tráfico, sería mucho más sensato buscar el obstáculo inicial que ha llevado a la congestión en primer lugar.

Ya hemos analizado que las células normales se vuelven cancerosas cuando no obtienen suficiente oxígeno para realizar su trabajo metabólico. Sin el metabolismo celular, el cuerpo se enfriaría y moriría en cuestión de minutos. Para mantener algún tipo de metabolismo en funcionamiento sin el uso de oxígeno, aunque lejos de ser ideal, las células deben cambiar (mutar) a células anaeróbicas que son capaces de utilizar los productos de desecho metabólicos acumulados y proporcionar al menos parte del calor y la energía necesarios en el cuerpo. Culpar y castigar posteriormente a estas células por tal acto de sabiduría instintiva sería muy miope.

Si buscas la razón subyacente de esta situación, es el obstáculo que impide que el oxígeno y otros nutrientes lleguen a las células. Básicamente, sólo hay un obstáculo de este tipo, aunque tiene dos componentes: el engrosamiento de las paredes de los capilares sanguíneos y la congestión de los conductos linfáticos.

2. El obstáculo

Recuerda que estamos tratando de rastrear el origen del cáncer, paso a paso, retrocediendo desde el síntoma hacia la causa. El obstáculo o bloqueo que causa un atasco de tráfico aparentemente se debe al choque de un coche o camión; pero, en realidad, está causado por otro factor, como fatiga, distracción por hablar por teléfono, exceso de velocidad o conducir ebrio.

En el cuerpo humano, tal *atasco* puede ser generado por el engrosamiento de las paredes de los vasos sanguíneos, lo que impide el paso adecuado de oxígeno, agua, glucosa y otros nutrientes vitales desde la sangre hasta las células. Los nutrientes en la sangre pasan naturalmente a través de la pared del vaso sanguíneo y se dirigen hacia las células mediante un proceso conocido como ósmosis. Después de dejar su valiosa carga, la sangre regresa a los pulmones, al hígado y al sistema digestivo para llevar más de lo mismo.

Algunos nutrientes, como el agua y el oxígeno, pasan libremente a través de las paredes de los vasos sanguíneos, mientras que otros necesitan ayuda en forma de un transportador o guía. La hormona *insulina,* secretada por células especializadas del páncreas, desempeña ese papel. Se libera cuando se detectan varios estímulos, como la ingesta de proteínas y la presencia de glucosa en la sangre.

Una vez que se inyecta en la sangre, la insulina toma el azúcar (glucosa) de la sangre y la transporta a las células musculares, de grasa y del hígado, donde se convierte en energía (trifosfato de adenosina o ATP) o se almacena como grasa. Este proceso metabólico básico, que es responsable de mantener vivo y saludable a todo el cuerpo, se ve perturbado una vez que las paredes de los vasos sanguíneos comienzan a engrosarse.

¿Por qué permitiría el cuerpo que las paredes de sus vasos sanguíneos se engrosen? La respuesta puede sorprenderte: para salvarse de sufrir un ataque cardíaco, un derrame cerebral u otra forma de degeneración repentina.

El fluido más importante en el cuerpo es la sangre, porque es lo que suministra oxígeno a todos los tejidos del cuerpo. Si la sangre se vuelve demasiado espesa, todo el cuerpo comienza a sufrir falta de oxígeno. En la sangre espesa, las plaquetas se alteran y comienzan a agruparse. Esto dificulta que la sangre pase a través de los pequeños capilares que suministran oxígeno y otros nutrientes a las células del cuerpo. Si las células del cerebro, el tejido nervioso o las células del corazón se ven privadas del suministro de oxígeno y nutrientes, pueden generar una amplia gama de trastornos agudos y crónicos, incluidos ataques cardíacos, derrames cerebrales, esclerósis múltiple, fibromialgia, enfermedad de Alzheimer, enfermedad de Parkinson, cáncer de cerebro y muchos problemas subsidiarios en todo el cuerpo.

La conexión entre las proteínas y el cáncer

La conexión entre la proteína y el cáncer se ha vuelto evidente desde que estudios científicos a gran escala, incluido el *Estudio de China,* han demostrado una virtual ausencia de cáncer entre las personas que no consumen proteínas animales. El consumo de carne en relación con el riesgo de cáncer ha sido reportado en más de cien estudios epidemiológicos de muchos países con dietas diversas. Basándose en el trabajo de Richard Doll y Richard Peto en 1981 (*Journal of the National Cancer Institute* 1981; 66:1191-1308), se ha estimado que aproximadamente el 35 % (rango de 10 %-70 %) de los casos de cáncer pueden atribuirse a la dieta, una magnitud similar a la contribución del tabaquismo al cáncer (30 %, rango de 25 %-40 %). Recientemente, un gran estudio estadounidense ha proporcionado evidencia sólida de que el consumo de carnes rojas y procesadas representa el mayor riesgo dietético de desarrollar cáncer.

En un Estudio de Dieta y Salud de los Institutos Nacionales de Salud (NIH)-AARP, los investigadores Genkinger y Koushik del Instituto Nacional del Cáncer de EE. UU. examinaron los datos de salud de 494 000 participantes. En este estudio de 8 años (publicado en *PLoS Med.* Diciembre de 2007; 4[12]: e345, y en línea el 11 de diciembre de 2007. doi:10.1371/journal.pmed.0040345), los investigadores compararon la tasa de aparición de cáncer entre el 20 % de los participantes que consumieron más carnes rojas[2] y procesadas con los datos del 20 % que comió menos.

Los resultados del estudio fueron impactantes. Los participantes que consumieron más carne roja tenían un 25 % más de riesgo de desarrollar cáncer colorrectal en comparación con aquellos que comieron menos, y un 20 % más de riesgo de desarrollar cáncer de pulmón.[3] El riesgo de cáncer de esófago y de hígado aumentó entre un 20 % y un 60 %. Un mayor consumo de carne también se correlacionó con un

---

2. Carne proveniente de un mamífero, como res, cordero, cerdo y ternera; y carnes preservadas mediante salazón, ahumado o curado.
3. El cáncer de pulmón y el cáncer colorrectal son la primera y segunda causa principal de muerte por cáncer, respectivamente.

mayor riesgo de cáncer pancreático en los hombres. En análisis recientes de metaanálisis de cáncer colorrectal que incluyeron estudios publicados hasta 2005, las asociaciones indicaron que la ingesta de carne roja se asoció con un aumento del riesgo del 28-35 %, mientras que las carnes procesadas se asociaron con riesgos elevados del 20-49 %. Los investigadores indicaron que 1 de cada 10 casos de cáncer de pulmón o colorrectal podría evitarse limitando la ingesta de carne roja. Según el *Estudio de China* y otras investigaciones sobre el cáncer realizadas durante los últimos sesenta años, el cáncer podría convertirse en una enfermedad rara si se evitaran por completo las proteínas animales.

Otros estudios han encontrado asociaciones entre el consumo de carne y el riesgo de cáncer de vejiga, mama, cuello uterino, endometrial, esofágico, glioma, riñón, hígado, pulmón, boca, ovario, páncreas y próstata. Por otro lado, hay numerosos estudios que señalan los efectos preventivos del cáncer de una dieta basada en plantas o de frutas y verduras, incluidos estudios publicados en el *American Journal of Epidemiology* (15 de julio de 2007;166[2]:170-80. Epub el 7 de mayo de 2007) y en *Archives of Internal Medicine* (10 de diciembre de 2007; 167[22]:2461-8).

Los investigadores del estudio de dieta del NIH sugirieron que la carne contiene una serie de compuestos cancerígenos, incluidos algunos que se forman durante la cocción o el procesamiento (por ejemplo, aminas heterocíclicas, nitrosaminas). También señalaron que la carne contiene otros carcinógenos potenciales, como hierro hemo (el tipo de hierro que se encuentra en la carne), nitratos y nitritos, grasas saturadas, antibióticos, hormonas y sales.

Se ha observado que todas estas sustancias afectan el metabolismo hormonal, aumentan la proliferación celular, dañan el ADN, alientan las hormonas de crecimiento similares a la insulina y promueven el daño de las células por los radicales libres, lo que puede conducir al cáncer. Los niños que comen carnes procesadas aumentan su riesgo de desarrollar leucemia en un 74 %, según una investigación publicada en la revista *BMC Cancer* (enero de 2009). En adultos, se sabe que el consumo de carnes procesadas aumenta el riesgo de cáncer pancreático en un 67 % y el cáncer de vejiga en un 59 %. Un simple par de bocados diarios aumenta la probabilidad de cáncer de colon en un 20 %.

¿Qué ocurre realmente cuando comes carne?

Uno de los agentes que más espesa la sangre es la proteína de los alimentos, particularmente de origen animal. Supongamos que comes un trozo mediano de filete, pollo o pescado. En comparación con un animal carnívoro como un león o un lobo, tu estómago sólo puede producir la cantidad relativa de 1/20 del ácido clorhídrico necesario para digerir una comida de proteínas tan concentrada.

Además, la concentración relativa del ácido clorhídrico en los gatos o lobos es al menos cinco veces mayor que en los humanos. Un gato o lobo puede comer y digerir fácilmente los huesos de un pollo, mientras que los humanos no pueden. La mayor parte de la proteína del cadáver, por lo tanto, pasará sin digerir al intestino delgado, donde se pudrirá (80 %) o entrará en el torrente sanguíneo (20 %).

El hígado es capaz de descomponer parte de la proteína absorbida, lo que forma los productos de desecho urea y ácido úrico. Estos desechos se envían a los riñones para su excreción con la orina. Sin embargo, con el consumo regular de proteínas animales, incluidas carne, aves, pescado, huevos, queso y leche, se forman más y más piedras intrahepáticas en los conductos biliares del hígado.[4] Esto reduce enormemente la capacidad del hígado para descomponer estas proteínas.

Los alimentos ricos en proteínas están entre los más acidificantes y espesantes de la sangre. Por lo tanto, cuando una gran cantidad de la proteína termina circulando en la sangre, naturalmente la espesará. Para evitar el peligro de un ataque cardíaco o un derrame cerebral, el cuerpo intentará deshacerse de la proteína en el fluido que rodea las células (líquido tisular o tejido conectivo). Esto fluidifica la sangre y evita el peligro inminente de complicaciones cardiovasculares graves, al menos temporalmente. Sin embargo, la proteína desechada comienza a convertir el fluido intercelular en una sustancia gelatinosa. En esta situación, los nutrientes que intentan llegar a las células pueden quedar atrapados en esta sopa espesa, lo que aumenta el riesgo de

4. Consulta *La increíble limpieza hepática y de la vesícula biliar* para conocer las causas de los cálculos en los conductos biliares y la vesícula, y cómo eliminarlos de forma segura y sin dolor.

muerte celular por inanición. El cuerpo intenta evitar la muerte celular iniciando otra respuesta de supervivencia aún más sofisticada, que es casi ingeniosa. Para eliminar las proteínas del fluido intercelular, el cuerpo reconstruye la proteína y la convierte en fibra de colágeno, que es 100 % proteína *(véase* ilustración 1). De esta forma, el cuerpo puede construir la proteína en la membrana basal de las paredes de los vasos sanguíneos. Mientras acomoda el exceso de proteína, la membrana basal puede volverse hasta ocho veces más gruesa de lo normal. Una vez que las paredes de los capilares están saturadas con la proteína o fibra de colágeno, las membranas basales de las arterias comienzan a hacer lo mismo. Esto finalmente conduce al endurecimiento de las arterias, lo cual es el tema del capítulo nueve de mi libro *Los secretos eternos de la salud.*[5]

Ahora, el cuerpo debe enfrentarse a un desafío aún mayor. Las gruesas paredes de los capilares (y posiblemente de las arterias) se han convertido en una obstrucción, bloqueando el suministro de nutrientes a las células. Las paredes de los vasos sanguíneos impiden cada vez más que el oxígeno, la glucosa e incluso el agua penetren por las barreras de proteína, lo que priva a las células de sus nutrientes esenciales. Menos glucosa llega a las células. Como resultado, el metabolismo celular es menos eficiente y la producción de desechos aumenta, similar al motor de un coche que no ha sido ajustado adecuadamente o que no ha recibido gasolina o aceite de calidad.

Además de congestionar las paredes de los vasos sanguíneos, entra en juego otro factor problemático. Parte del exceso de proteína es absorbida por los conductos linfáticos que acompañan a cada capilar sanguíneo. Estos conductos linfáticos y los ganglios linfáticos asociados están diseñados para eliminar y desintoxicar las cantidades normales de productos de desecho metabólicos generados por las células. También eliminan los desechos celulares resultantes de la destrucción diaria de más de 30 000 millones de células desgastadas.

5. Este libro analiza en profundidad las causas de las enfermedades cardíacas, los accidentes cerebrovasculares y el colesterol alto, y muestra al lector cómo eliminar estas causas de manera rápida y segura.

Engrosamiento de las paredes de los capilares sanguíneos

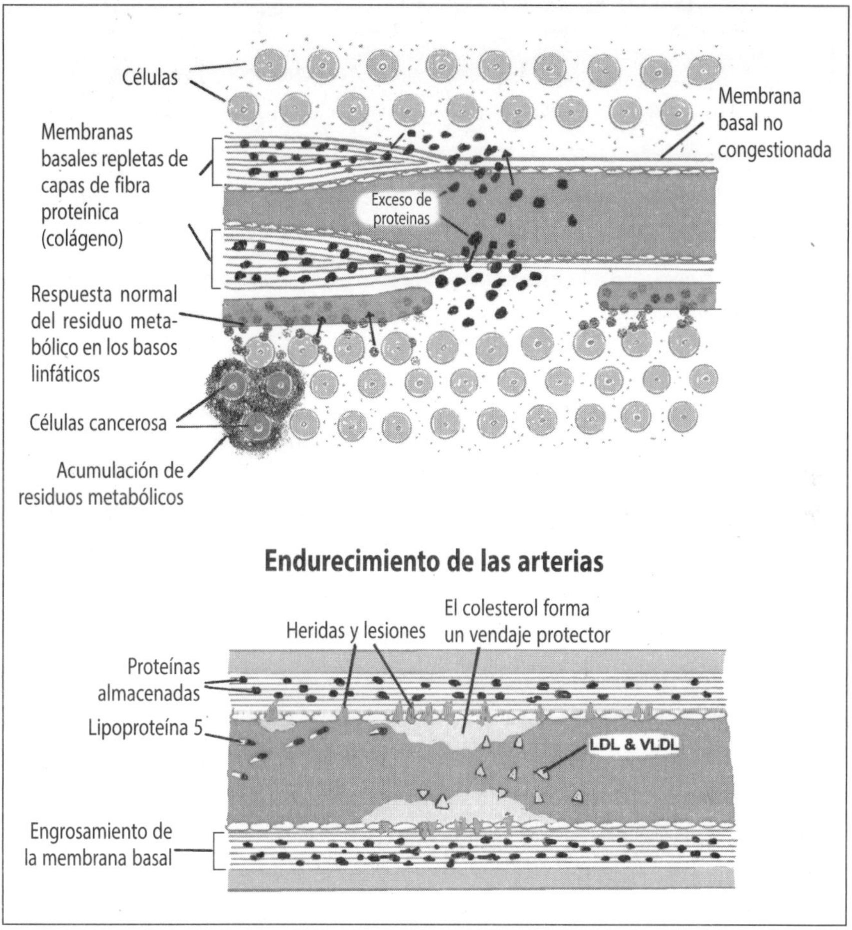

Ilustración 1: Cuando la proteína termina circulando en la sangre

Dado que las células están compuestas por proteínas, gran parte de los desechos recogidos ya está llenos de proteínas de células antiguas. Verse obligados a absorber proteínas adicionales de alimentos ingeridos como carne, pescado o leche simplemente sobrecarga todo el sistema linfático y lleva al estancamiento del flujo linfático y la retención de líquidos. En consecuencia, los conductos linfáticos congestionados están cada vez más incapacitados en su intento de eliminar los productos de desecho metabólico de las células. Esto, a su vez, conduce a una mayor concentración de material de desecho metabólico en el líquido que rodea a las células.

Extirpación de ganglios linfáticos para el cáncer de mama: Inútil y perjudicial

La extirpación quirúrgica de los ganglios linfáticos y vasos linfáticos como parte del procedimiento médico estándar para pacientes con cáncer de mama no sólo es inútil, sino también perjudicial, según un estudio publicado en The Journal of the American Medical Association (JAMA.2011; 305[6]:569-575.doi:10.1001/jama.2011.90).

En este innovador estudio, 115 centros médicos siguieron a 891 mujeres con cáncer de mama en fase temprana y evaluaron los beneficios de la extirpación de los ganglios linfáticos. La edad promedio de las participantes rondaba los 50 años, y se les dio seguimiento durante un promedio de 6,3 años.

El estudio reveló que en aquellas mujeres cuyo cáncer se había diseminado a los ganglios linfáticos, la extirpación de dichos ganglios no aumentó su tasa de supervivencia. Después de cinco años, el 82,2 % de las mujeres que se sometieron a la extirpación de los ganglios axilares seguían vivas y en remisión, en comparación con el 83,9 % de las mujeres que no se sometieron a la operación.

No sólo eso, sino que la extirpación de los ganglios linfáticos también aumentó sus probabilidades de sufrir complicaciones graves. De hecho, las mujeres del estudio que se sometieron a la extirpación de los ganglios experimentaron un aumento del 70 % en complicaciones en comparación con el 25 % de las mujeres que no lo hicieron. Dichas complicaciones incluían infecciones, sensaciones de dolor y linfedema.

Lo que asombra a la comunidad médica es que los investigadores descubrieron que la extirpación de los ganglios linfáticos no impidió la diseminación posterior del cáncer a otros ganglios linfáticos. Esto claramente contradice la hipótesis de que los ganglios linfáticos que albergan células cancerosas son responsables de la metástasis (diseminación del cáncer).

Éste es el razonamiento detrás de la creencia médica común: «Al eliminar un ganglio linfático que contiene células cancerosas, éstas ya no pueden diseminarse a otros ganglios ni llegar a otras partes del cuerpo. Por lo tanto, la práctica de extirpar ganglios linfáticos es un método preventivo fiable y eficaz contra la metástasis del cáncer». Esto suena lógico y razonable para la mayoría de los médicos y sus pacientes. Sin embargo, la teoría sólo tiene sentido si también crees que las células cancerosas se mueven para infectar otras células y convertirlas en cancerosas, lo cual, por supuesto, es sólo otra hipótesis sin respaldo científico.

Como demuestra claramente el estudio mencionado, la extirpación de ganglios linfáticos con células cancerosas no hace nada para evitar la propagación del cáncer. Lo que debemos concluir de esta investigación es que, como se vio previamente, el cáncer no se disemina simplemente de un lugar a otro.

Siempre he hablado en contra de la extirpación de estas partes vitales del sistema de desintoxicación y eliminación de desechos del cuerpo, que incluye los vasos y los ganglios linfáticos. Los pacientes con cáncer de mama, en particular, dependen de un sistema linfático intacto. Por lo tanto, me siento muy alentado por este equipo de investigadores que tuvo el coraje de llevar a cabo un estudio tan importante y exponer abiertamente uno de los procedimientos médicos más antiguos, crueles y más extendidos como un fraude.

Sin ninguna diferencia en la tasa de supervivencia o recurrencia, la extirpación de ganglios linfáticos NO está justificada. La investigación realizada «demostró definitivamente que la disección de ganglios linfáticos axilares no es beneficiosa». Además, «la supervivencia fue independiente del estado de los ganglios linfáticos», dijeron los autores del estudio. ¿Por qué someter a las mujeres a una prueba tan agotadora cuando no hay beneficio de supervivencia?

A pesar de la evidencia científica, los centros médicos, hospitales y sanitarios que no conocen esta investigación o eligen ignorarla por razones económicas, seguirán extirpando los ganglios linfáticos axilares de las mujeres. De hecho, algunas instituciones prominentes ni siquiera participaron en el estudio, según los autores. Los cirujanos, en particular, esperan que las malas noticias (que la cirugía de los ganglios linfáticos es innecesaria y perjudicial) simplemente desaparezcan con el tiempo, como suele suceder en la industria médica. Además, los medios de comunicación principales ni siquiera informaron sobre este importante estudio.

Las mujeres a quienes se les extirparon los ganglios linfáticos axilares tienen más probabilidades de sufrir una serie de nuevos problemas de salud en el futuro. Lo que es peor, la posibilidad de una cura real para su cáncer se reduce considerablemente, y es más probable que el cáncer reaparezca a causa de ello.

El autor de un editorial que acompañó al estudio, el doctor Grant W. Carlson, profesor de Cirugía en el Instituto de Cáncer Winship en la Universidad de Emory, dijo sin rodeos: «Tengo la sensación de que hemos estado haciendo mucho daño (al extirpar rutinariamente muchos ganglios)». Pero como no muchos médicos y pacientes prestan atención a esta admisión del buen doctor, la guerra contra los pacientes con cáncer continuará con toda su fuerza.

Asfixia en curso

La consecuencia de la acumulación de desechos en el entorno celular es que las células no sólo se ven privadas de oxígeno y otros nutrientes vitales, sino que también comienzan a asfixiarse en sus propios desechos. El drástico cambio en el entorno celular las deja sin otra opción que mutar en células anormales, dadas las circunstancias.

La mutación celular no ocurre porque los genes de la célula hayan tenido un mal día y decidan volverse malignos. Los genes no se activan y desactivan sin motivo. Los planos genéticos no tienen control ni poder para hacer nada. Están ahí para ayudar a la célula a reproducirse. Sin embargo, el plano genético se altera de forma natural cuando el entorno de la célula sufre grandes cambios. Al reducir drásticamente la concentración de oxígeno en el entorno celular, los genes generan un nuevo plano genético por necesidad. Esto permite que las células sobrevivan sin oxígeno y, en su lugar, que utilicen algunos de los productos de desecho metabólico como fuente de energía. Las células mutadas pueden absorber, por ejemplo, ácido láctico; y al metabolizarlo, son capaces de cubrir algunas de sus necesidades energéticas. Aunque este tipo anormal de metabolismo celular tiene efectos secundarios perjudiciales, al hacerlo, el cuerpo puede evitar, al menos por un tiempo, el envenenamiento fatal del órgano afectado o de la sangre. Al mantener vivas al menos algunas de las células privadas de oxígeno mediante la mutación celular, se protege al órgano contra un colapso y fallo repentinos e irreversibles. Todas estas adaptaciones hacen que el cáncer sea un mecanismo de supervivencia para mantener a la persona viva durante el mayor tiempo posible, mientras lo permitan las circunstancias.

Cáncer y enfermedad cardíaca: Mismas causas

Es interesante saber que muchos de los factores que pueden conducir al cáncer también son elementos importantes en las enfermedades cardiovasculares. Uno de los factores más importantes es la viscosidad de la sangre y la velocidad a la que fluye. Cuando la sangre es demasiado espesa y fluye demasiado lentamente, el paciente corre un mayor riesgo de desarrollar coágulos, los cuales son una causa conocida de metástasis.

Otro problema que se relaciona tanto con el cáncer como con la enfermedad cardíaca es la acumulación de placa en las arterias. La creencia popular nos dice que esto es el resultado de consumir demasiadas grasas saturadas, pero no es el caso. Un artículo innovador de 1994 en The Lancet informó que, en una obstrucción de la arteria aórtica, los investigadores identificaron más de diez compuestos diferentes en la placa arterial, pero ni un rastro de grasa saturada. Sin embargo, sí encontraron algo de colesterol, lo cual se explica por el papel conocido del colesterol como una especie de «ungüento» curativo para las abrasiones arteriales, similar a una costra interna. Sin embargo, el colesterol no fue responsable del coágulo, y la grasa saturada ni siquiera estaba presente.

Esto es tan contrario a lo que se ha enseñado durante muchos años que es posible que te preguntes cómo puede ser. Pero una vez más, la naturaleza ha demostrado este principio en el reino animal durante milenios. Un gato, por ejemplo, sigue una dieta casi exclusivamente basada en carne, consume por lo tanto mucha grasa saturada y colesterol. Según la creencia popular, deberían estar muriendo como moscas de ataques cardíacos; pero no es así.

Vale la pena mencionar en este punto que sólo las paredes capilares y arteriales pueden almacenar proteínas en exceso. Las vénulas y venas, a diferencia de los capilares y arterias, se encargan de absorber el producto de desecho metabólico, el dióxido de carbono, y transportarlo hacia los pulmones. Básicamente, transportan sangre vacía, sangre que ya ha descargado sus nutrientes y proteínas en exceso, y ha pasado éstos al tejido conectivo. La sangre ahora está lista para regresar a los pulmones y tomar oxígeno, carbono, nitrógeno e hidrógeno del aire. Estas cuatro moléculas forman todos los aminoácidos del cuerpo que son necesarios para la construcción de proteínas celulares.[6]

A medida que la sangre pasa por el sistema digestivo, toma otros nutrientes necesarios para la energía y la nutrición celular, y tal vez proteínas de origen animal. Las proteínas concentradas (como las que se encuentran, por ejemplo, en la carne, el pescado, las aves, los huevos, el queso y la leche) nunca se almacenan en las paredes de las vénulas y venas, sólo en las paredes de los capilares y arterias. Los depósitos de proteínas en las membranas[7] basales de los capilares y arterias lesionan e inflaman las células que forman estos vasos sanguíneos.

Para lidiar con estas lesiones o heridas, el cuerpo adhiere placa protectora, incluyendo colesterol, en el interior de la pared arterial para evitar la formación de coágulos sanguíneos peligrosos que podrían escapar al torrente sanguíneo y desencadenar un ataque cardíaco o un derrame cerebral. Por otro lado, las vénulas y venas siempre permanecen libres de placa porque sus membranas basales no están expuestas a las proteínas dañinas. Por esta razón, los cirujanos cardíacos pueden tomar venas de las piernas y utilizarlas como puentes para las obstrucciones arteriales. Sin embargo, una vez que se coloca una vena en el

6. Más detalles sobre la autosuficiencia proteica del cuerpo se pueden encontrar en la sección sobre el vegetarianismo de mi libro *Los secretos eternos de la salud.*

7. Una membrana normalmente muy delgada que sostiene las células que componen la pared de los vasos sanguíneos y las mantiene en su lugar.

lugar de una arteria coronaria, se expone a la proteína en exceso y, como resultado, comienza a desarrollar placa protectora a lo largo de su pared interior.

El colesterol que contiene la placa ha adquirido una mala reputación porque no muchos médicos conocen su verdadero propósito. Si más personas supieran que el llamado colesterol malo (LDL) previene el sangrado de las paredes arteriales congestionadas y, posiblemente, la formación de coágulos sanguíneos peligrosos, podríamos percibir el colesterol malo como colesterol salvavidas. Si le preguntas a tu médico por qué el llamado colesterol malo se adhiere sólo a las arterias y no a las venas, aunque está presente tanto en la sangre venosa como en la arterial, podrías despertar su curiosidad acerca de por qué el colesterol actúa de esta manera. Podría descubrir que el colesterol no es el enemigo aquí. De hecho, el cuerpo utiliza el colesterol LDL en la curación de cada herida, tanto interna como externa. El colesterol LDL es verdaderamente un salvavidas.

Menciono el tema del endurecimiento de las arterias porque la enfermedad cardíaca y el cáncer no son tan diferentes. Comparten dos factores comunes: la congestión de las paredes de los vasos sanguíneos y el bloqueo linfático. Dado que las células cardíacas no pueden volverse cancerosas, una vez que se ven privadas de oxígeno durante cierto período de tiempo, mueren de acidosis y simplemente dejan de funcionar. A esto lo llamamos un ataque al corazón, aunque en realidad no hay ningún ataque, sólo privación de oxígeno. En otras partes del cuerpo, un entorno similar privado de oxígeno dará como resultado algunas células que pueden continuar viviendo, pero no sin sufrir una mutación en células cancerosas. En otras palabras, el cáncer de los tejidos sólo puede ocurrir en el cuerpo si el sistema circulatorio (incluyendo tanto los vasos sanguíneos como los linfáticos) ha sufrido de congestión durante mucho tiempo.

La muerte en las grasas trans

La proteína no es la única razón por la que ocurre la congestión que causa el cáncer. Ciertas grasas conocidas como ácidos grasos trans, comúnmente conocidas como *grasas trans*, se adhieren a las membranas celulares, lo que dificulta que las células reciban suficiente oxígeno, glucosa e incluso agua. Las células privadas de oxígeno y deshidratadas se dañan y se vuelven cancerosas.

En particular, el consumo de grasas poliinsaturadas, contenidas en productos refinados y despojados de vitamina E, como el aceite vegetal, la mayonesa, los aderezos para ensaladas y la mayoría de las marcas de margarina, aumenta el riesgo de cáncer, especialmente cáncer de piel. Dado que la mayoría de los alimentos de origen animal también contienen grasas que están expuestas a altas temperaturas durante la preparación de los alimentos, o incluso contienen grasas añadidas, como en el pollo frito o los palitos de pescado, el riesgo de cáncer aumenta drásticamente cuando estos alimentos se consumen de manera regular. En resumen, los alimentos ricos en proteínas concentradas y las grasas refinadas impiden que el oxígeno entre en las células.

Sin embargo, también existen ciertas grasas que pueden ser poderosas armas contra el cáncer: una de estas grasas, en particular, es el aceite de oliva virgen extra. Según *Archives of Internal Medicine* (1998), el consumo de grasas poliinsaturadas aumenta el riesgo de cáncer de mama en un 69 %. En cambio, el consumo de grasas monoinsaturadas, como las que se encuentran en el aceite de oliva, reduce el riesgo de cáncer de mama en un 45 %. Un estudio publicado en la revista científica *BMC Cancer* informó que los polifenoles, potentes antioxidantes que se encuentran de forma natural en el aceite de oliva virgen extra, fueron efectivos para prevenir la propagación del cáncer de mama.

De hecho, la dieta mediterránea, que se asocia frecuentemente con el consumo regular de aceite de oliva mínimamente procesado, ha sido vinculada con tasas más bajas de varios tipos de cáncer y enfermedades cardíacas. Esto se debe a que se ha demostrado que el aceite de oliva previene el daño oxidativo, regula la función plaquetaria (previniendo así los coágulos de sangre) y alivia la inflamación.

Esto contrasta marcadamente con los resultados del consumo de grasas poliinsaturadas, que atraen muchos radicales libres de oxígeno y se oxidan, volviéndose rancias una vez que se exponen al aire. Los radicales libres de oxígeno se generan cuando las moléculas de oxígeno pierden un electrón, lo que las hace altamente reactivas. Consumir estas grasas agresivas hace que se adhieran a las membranas celulares de manera similar a un derrame de petróleo en el mar, que ahoga y sofoca a las aves y criaturas marinas. Por lo tanto, la actividad de los radicales libres en estas grasas tiene un efecto gravemente dañino en las células, los tejidos y los órganos. Si bien dependemos de que el cuerpo genere una cierta cantidad de radicales libres de oxígeno para sanar y mantener limpio nuestro organismo, la introducción de grasas oxidadas en el cuerpo puede inundarlo con estos agentes, inflamando y dañando las células.

Los radicales libres de oxígeno pueden formarse en aceites y grasas poliinsaturadas refinadas una vez que se exponen al aire y a la luz solar antes del consumo. Los radicales libres también pueden formarse en los tejidos después de que los aceites o grasas han sido ingeridos. Las grasas poliinsaturadas son difíciles de digerir, ya que están despojadas de su volumen natural y ya no están protegidas contra los radicales libres por su protector natural, la vitamina E. Esta importante vitamina, que es un poderoso antioxidante, se elimina durante el proceso de refinamiento. Comer una hamburguesa y patatas fritas, por ejemplo, puede inundar tu cuerpo de radicales libres. Sin embargo, culpar a los radicales libres por causar daño en el cuerpo es como culpar a las balas por las heridas de una víctima de disparo cuando, en realidad, la persona que apretó el gatillo es la responsable.

Las grasas saturadas son sólidas y se encuentran en productos como la manteca de cerdo y la mantequilla. Contienen grandes cantidades de antioxidantes naturales, lo que las hace mucho más seguras frente a la oxidación por los radicales libres. Dado que las grasas poliinsaturadas son manufacturadas y no existen en forma natural, no son digeribles y el cuerpo las reconoce como peligrosas. La margarina, por ejemplo, está a sólo una molécula de ser plástico y, por lo tanto, es extremadamente difícil de digerir. Los radicales libres, que son los limpiadores naturales del cuerpo, tratan de deshacerse de los culpables grasos que se han fijado a las membranas celulares. Cuando los radicales digieren estas grasas dañinas, también dañan las membranas celulares. Esto se considera una de las principales causas del envejecimiento y las enfermedades degenerativas.

La investigación ha demostrado que, de 100 personas que consumieron grandes cantidades de grasas poliinsaturadas, 78 mostraron signos clínicos evidentes de envejecimiento prematuro. También parecían mucho mayores que otras personas de la misma edad. Por el contrario, en un estudio sobre la relación entre las grasas dietéticas y el riesgo de desarrollar la enfermedad de Alzheimer, los investigadores se sorprendieron al descubrir que las grasas naturales y saludables pueden reducir el riesgo de alzhéimer en hasta un 80 %. El estudio mostró que el grupo con la tasa más baja de alzhéimer consumía aproximadamente 38 gramos de estas grasas saludables cada día, mientras que aquéllos con la mayor incidencia de este trastorno consumían sólo la mitad de esa cantidad.

Otro componente malentendido del debate sobre el cáncer es el colesterol, particularmente el colesterol *malo* LDL. Un estudio de la Universidad de Tohoku, por ejemplo, sugiere que esta forma de colesterol, a menudo vilipendiada, puede ser fundamental en la producción de vitamina D a partir de la exposición al Sol, lo que, a su vez, mejora la función cerebral. Además, los medicamentos con estatinas, que a menudo se recetan para reducir los niveles de colesterol, pueden en realidad dañar el corazón.

Consecuencias de la actividad de los radicales libres

Las células que están dañadas por la actividad anormal de los radicales libres no pueden reproducirse adecuadamente, lo que puede afectar funciones importantes en el cuerpo, incluidas las de los sistemas inmunitario, digestivo, nervioso y endocrino. Desde que las grasas poliinsaturadas fueron introducidas a gran escala en la población, las enfermedades degenerativas han aumentado drásticamente, incluido el cáncer de piel. De hecho, las grasas poliinsaturadas incluso han hecho que la luz solar sea peligrosa, algo que nunca habría sido el caso si los alimentos no hubieran sido alterados y manipulados por la industria alimentaria como se hace hoy en día.[8]

Cuando las grasas poliinsaturadas se extraen de los alimentos naturales, necesitan ser refinadas, desodorizadas e incluso hidrogenadas,

8. Consulta más detalles en mis libros *Cúrate con la luz del Sol* o *Los secretos eternos de la salud.*

dependiendo del producto alimenticio para el cual se utilicen. Durante este proceso, algunas de las grasas poliinsaturadas sufren transformaciones químicas, que las convierten en ácidos grasos trans (o grasas trans), a menudo denominados aceites vegetales hidrogenados. La margarina puede estar compuesta hasta en un 54 % de ácidos grasos trans, mientras que la margarina vegetal típica puede contener un 58 % de grasas trans.

Las personas que consumen más grasas trans provenientes del queso, la leche o alimentos procesados pueden tener un 48 % más de riesgo de depresión, en comparación con aquellos que no consumen casi ninguna grasa trans. Ésta es la conclusión de investigadores de las universidades de Navarra y Las Palmas de Gran Canaria en España, quienes estudiaron los efectos del consumo de grasas trans en 12 059 participantes españoles. El estudio, publicado en la revista PLoS One en enero de 2011, también muestra que los efectos de las grasas trans en el estado de ánimo pueden estar más amplificados en los estadounidenses, quienes consumen más alimentos procesados, una fuente importante de grasas trans, escribieron los autores. Se estima que el consumo de grasas trans por parte de los estadounidenses es 6,2 veces mayor que el de los europeos.

Además, las personas con depresión actual o un diagnóstico previo de depresión tienen un 60 % más de probabilidades de ser obesas y el doble de probabilidades de fumar, en comparación con aquellas que no están deprimidas, según un gran estudio de investigación. El estudio, que apareció en el número de marzo/abril de 2008 de la revista *General Hospital Psychiatry*, recopiló datos de más de 200 000 adultos en 38 estados, el Distrito de Columbia, Puerto Rico y las Islas Vírgenes de EE. UU.

En otro estudio realizado en la Universidad Johns Hopkins, los investigadores encontraron que los participantes con antecedentes de depresión tenían cuatro veces más probabilidades de desarrollar cáncer de mama. El artículo completo se puede encontrar en el número de septiembre de *Cancer Causes and Control* (2000; 11; 8:751-758).

En otro gran estudio publicado en 2003 en *Psychosomatic Medicine* (65, 884), los investigadores lograron establecer un vínculo intrigante entre la depresión y el cáncer de páncreas en los hombres.

Todavía no está claro si la depresión puede causar cáncer, pero ciertamente puede actuar como un cofactor, ya que la depresión suprime el sistema inmunitario y puede llevar a la obesidad y a una mayor probabilidad de fumar, ambos factores de riesgo de cáncer.

Puedes detectar los aceites vegetales hidrogenados en los alimentos leyendo las etiquetas. La mayoría de los alimentos procesados los contienen, incluidos panes, patatas fritas, aperitivos, dónuts, galletas, galletas saladas, pasteles, casi todos los productos horneados, mezclas para pasteles y glaseados, mezclas para hornear, cenas congeladas, salsas, vegetales congelados y cereales para el desayuno. En otras palabras, casi todos los alimentos que están envasados, procesados, refinados, conservados y que no son frescos pueden contener grasas trans. Inhiben la capacidad de la célula para usar oxígeno, que se requiere para oxidar los alimentos a dióxido de carbono y agua. Por supuesto, las células que tienen dificultades para completar sus procesos metabólicos son propensas a volverse cancerosas.

Las grasas trans también hacen que la sangre sea más espesa al aumentar la adherencia de las plaquetas. Esto multiplica las posibilidades de formación de coágulos sanguíneos y la acumulación de depósitos grasos, lo que puede llevar a enfermedades cardíacas. Investigadores de la Escuela de Medicina de Harvard, que observaron a 85 000 mujeres durante un período de ocho años, descubrieron que aquellas que consumían margarina tenían un mayor riesgo de padecer enfermedades coronarias.

Un estudio galés vinculó la concentración de estas grasas trans artificiales en la grasa corporal con la muerte por enfermedades cardíacas. El Gobierno holandés parece haber prohibido ya la venta de margarinas que contengan ácidos grasos trans.

¿Por qué es tan importante un mayor riesgo de enfermedades cardíacas en la consideración del cáncer? Permíteme reiterarlo. Es porque el cáncer y las enfermedades cardíacas comparten las mismas causas. Un ataque cardíaco ocurre cuando una parte del músculo cardíaco se ve privada de oxígeno y muere. El cáncer ocurre cuando una parte de un órgano o sistema del cuerpo se ve privada de oxígeno y moriría si las células del cuerpo no fueran capaces de mutar y volverse cancerosas. Si los bloqueos que conducen a la falta de oxígeno no se eliminan, es probable que el cáncer o la insuficiencia cardíaca acaben con la vida de la persona. A menudo, los pacientes con cáncer no mueren realmente a causa del cáncer, sino debido a una insuficiencia cardíaca. En mi experiencia con cientos de pacientes con cáncer, descubrí que todos ellos también sufrían de problemas cardiovasculares importantes.

No es ningún descubrimiento nuevo que la privación crónica de oxígeno en las células esté detrás del cáncer y otros trastornos degenerativos, como las enfermedades cardíacas. Durante la década de 1930, Otto Warburg, M. D., descubrió que las células cancerosas tienen una tasa de respiración más baja en comparación con las células normales. Consideró que las células cancerosas prosperaban en un entorno con poco oxígeno y que el aumento de los niveles de oxígeno las dañaría e incluso las mataría. Ganador del Premio Nobel de Medicina en 1931, Warburg resumió el problema del cáncer en dos frases breves: **«El cáncer tiene una única causa principal. Es la sustitución de la respiración normal de oxígeno de las células del cuerpo por una respiración celular anaeróbica»**.

Otros científicos siguieron los pasos de Warburg y dijeron lo siguiente:

> «La falta de oxígeno claramente desempeña un papel importante en la transformación de las células en cancerosas». Dr. Harry Goldblatt, *Journal of Experimental Medicine* (1953).

> «La falta de oxígeno significa insuficiente energía biológica que puede dar como resultado cualquier cosa, desde fatiga leve hasta enfermedades potencialmente mortales. El vínculo entre la falta de oxígeno y la enfermedad ahora ha sido firmemente establecido». Dr. W. Spencer Way, *Journal of the American Association of Physicians* (diciembre de 1951).

> «El oxígeno desempeña un papel fundamental en el correcto funcionamiento del sistema inmunitario; es decir, en la resistencia a enfermedades, bacterias y virus». Dr. Parris Kidd, Ph. D., biólogo celular.

«En todos los casos graves de enfermedad encontramos un estado concomitante de baja oxigenación [...]. El bajo oxígeno en los tejidos del cuerpo es un indicador seguro de enfermedad [...]. La hipoxia, o falta de oxígeno en los tejidos, es la causa fundamental de todas las enfermedades degenerativas». Dr. Stephen Levine, renombrado biólogo molecular.

«El cáncer es una afección dentro del cuerpo donde la oxidación se ha agotado tanto que las células del cuerpo se han degenerado más allá del control fisiológico». Dr. Wendell Hendricks, *Hendricks Research Foundation.*

«Privado de oxígeno, el cuerpo enfermará, y si esto persiste, morirá. Dudo que haya algún argumento sobre eso». Dr. John Muntz, científico nutricional.

«Quien respira más aire vive más vida». Elizabeth Barrett Browning.

3. Bloqueo linfático

¿Qué es la linfa y por qué es tan vitalmente importante en el cuerpo? La linfa se origina como plasma sanguíneo, que está repleto de todo tipo de nutrientes, incluidos oxígeno, glucosa, minerales, vitaminas, hormonas, proteínas, así como anticuerpos y glóbulos blancos. El plasma sanguíneo pasa a través de las paredes de los capilares sanguíneos y se une al líquido tisular que rodea todas las células. El líquido tisular también se conoce como líquido intracelular, líquido intersticial o tejido conectivo. Las células toman nutrientes del líquido tisular y liberan productos de desecho metabólico en él.

Aproximadamente el 90 % del líquido tisular regresa al torrente sanguíneo, donde de nuevo se convierte en plasma sanguíneo. El 10 % restante del líquido tisular forma lo que se llama linfa. Con la excepción del dióxido de carbono, la linfa contiene todos los desechos metabólicos producidos por las células, así como patógenos, proteínas disueltas y células cancerosas (que se generan naturalmente como parte del recambio normal de células). Los capilares linfáticos absorben la linfa y eliminan esta basura, evitando así la asfixia y el daño de las células.

El grado de nutrición, salud y eficiencia de las células depende de lo rápida y completamente que se elimine el material de desecho de la linfa. Dado que la mayoría de los productos de desecho celulares no pueden pasar directamente a la sangre para su excreción, deben acumularse en el líquido tisular hasta que el sistema linfático los elimine. Los vasos linfáticos transportan este material potencialmente dañino hacia los ganglios linfáticos para su filtración y desintoxicación. Los ganglios linfáticos, que están estratégicamente ubicados en todo el cuerpo, también eliminan algo de líquido. Esto evita que el cuerpo se hinche y gane un peso excesivo.

Una de las funciones clave del sistema linfático es mantener el líquido tisular libre de sustancias tóxicas causantes de enfermedades, lo que hace que éste sea un sistema de máxima importancia para nuestra salud y bienestar. Sin embargo, muy pocos médicos se refieren a él cuando hablan con sus pacientes sobre la enfermedad que padecen.

Prácticamente todo tipo de cáncer es precedido por una situación importante y continua de congestión linfática. Los tumores cancerosos se manifiestan primero donde el drenaje linfático es constantemente el más insuficiente. Si más áreas del cuerpo se ven afectadas de esta manera, los cánceres pueden desarrollarse en múltiples lugares. El sistema linfático trabaja en estrecha colaboración con el sistema inmunitario para mantener el cuerpo libre de productos de desecho metabólicos nocivos, toxinas, patógenos, material dañino y restos celulares.

Además de la mala circulación de la sangre, los conductos linfáticos congestionados y los ganglios linfáticos obstruidos causan una sobrecarga de material de desecho nocivo en el líquido tisular. Posteriormente, este fluido vital, normalmente fluido, se espesa, impidiendo así la distribución adecuada de nutrientes a las células, lo que las debilita o las daña. La mutación celular ocurre cuando el oxígeno, transportado por la sangre a las células, es continuamente obstaculizado para llegar a ellas.

La pregunta más apremiante es: ¿dónde comienza la congestión linfática? Puede haber varias respuestas, pero las más importantes se relacionan con la bilis y la dieta. Las secreciones biliares restringidas en el hígado y la vesícula biliar, debido a la acumulación de cálculos biliares,[9] socavan la capacidad del estómago y el intestino delgado para digerir los alimentos adecuadamente.

Los alimentos no digeridos están naturalmente sujetos a la descomposición por bacterias intestinales destructivas. Esto permite que grandes cantidades de desechos y sustancias venenosas, como las altamente cancerígenas (causantes de cáncer) aminas, cadaverinas, putrescinas y otros productos de descomposición de alimentos fermentados y putrefactos, se filtren en los conductos linfáticos intestinales. Junto con las grasas y proteínas no digeridas, estos venenos entran en la estructura linfática más grande del cuerpo, el conducto torácico y su base, la cisterna quilífera. La cisterna quilífera es una dilatación linfática (en forma de saco u óvalo), situada frente a las dos primeras vértebras lumbares al nivel del ombligo (*véase* la ilustración 2). Se extiende a otros vasos linfáticos más pequeños en forma de saco.

Las toxinas, antígenos y proteínas no digeridas de fuentes animales, incluidos el pescado, la carne, las aves, los huevos y los productos lácteos, hacen que estos sacos o piscinas linfáticas se inflamen y se hinchen (linfedema). Una vez que las células de un animal mueren, lo cual sucede segundos después de ser sacrificado, las enzimas celulares comienzan de inmediato a descomponer sus estructuras proteicas. El calentamiento/cocción/fritura de proteínas animales, como los huevos, el pescado y la carne, coagula (endurece) las proteínas y desgarra su estructura molecular tridimensional natural. Las proteínas resultantes, conocidas como proteínas *degeneradas*, no sólo son inútiles para el cuerpo, sino que también en realidad se vuelven dañinas a menos que sean eliminadas rápidamente por el sistema linfático. Su presencia fomenta de forma natural una mayor actividad microbiana. Parásitos, gusanos, hongos y bacterias se alimentan de estos desechos acumulados. En algunos casos, ocurren reacciones alérgicas. Todo esto puede impactar gravemente el sistema de eliminación de desechos del cuerpo, preparando el terreno para el linfedema crónico.

9. Consulta mi libro *Limpieza hepática y de la vesícula* para obtener detalles sobre los cálculos en el hígado y la vesícula, y cómo eliminarlos de manera segura

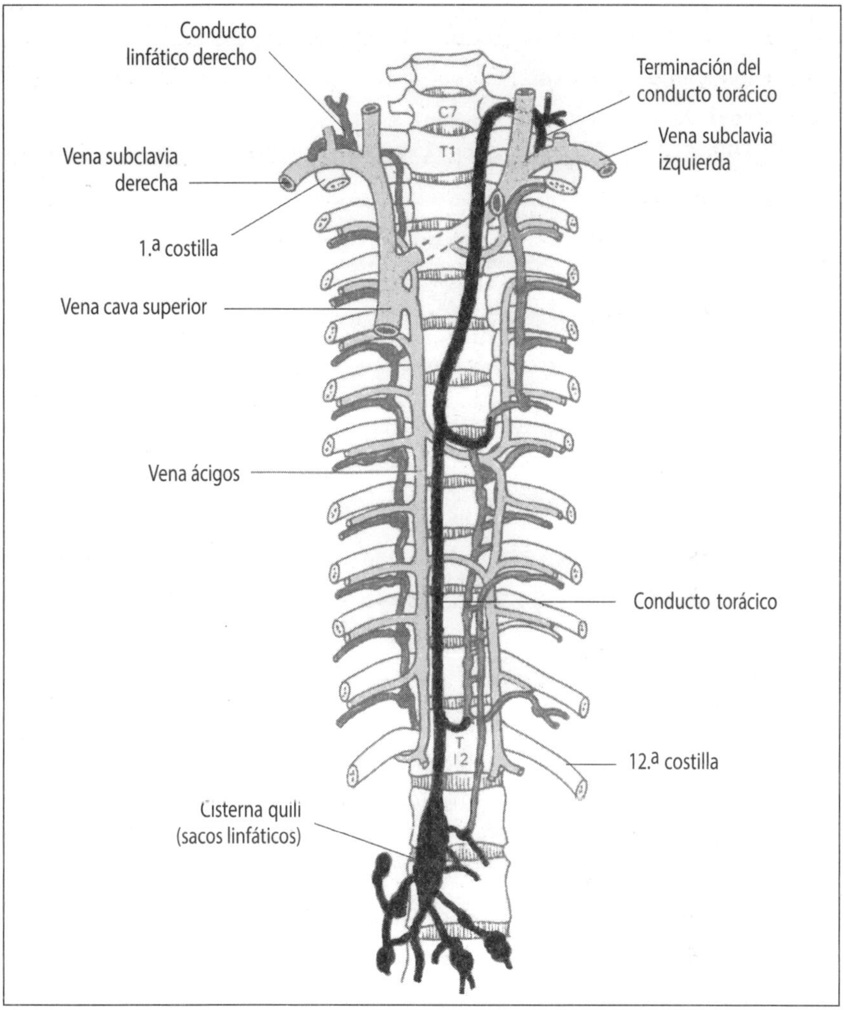

Ilustración 2: Cisterna quilífera y conducto torácico

Linfedema

Cuando existe congestión linfática en la cisterna quilífera, esta parte crucial del sistema linfático ya no puede eliminar adecuadamente las proteínas celulares desgastadas y dañadas del cuerpo. (Recuerda, el cuerpo tiene que eliminar 30 000 millones de células envejecidas cada día). Esto da como resultado el linfedema. Puedes sentir cualquier linfedema existente como nudos duros y sensibles al tocar o masajear el área de tu ombligo mientras estás acostado de espaldas. Estos nudos a veces son tan grandes como un puño. Algunas personas los describen como *rocas en el estómago*.

Estas *rocas* son una causa importante de dolor en la parte media y baja de la espalda, así como de hinchazón abdominal, distensión y aumento de peso en la zona de la cintura. De hecho, están detrás de la mayoría de los síntomas de mala salud, incluidos enfermedades cardíacas, diabetes y cáncer. Casi todos los cientos de pacientes con cáncer que he visto sufrían de algún grado de linfedema, distensión abdominal o hinchazón. El agrandamiento del abdomen suele ir acompañado de hinchazón facial (cara de Luna), papada, ojos hinchados y engrosamiento del cuello, indicaciones de una congestión linfática avanzada.

Muchas personas que han *desarrollado barriga* consideran esta extensión de su cintura como una molestia inofensiva o una parte natural del envejecimiento. Dicen que casi todos tienen una barriga agrandada hoy en día, y que esto debe ser normal. No se dan cuenta de que están incubando una bomba de relojería viva que algún día puede explotar y dañar partes vitales del cuerpo. El cáncer casi siempre indica la existencia de una de estas bombas de relojería.

El 80 % del sistema linfático se encuentra en el tracto intestinal o está asociado con él, convirtiendo esta área del cuerpo en el centro más grande de actividad inmunitaria. Esto no es una coincidencia. La parte del cuerpo donde se combaten o generan la mayoría de los agentes causantes de enfermedades es, de hecho, el tracto intestinal. Cualquier linfedema u otro tipo de obstrucción en esta importante parte del sistema linfático se debe a una sobrecarga de desechos tóxicos intestinales y puede llevar a complicaciones potencialmente graves en otras partes del cuerpo.

Dondequiera que un conducto linfático esté obstruido, se produce una acumulación de linfa a cierta distancia de la obstrucción. Como consecuencia, los ganglios linfáticos situados a lo largo de un conducto bloqueado ya no pueden neutralizar o desintoxicar adecuadamente lo siguiente: fagocitos muertos y vivos y sus microbios ingeridos, células de tejidos desgastadas, células dañadas por la enfermedad, productos de fermentación, pesticidas en los alimentos, partículas tóxicas inhaladas, células de tumores malignos y muchos de los millones de células cancerosas generadas cada día por cada persona sana.

La destrucción incompleta de estos elementos puede causar que los ganglios linfáticos se inflamen, se agranden y se congestionen con sangre. Además, el material infectado puede ingresar al torrente sanguíneo, provocando envenenamiento séptico y enfermedades agudas. En la mayoría de los casos, sin embargo, el bloqueo linfático ocurre gradualmente a lo largo de muchos años, sin síntomas *graves*, excepto por la hinchazón del abdomen, manos, brazos, pies, tobillos o hinchazón en la cara y los ojos. Esto se denomina a menudo retención de líquidos, un precursor importante de enfermedades crónicas. Muchos pacientes con cáncer sufren de uno o varios de estos síntomas mucho antes de que se les diagnostique un tumor canceroso.

La obstrucción linfática continua generalmente conduce a la mutación celular. Casi todos los cánceres resultan de una congestión crónica en la cisterna quilífera. Con el tiempo, el conducto torácico, que drena la cisterna quilífera y lleva la linfa hacia arriba, hacia el cuello, hasta el conducto linfático izquierdo, se sobrecarga con la constante afluencia de material tóxico y también se obstruye. El conducto torácico se conecta con numerosos otros conductos linfáticos (*véanse* las ilustraciones 2 y 3) que vacían su material de desecho en el canal de *desagüe torácico*. Dado que el conducto torácico tiene que eliminar el 85 % de los desechos celulares generados diariamente en el cuerpo y otros materiales potencialmente altamente tóxicos, un bloqueo allí provoca un retroceso de los desechos hacia otras partes más distantes del cuerpo. Esto da lugar a la hinchazón característica del linfedema local, que a menudo se encuentra alrededor de los tobillos.

Cuando los desechos metabólicos generados diariamente y los restos celulares permanecen atrapados en una zona del cuerpo durante algún tiempo, comienzan a manifestarse síntomas de enfermedad. Estos desechos atrapados pueden, eventualmente, convertirse en un desencadenante para el crecimiento celular anormal. A continuación, se enumeran algunos ejemplos típicos de indicadores de enfermedad que genera directamente la congestión linfática crónica y localizada:

- Obesidad
- Quistes en el útero o los ovarios
- Agrandamiento de la glándula prostática

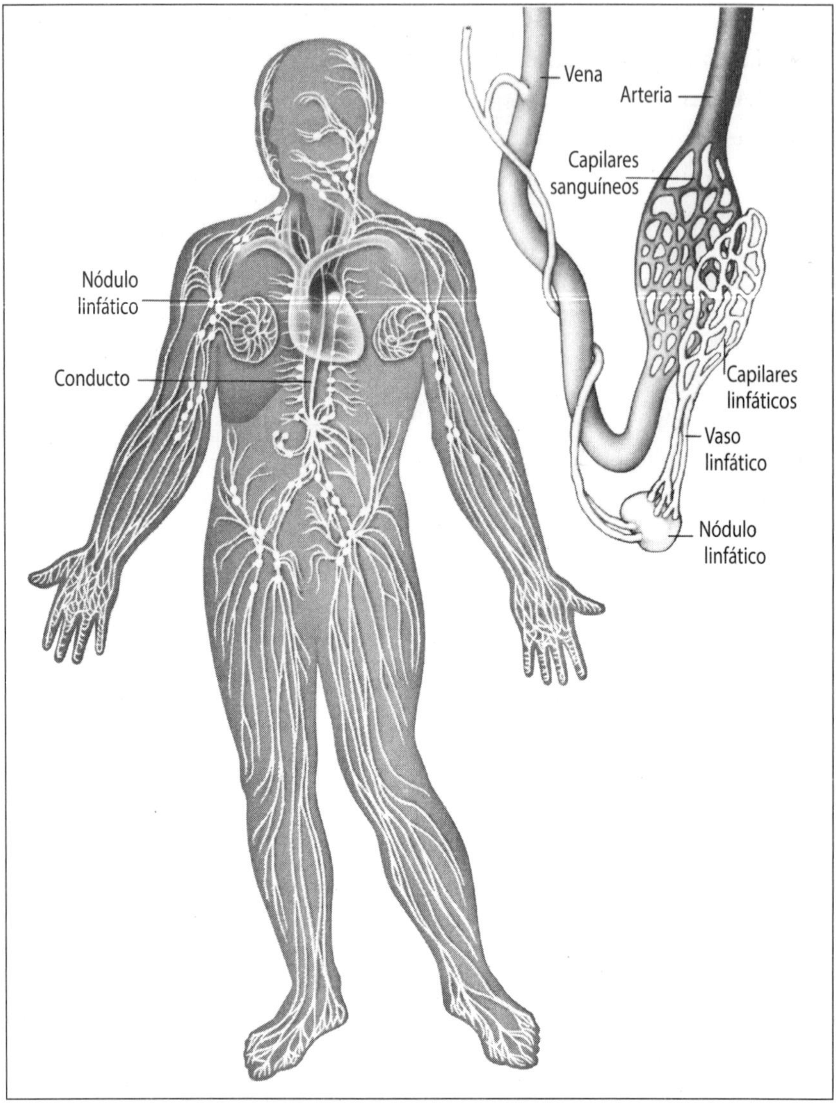

Ilustración 3: Sistema linfático y ganglios linfáticos

- Reumatismo en las articulaciones
- Agrandamiento de la mitad izquierda del corazón
- Insuficiencia cardíaca congestiva
- Congestión en los bronquios y pulmones
- Agrandamiento del área del cuello
- Rigidez en el cuello y los hombros

- Dolores de espalda
- Dolores de cabeza
- Migrañas
- Mareos
- Vértigo
- Zumbido en los oídos
- Dolores de oído
- Sordera
- Caspa
- Resfriados frecuentes
- Sinusitis
- Fiebre del heno
- Ciertos tipos de asma
- Agrandamiento de la tiroides
- Enfermedades oculares
- Visión deficiente
- Hinchazón en los senos
- Bultos en los senos
- Problemas renales
- Dolores en la parte baja de la espalda
- Hinchazón en las piernas y los tobillos
- Escoliosis
- Trastornos cerebrales
- Pérdida de memoria
- Problemas estomacales
- Bazo agrandado
- Síndrome del intestino irritable
- Hernia
- Pólipos en el colon
- Trastornos del sistema reproductor
- y muchos más…

Si todos estos síntomas o una combinación de ellos persisten durante varios años, el cáncer se convierte en una clara posibilidad.

Después de recoger la linfa de todas las partes del cuerpo, excepto el lado derecho de la cabeza y el cuello, el brazo derecho y el cuadrante superior derecho del cuerpo, el canal linfático se une al conducto linfático izquierdo. Este conducto devuelve la linfa al sistema circulatorio al drenar en la vena subclavia izquierda en la raíz del cuello. La vena subclavia entra en la vena cava superior, que conduce directamente al corazón. Además de bloquear el drenaje linfático adecuado de estos diversos órganos o partes del cuerpo, cualquier congestión en la cisterna quilífera y el conducto torácico hace que los materiales tóxicos entren en el corazón y sus arterias. Esto estresa indebidamente al corazón, posiblemente agrandándolo y causando latidos irregulares y otras complicaciones. También permite que estas toxinas y agentes causantes de enfermedades entren en la circulación general y se propaguen a otras partes del cuerpo.

Para enfatizarlo una vez más, rara vez hay una enfermedad, incluido el cáncer, que *no se deba* a la obstrucción linfática. Tiene sentido que si la tubería principal de desagüe de los desechos de tu casa se obstruye, entonces todas las tuberías más pequeñas que drenan los inodoros, lavabos, duchas y bañeras también se obstruirán, causando inundaciones. La epidemia de obesidad en EE. UU. se debe en gran parte (aunque no en última instancia) a sistemas linfáticos congestionados que impiden la eliminación de desechos corporales.

El bloqueo linfático, en la gran mayoría de los casos, tiene su origen en un hígado congestionado,[10] así como en una dieta y estilo de vida perjudiciales. En una posibilidad extremo, se puede desarrollar linfoma o cáncer del sistema linfático, de los cuales el tipo más común es la enfermedad de Hodgkin.

La enfermedad está naturalmente ausente cuando el flujo de sangre y linfa no se ve obstaculizado y es normal. Ambos tipos de problemas, circulatorio y linfático, pueden eliminarse con éxito mediante una serie de limpiezas hepáticas y siguiendo una dieta y estilo de vida equilibrados.

10. Las causas de los cálculos biliares en el hígado se discuten en su totalidad en mi libro *Limpieza hepática y de la vesícula biliar*.

4. Problemas digestivos crónicos

Antes de experimentar una congestión linfática crónica, una persona debe tener dificultades a largo plazo para digerir los alimentos. Los alimentos mal digeridos se convierten en un lugar de reproducción para carcinógenos: compuestos tóxicos que pueden afectar el comportamiento celular.

En el tracto digestivo, se llevan a cabo cuatro actividades principales: ingestión, digestión, absorción y eliminación. El canal alimentario comienza en la boca, pasa por el tórax, el abdomen y la región pélvica, y termina en el ano. Cuando se ingieren alimentos, comienza una serie de procesos digestivos. Éstos se pueden dividir en la descomposición mecánica de los alimentos a través de la masticación y su descomposición química mediante enzimas. Estas enzimas están presentes en las secreciones producidas por las glándulas del sistema digestivo.

Las enzimas son sustancias químicas diminutas que causan o aceleran los cambios químicos en otras sustancias sin cambiar ellas mismas. Las enzimas digestivas están contenidas en la saliva de las glándulas salivales de la boca, el jugo gástrico en el estómago, el jugo intestinal en el intestino delgado, el jugo pancreático en el páncreas y la bilis en el hígado. **Es importante saber que las enzimas digestivas y metabólicas (sólo las producidas por el propio cuerpo) poseen las propiedades anticancerígenas más poderosas de cualquier sustancia en el cuerpo. No producir suficientes de estas enzimas tiene un efecto claramente perjudicial en la salud celular y puede considerarse directamente responsable del crecimiento canceroso en el cuerpo, independientemente de la ubicación.**

La absorción es el proceso mediante el cual pequeñas partículas de nutrientes de los alimentos digeridos pasan a través de las paredes intestinales hacia los vasos sanguíneos y linfáticos para ser distribuidas a las células del cuerpo. Los intestinos eliminan como heces aquellas sustancias alimentarias que no pueden ser digeridas o absorbidas. Las heces también contienen bilis, que transporta los productos de desecho resultantes de la descomposición (catabolismo) de los glóbulos rojos y otras sustancias nocivas. Además, un tercio de los desechos excretados está compuesto de bacterias intestinales.

El cuerpo sólo puede funcionar de manera fluida y eficiente si el intestino elimina los desechos acumulados diariamente. La congestión intestinal surge cuando los alimentos no se digieren adecuadamente. La consecuencia natural es el retroceso de desechos hacia la linfa, la sangre y las partes superiores del cuerpo, incluidos el estómago, el pecho, la garganta, el cuello, los órganos sensoriales y el cerebro.

La salud, una vez más, es el resultado natural de un funcionamiento equilibrado en cada una de estas actividades principales del sistema digestivo.[11] Por otro lado, el cáncer y muchos intentos de supervivencia (y sanación) similares surgen cada vez que una o más de estas funciones se ven afectadas. La presencia de cálculos biliares en el hígado y la vesícula biliar tiene una fuerte influencia disruptiva en la digestión y la absorción de los alimentos, así como en la eliminación de desechos. Esta toxicidad aumentada en el cuerpo, junto con su creciente incapacidad para nutrirse a través de la digestión, es lo que contribuye a la progresión de la enfermedad.

5. Obstrucción de los conductos biliares del hígado

Los cálculos biliares (también conocidos como piedras intrahepáticas) no sólo se encuentran en la vesícula biliar, sino también en los conductos biliares del hígado. De hecho, la mayoría de los cálculos biliares se forman en el hígado, y relativamente pocos se encuentran en la vesícula biliar. Se estima que el 20 % de la población mundial desarrollará cálculos biliares en la vesícula biliar en algún momento de su vida. Sin embargo, esta cifra no incluye a las muchas más personas que desarrollarán cálculos biliares en el hígado o que ya los tienen.

Durante treinta años de práctica de la medicina natural, he tratado a miles de personas que sufren de todo tipo de enfermedades. Puedo documentar que cada persona, sin excepción, ha tenido una cantidad considerable de cálculos biliares en el hígado. Los pacientes con

11. Cómo restaurar completamente todas estas funciones del sistema digestivo se analiza en detalle en mi libro *Lo secretos eternos de la salud.* (Consulta http://www.ener-chi.com/books/timeless-secrets-of-health-rejuvenation/).

cáncer y aquellos que padecen artritis, enfermedades cardíacas, hepáticas y otras enfermedades crónicas parecen tener la mayor cantidad de cálculos en el hígado. Sorprendentemente, sólo unos pocos de ellos informan antecedentes de cálculos en la vesícula biliar.

Los cálculos biliares en el hígado son el principal impedimento para adquirir y mantener una buena salud, juventud y vitalidad. De hecho, son una de las principales razones por las que las personas enferman y tienen dificultades para recuperarse de enfermedades, incluido el cáncer.

El hígado tiene un control directo sobre el crecimiento y el funcionamiento de cada célula del cuerpo. Cualquier tipo de mal funcionamiento, deficiencia o patrón de crecimiento anormal de las células es en gran medida el resultado de un mal desempeño del hígado. Debido a su extraordinario diseño, el hígado a menudo parece funcionar normalmente, con un análisis de sangre que indica cantidades equilibradas de enzimas hepáticas, incluso después de haber perdido hasta el 60 % de su eficiencia original.

Por engañoso que esto pueda parecer tanto para el paciente como para el médico, el origen de la mayoría de las enfermedades se puede rastrear fácilmente hasta el hígado.[12]

Todas las enfermedades o síntomas de mala salud son causados por una obstrucción de algún tipo. Si un vaso sanguíneo está bloqueado y, por lo tanto, ya no puede proporcionar una rápida entrega de oxígeno vital o nutrientes a un grupo de células, las células tendrán que aplicar medidas de emergencia específicas para poder sobrevivir. Por supuesto, muchas de las células afectadas no sobrevivirán a la hambruna y simplemente morirán. Sin embargo, otras células más resilientes aprenderán a ajustarse a la situación adversa mediante la mutación celular, y se alimentarán de productos de desecho metabólicos tóxicos atrapados y de cualquier otra cosa que puedan tomar de otras células. Aunque, en realidad, tal respuesta de supervivencia ayuda a evitar la muerte inmediata del cuerpo por posible envenenamiento séptico y fallo orgánica, tendemos a etiquetar esto como enfermedad. En el caso de la mutación celular, el cáncer es la etiqueta que se aplica.

---

12. Consulta los detalles en mi libro *Limpieza hepática y de la vesícula biliar*.

La pregunta importante es cómo algo tan simple como el flujo obstruido de bilis puede causar enfermedades tan complejas como la insuficiencia cardíaca congestiva, la diabetes y el cáncer.

La bilis del hígado es un fluido amargo y alcalino de color amarillo, marrón o verde. Tiene múltiples funciones. Cada una de ellas influye profundamente en la salud de cada órgano y sistema del cuerpo. Aparte de ayudar en la digestión de grasas, calcio y alimentos proteicos, la bilis es necesaria para mantener niveles normales de grasa en la sangre, eliminar toxinas del hígado, ayudar a mantener un equilibrio adecuado de ácido/alcalino en el tracto intestinal y evitar que el colon se convierta en un criadero de microbios dañinos.

La bilis previene y posiblemente cura el cáncer y las enfermedades cardíacas, ¡las dos principales causas de muerte! La importancia de la bilis para mantener una buena salud no ha sido plenamente reconocida, al menos no por la medicina convencional. Sin embargo, se ha acumulado evidencia científica que sugiere que los pigmentos biliares bilirrubina y biliverdina, que dan color a la bilis, desempeñan un papel fisiológico extremadamente importante en los humanos.

Según un estudio publicado en 2008 en la prestigiosa revista médica *Mutation Research,* los pigmentos biliares poseen fuertes propiedades antimutagénicas.[13] Los investigadores afirman que en el pasado se pensaba que los pigmentos biliares y la bilirrubina, en particular, eran subproductos inútiles del catabolismo (descomposición) del hemo,[14] que pueden ser tóxicos si se acumulan. «Sin embargo, en los últimos veinte años, la investigación sobre la relevancia fisiológica de los pigmentos biliares ha ido en aumento, con evidencia que sugiere que los pigmentos biliares poseen propiedades antioxidantes y antimutagénicas significativas», concluye el estudio.

Los médicos tienden a asustarte si el color de tu piel o de tus ojos se vuelve amarillo (ictericia). No te dirán que tu cuerpo está en realidad en el proceso de deshacerse de radicales peroxilo peligrosos y de varias clases de mutágenos (hidrocarburos aromáticos policíclicos,

13. Mutat Res., 2008, ene-feb; 658(1-2):28-41. Publicado en línea el 18 de mayo de 2007.

14. Componente de la hemoglobina, el pigmento rojo de la sangre.

aminas heterocíclicas, oxidantes), todos ellos químicos conocidos por causar que las células se vuelvan cancerosas. A veces el cuerpo parece enfermarte para poder limpiarte y volverte realmente saludable.

Considero este hallazgo de investigación como uno de los descubrimientos más importantes en el campo de la medicina, algo que el sistema de medicina más antiguo –el ayurveda, de 6000 años de antigüedad– siempre ha sabido. La bilis, a menos que esté atrapada por cálculos en los conductos biliares o por cálculos en la vesícula biliar, puede evitar que las células sanas muten en células cancerosas. De hecho, varios estudios han encontrado que las personas con mayores concentraciones de bilirrubina y biliverdina en sus cuerpos tienen una menor incidencia de cáncer y enfermedades cardiovasculares.[15]

Según investigaciones japonesas, los niveles aumentados de pigmentos biliares durante la ictericia pueden incluso resolver el asma persistente y difícil de controlar debido a la hepatitis B aguda.[16]

Naturalmente, estos y otros hallazgos similares plantean la pregunta de si lo que la ciencia médica considera enfermedades podría ser en realidad intentos complejos de supervivencia y curación por parte del cuerpo. Cuando se tratan y suprimen con medicamentos, los esfuerzos curativos del cuerpo pueden verse completamente comprometidos. En lugar de librar una guerra farmacéutica contra el cuerpo, bien podríamos apoyarlo eliminando obstrucciones acumuladas innecesarias. Dado el papel inmensamente importante que juegan la bilis y sus componentes en el cuerpo, tiene perfecto sentido mantener el flujo de bilis sin obstáculos en todo momento.

Limpiar el hígado y la vesícula biliar de todos los cálculos acumulados ayuda a restaurar la homeostasis, equilibrar el peso y establecer el estado previo para que el cuerpo se cure a sí mismo. La limpieza hepática es también una de las mejores precauciones que se pueden tomar para protegerse contra enfermedades en el futuro.

---

15. Mutat Res., 2008, ene-feb; 658(1-2):28-41. Publicado en línea el 18 de mayo de 2007.
16. Tohoku J Exp Med., 2003 March;199(3):193-6

Alimentos y bebidas no naturales

En Estados Unidos, la industria alimentaria produce más de 40 000 productos alimenticios diferentes, la gran mayoría de los cuales tienen un valor nutricional nulo o muy limitado. Alimentos altamente procesados, refinados, mejorados, fortificados, conservados, saborizados, precocidos, modificados genéticamente, gaseados, irradiados, calentados en microondas y otros alimentos alterados tienen el efecto común de matar de hambre a las células humanas.

El cáncer es el resultado de una hambruna progresiva a nivel celular. Ocurre cuando el cuerpo ya no recibe lo que necesita para crecer según su diseño original. Para sobrevivir y evitar que los órganos colapsen debido a una grave desnutrición y agotamiento energético, el núcleo de la célula no tiene otra opción que mutar y comenzar a funcionar de forma anaeróbica.

Una célula anaeróbica es como una persona enferma y sin hogar que, alienada del resto de la sociedad, vive de los alimentos descompuestos y tóxicos que los miembros saludables y acomodados de la sociedad han dejado como basura. El valor nutricional de la dieta moderna típica no es más que basura inútil. Toma como ejemplo las patatas fritas o las patatas chips. Aunque se sabe que contienen grasas cancerígenas, junto con aditivos y conservantes dañinos, millones de niños y adultos estadounidenses las consumen día tras día en grandes cantidades.

Prueba el siguiente experimento: la próxima vez que pidas patatas fritas en McDonald's o en un restaurante de comida rápida similar, lleva algunas a casa y déjalas en un espacio abierto. Descubrirás que no se descompondrán, ni siquiera cambiarán de color (a diferencia de las patatas fritas hechas con patatas frescas, que rápidamente se arrugarán, se volverán grises y se llenarán de moho). Ahora, repite el experimento con una hamburguesa. La hamburguesa también durará años sin deteriorarse. Ninguna bacteria intentará siquiera descomponerla. Estos y la mayoría de los otros alimentos manufacturados, como la margarina, por ejemplo, están hechos para durar para siempre, perfectamente conservados para poder pasar por el largo proceso de fabricación y transporte, y ser seguros para el consumidor.

¿Te has preguntado con qué tipo de químicos deben estar saturados estos alimentos para resistir incluso a las bacterias y el moho? Pocos consumidores entienden exactamente qué contienen, aunque algunos de los conservantes están listados en las etiquetas de los alimentos (pero a menudo en letras tan pequeñas que son difíciles de leer). ¿Y qué puede hacer el cuerpo para digerir estos aditivos químicos? Absolutamente nada.

Si tienes suerte, simplemente pasan por el tracto intestinal sin ser digeridos (diarrea); sin embargo, es más probable que estreñimiento y se acumulen en el intestino, como se observa en los estómagos grotescamente hinchados de quienes consumen regularmente estos alimentos Frankenstein. Debido a que el consumo de este tipo de comida provoca graves deficiencias nutricionales, también generan ansias de comida que nunca pueden ser satisfechas. La industria alimentaria conoce este *pequeño y oscuro secreto* y satisface la creciente demanda de estos «alimentos inteligentes» produciendo una variedad aún mayor de productos irresistibles que están dirigidos especialmente a personas con sobrepeso u obesidad. Frases llamativas incluyen «bajo en colesterol», «sin grasa», «bajo en sodio», «bajo en calorías» y «sin azúcar». Aunque estos alimentos deberían ser completamente poco atractivos para el paladar, los aditivos químicos y saborizantes garantizan que sepan bien. Ahora hay miles de alimentos manufacturados que encajan en esta categoría. Por supuesto, las etiquetas de los alimentos no contienen advertencias de que estos químicos son carcinógenos conocidos.

La mayoría cree que, si una tienda de comestibles o un restaurante estadounidense ofrece un alimento en particular, debe ser bueno y seguro. También creen que usar microondas para cocinar sus alimentos es seguro e inofensivo. Hablaré sobre los hornos de microondas en el capítulo cinco, y también hay mucha información detallada sobre este tema en mi libro *Los secretos eternos de la salud.*

Las agencias de salud establecidas por el Gobierno para proteger a las personas tienen sus propias agendas siniestras al permitir que se comercialicen medicamentos y tecnologías mortales a gran escala. ¿Cuántas personas están cuestionando a la FDA sobre por qué permitió que el aceite de colza genéticamente modificado se extendiera por la industria alimentaria y de restaurantes en Estados Unidos sin pruebas previas? Los registros públicos muestran que la FDA conocía la investigación canadiense que demostró que los ratones alimentados con este aceite desarrollaron tumores cerebrales fatales. Pero la agencia no estaba dispuesta a renunciar a los millones de dólares en licencias que la aprobación del aceite de colza trajo consigo.

De manera similar, otros venenos como el aspartamo, la sacarina y el glutamato monosódico (MSG) están a menudo ocultas en la mayoría de los alimentos y bebidas más vendidos del país debido a la aprobación de la FDA. Estas sustancias son más adictivas que la heroína, la cafeína y la nicotina juntas. Hacen que sea casi imposible para sus víctimas abstenerse de comer en exceso. Sus efectos desastrosos en el cuerpo humano están bien documentados, y la FDA, los Centros para el Control y la Prevención de Enfermedades (CDCP) y la industria alimentaria lo han sabido durante muchos años.

El glutamato monosódico (MSG) es un problema particular cuando se trata de la obesidad. Investigaciones recientes muestran que las personas que consumen MSG regularmente tienen un 30 % más de probabilidades de tener sobrepeso u obesidad. Para evitar caer en la trampa de la obesidad por MSG, es mejor evitar todos los alimentos procesados. Y recuerda, el MSG es altamente adictivo. Te vuelve adicto a los alimentos que lo contienen (*The American Journal of Clinical Nutrition*, junio de 2011; 93[6]:1328-36).

La industria alimentaria tiene sólo un incentivo: hacer que la gente consuma más comida. Ayudarnos a comer alimentos saludables y sostenibles con moderación simplemente no está en sus prioridades, porque eso significa menos ganancias. Por lo tanto, al colocar sustancias adictivas en los alimentos y bebidas más populares, la industria alimentaria ha creado una sociedad en la que los hábitos alimentarios de la mayoría de sus miembros están fuera de control. Con el 75 % de la población con sobrepeso u obesidad, la sociedad estadounidense en su conjunto está afectada por un «tumor» de proporciones masivas; y la mala salud resultante de la mayoría y los costos médicos en aumento vienen con ello.

Este «tumor» consume una porción cada vez mayor de nuestros recursos nacionales. En 2007, se gastaron 2,3 billones de dólares en atención médica; eso es 4,3 veces el importe gastado en defensa nacional en ese entonces. Ninguna otra nación en el mundo gasta el 16% de su PIB en atención médica como lo hace Estados Unidos, y, puedo agregar, sin beneficios evidentes. De hecho, no hay otra sociedad en el mundo con tantas personas enfermas como Estados Unidos.[17]

Habiendo establecido el hecho de que dejar la protección de la propia salud en manos de corporaciones o agencias gubernamentales es un enfoque imprudente, volvamos al problema central en cualquier crisis de salud grave: la inanición celular. Las células del cuerpo no están interesadas en utilizar nada que no sirva para su crecimiento. La grasa cancerígena de las grasas y aceites refinados y sobrecalentados, los agentes colorantes, los aditivos químicos, los conservantes, los pesticidas y todas esas sustancias no naturales terminan cubriendo las membranas de las células con capas impenetrables de suciedad. Esto ni siquiera incluye los miles de millones de suplementos nutricionales llenos de veneno que los estadounidenses consumen cada día, como si fueran comida real. Sólo piensa en cuántas pastillas de vitaminas traga el estadounidense promedio día tras día, año tras año, pastillas que están cargadas de aglutinantes, rellenos, colorantes artificiales, aspartamo u otros edulcorantes mortales, por nombrar sólo algunos. Si tuvieras la oportunidad de ver una imagen microscópica de la célula de un bebé recién nacido, verías lo transparente, delgada y limpia que es la membrana celular. Por otro lado, si examinaras las membranas celulares de una persona de 65 años que come la típica dieta americana y está medicada para una u otra dolencia, encontrarías que son oscuras, gruesas y distorsionadas. No se necesita mucho para convertir tales células en células cancerosas.

Las células de un tumor maligno están rodeadas por una capa de fibrina[18] que es 15 veces más gruesa que la que rodea a las células sanas. Todas las células cancerosas están dañadas o heridas. El revestimiento

---

17. Nota del editor: El gasto total nacional en salud en 2014 fue de 3 billones de dólares. Consulta http://www.cdc.gov/nchs/fastats/health-expenditures.htm

18. La fibrina está involucrada en la coagulación de la sangre. Es una proteína fibrilar que se polimeriza para formar una malla que crea un tapón hemostático o coágulo sobre una herida. Investigaciones recientes han demostrado que la fibrina desempeña un papel clave en la respuesta inflamatoria y en el desarrollo de la artritis reumatoide.

de fibrina protege a las células cancerosas contra los fagocitos mortales, los linfocitos asesinos y las citoquinas.

Naturalmente, las células que están comprometidas de esta manera se separan de su *comunidad,* es decir, de todas las demás células del cuerpo. Estas células alienadas están verdaderamente *sin hogar.* Las células sin hogar parecen estar fuera de control, y los médicos las atacan con armas letales diseñadas para envenenarlas, cortarlas o quemarlas. Su objetivo es eliminarlas, y puede que no se den cuenta de las graves consecuencias que atacar las células cancerosas puede tener en las colonias de células circundantes. Aquellos que sí se dan cuenta del probable daño a las células sanas pueden sentir que es un riesgo que deben asumir para matar a las células problemáticas.

Los médicos prácticamente juegan a la *ruleta rusa* con la vida de sus pacientes cuando los someten a tratamientos de quimioterapia o radiación. Nunca pueden predecir o saber si el paciente sobrevivirá al ataque o morirá a causa de él. Dimitris, un médico griego que había estudiado y practicado medicina en EE. UU. durante varios años antes de regresar a su país natal, vino a visitarme a Chipre para ver si podía hacer algo por su cáncer terminal de hígado. Durante los siguientes seis meses, abordó y eliminó todas las posibles causas subyacentes de su cáncer, y posteriormente el tumor del hígado se redujo del tamaño de un huevo a una pequeña mancha. Un día, un excolega suyo lo convenció de que tomara un ciclo del último y más poderoso medicamento de quimioterapia que acababa de ser aprobado para el tratamiento por la FDA.

Dimitris se convenció de que matar las últimas células cancerosas garantizaría que el cáncer no volvería, y así, voló a EE. UU. para el tratamiento. Tres días después, fue devuelto a Grecia, dentro de un ataúd. Murió a causa de un envenenamiento por medicamentos. Le había advertido que cuando el cuerpo entra en un modo de curación rápida como el que experimentó, detener este proceso con medicinas venenosas podría ser fatal. Durante la fase de curación, el cuerpo es muchas veces más vulnerable al envenenamiento químico de lo que lo es en el modo de protección, que en este caso está representado por un tumor canceroso en crecimiento. He presenciado el mismo fenómeno en otros pacientes con cáncer que también cedieron a la tentación de *eliminar* los últimos vestigios de su cáncer. Su decisión resultó ser fatal.

Es extremadamente difícil para el cuerpo protegerse contra el envenenamiento cuando está tratando de curarse a sí mismo. Dañar células sanas en el proceso de destruir células cancerosas a través de medicamentos de quimioterapia o de radiación está destinado a generar nuevas células cancerosas más agresivas. La única verdadera oportunidad de sobrevivir al cáncer depende de la cantidad de apoyo que el paciente logre reunir para fortalecer los propios esfuerzos de curación del cuerpo.

El enfoque para tratar el cáncer como una enfermedad no sólo está lleno de peligros y sufrimiento innecesario, sino que tampoco aborda el problema subyacente de la dieta. Al alimentar a nuestros hijos y a nosotros mismos con alimentos no fisiológicos, como patatas fritas y hamburguesas resistentes al moho que engrosan las membranas celulares y obligan a las células a mutar para funcionar en un ambiente anaeróbico, estamos creando enfermedades que literalmente acabarán con comunidades enteras. Esta tendencia ya ha comenzado a seguir su curso. Nuestra sociedad moderna sufre enormemente de cáncer. Depende de cada uno de nosotros tomar las decisiones que favorezcan la vida sobre la muerte. Lo que ponemos en nuestra boca tiene mucho que ver con cómo sobrevivirá nuestra sociedad. Teniendo en cuenta la estadística de que 1 de cada 2 estadounidenses desarrollará alguna forma de cáncer, y sabiendo que las perspectivas de evitar el cáncer empeoran cada año, tiene sentido que nos alejemos lo más posible de los alimentos manufacturados (y otros factores que producen cáncer).

Si tienes cáncer, tus posibilidades de recuperación aumentarán enormemente cuando sólo comas alimentos naturales que no hayan sido manipulados o alterados por la industria alimentaria. Te recomiendo especialmente que consumas sólo alimentos cultivados orgánicamente, idealmente de origen local, durante el período de recuperación. Esto permite que el cuerpo se concentre en sanar, en lugar de forzar a su ya debilitado sistema inmunitario a librar batallas con aditivos químicos y pesticidas.

Cambiar tu dieta también reduce en gran medida el riesgo de desarrollar cáncer. La dieta juega un papel crucial en lograr una remisión permanente si el cáncer ya ha aparecido. En el 60 % o más de todos los cánceres malignos, la dieta juega un papel principal en su aparición.

Una dieta anticancerígena puede reducir efectivamente tu riesgo de cáncer en dos tercios. El modelo dietético más exitoso para prevenir el cáncer sigue siendo el vegetariano.

Demostraciones convincentes de cómo países enteros pueden estar virtualmente libres de cáncer se encuentran en estudios poblacionales. Hasta ahora, se han realizado más de doscientos estudios sobre la incidencia del cáncer entre diferentes grupos de personas en el mundo. Resulta que las tasas de cáncer son mucho más bajas en los países en desarrollo que en EE. UU.

La dieta estadounidense promedio, que consiste en alimentos muy grasos, ricos en proteínas y altamente procesados, no tiene casi nada en común con la dieta típicamente consumida por las personas en los países en desarrollo. Las frutas, verduras, legumbres y cereales siguen siendo la dieta estándar de las personas que viven en la mayoría de los países en desarrollo, aunque la influencia occidental de introducir alimentos no naturales y rápidos en sus pueblos y aldeas ya está penetrando en los hábitos alimentarios de estas poblaciones. Con estos hábitos recién introducidos y ahora de *moda,* trastornos anteriormente desconocidos, como la osteoporosis, el cáncer de piel, las enfermedades cardíacas, la artritis y otros problemas, se están volviendo cada vez más comunes.

Para salvar a nuestra nación de la autodestrucción, no tenemos otra opción que volver a los alimentos que la naturaleza ha diseñado para que comamos. Esto también significa que debemos evitar los alimentos que la naturaleza no crea. No existe un contrato natural entre nuestros cuerpos y la margarina, por ejemplo. La margarina es un *alimento* de laboratorio que un organismo natural no está equipado para utilizar. ¡Es sólo una molécula de plástico! Simplemente deja la margarina en un ambiente cálido, oscuro y húmedo, donde abundan las bacterias, y descubrirás que estas bacterias la dejarán en paz. Tratan este producto no natural como si fuera realmente plástico.

Durante millones de años, el cuerpo humano se ha sustentado con los alimentos naturales que crecían a su alrededor, por lo que es ilusorio creer que nuestro cuerpo puede aprender de repente a subsistir con la avalancha de nuevos alimentos manufacturados que han inundado nuestros supermercados y tiendas de comestibles. Ni siquiera sabemos si un alimento como el maíz, los productos de soja o las patatas es artificial (genéticamente modificado) o no. La mayoría de los alimentos manufacturados contienen algunos ingredientes de alimentos modificados genéticamente. En verdad, el alimento que no es cultivado por la naturaleza no puede servir como alimento en absoluto. El cuerpo no tiene conexión ni reconocimiento de los alimentos hechos por el hombre, que ya no coinciden con la *esencia* de los alimentos reales. En lugar de nutrir las células del cuerpo, los alimentos manufacturados las matan lentamente de hambre al acumularse en los órganos y tejidos. Por lo tanto, alimentar al cuerpo exclusivamente con alimentos manufacturados es básicamente suicida. **Comer la dieta estadounidense típica, que consiste en carne roja, alimentos fritos, productos lácteos procesados, granos refinados y postres azucarados, es, de hecho, sinónimo de suicidarse accidentalmente.**

En un estudio observacional, los investigadores examinaron la relación entre los patrones dietéticos de más de mil personas que habían sido tratadas por cáncer de colon en etapa 3 y su riesgo de recurrencia de cáncer de colon. Encontraron que aquellos que siguieron una dieta típica estadounidense tenían tres veces más probabilidades de experimentar una recurrencia del cáncer de colon que sus contrapartes que siguieron una dieta mayoritariamente vegetariana, y también tenían más probabilidades de morir. El estudio, que fue reportado en el *Journal of the American Medical Association (JAMA),* es el primero en abordar el efecto de la dieta sobre la recurrencia en una población de sobrevivientes de cáncer de colon. Los investigadores dicen que los resultados sugieren fuertemente que una dieta que consiste principalmente en carnes rojas y procesadas, patatas fritas, granos refinados, dulces y postres aumenta el riesgo de recurrencia del cáncer y disminuye la supervivencia.

Sin embargo, hay buenas noticias: ciertos alimentos pueden contrarrestar, en cierta medida, los efectos productores de cáncer de la típica dieta estadounidense. Un estudio japonés en la Universidad de Nagoya demostró que el pigmento en el maíz morado impide el desarrollo del cáncer de colon. Los investigadores dividieron a los animales en dos grupos, uno de los cuales recibió alimentos mezclados con una sustancia carcinógena natural encontrada en las partes carbonizadas de la carne y el pescado asados, y otro grupo que también recibió un 5 %

de pigmento de maíz morado. En el grupo que fue alimentado con el carcinógeno, el 85 % desarrolló cáncer de colon, en comparación con sólo el 40 % que también recibió el pigmento. Otros estudios mostraron que el maíz morado también previene la obesidad y la diabetes.

Teléfonos móviles mortales y otros dispositivos inalámbricos

Un número creciente de investigadores médicos, agencias de protección ambiental, gobiernos e individuos están preocupados por que la tecnología inalámbrica pueda estar causando daños graves a las personas y al medioambiente. Los teléfonos móviles sí causan cáncer, según investigaciones publicadas:

- En 2007, Alemania advirtió a la población que evitara los dispositivos inalámbricos. El Gobierno israelí también prohibió la colocación de antenas usadas para la recepción de teléfonos móviles en edificios residenciales.
- En septiembre de 2007, basado en su análisis de investigaciones realizadas en 15 laboratorios diferentes, la Agencia Europea de Medio Ambiente (EEA) emitió advertencias a todos los ciudadanos europeos aconsejándoles que dejaran de usar wifi y teléfonos móviles, citando temores de que el uso constante de la tecnología inalámbrica tiene el potencial de convertirse en el próximo desastre de salud pública, al nivel del tabaquismo, el amianto y el plomo en la gasolina (según lo informado por The Bio Initiative Working Group).
- Según CBC (12 de julio de 2008), el departamento de salud pública de Toronto aconsejó a los adolescentes y niños pequeños que limitaran el uso de teléfonos móviles para evitar posibles riesgos para la salud. Según el aviso, el primero de su tipo en Canadá, los niños menores de ocho años sólo deberían usar un móvil en emergencias, y los adolescentes deberían limitar las llamadas a menos de 10 minutos por día.
- Tan sólo 10 minutos en un móvil pueden desencadenar cambios en las células cerebrales vinculados a la división celular y al

cáncer, sugiere un estudio realizado por investigadores del Instituto Weizmann de Ciencias en Israel, publicado en el *Biochemical Journal*. Los cambios que observaron no fueron causados por el calentamiento de los tejidos.

- **El uso regular del móvil aumenta el riesgo de desarrollar un tumor cerebral** en muchos usuarios, según un estudio finlandés publicado en línea en el *International Journal of Cancer*. El estudio, realizado por numerosos investigadores de muchas universidades, encontró evidencia sólida de que usar un móvil provoca que el riesgo de desarrollar un tumor cerebral llamado glioma aumente entre un 40 y un 270 %[19] en el lado de la cabeza preferido para usar los teléfonos. Éste es el mismo tipo de tumor cerebral que los médicos descubrieron en el senador Ted Kennedy. El glioma maligno es el tumor cerebral primario más común, representando más de la mitad de los 18 000 tumores cerebrales malignos primarios diagnosticados cada año en Estados Unidos, según el Instituto Nacional del Cáncer.
- El uso prolongado de móviles puede dañar los espermatozoides en los usuarios masculinos, sugiere un estudio de investigadores de la Clínica Cleveland Lerner College of Medicine en la Universidad Case Western Reserve en Ohio. El descubrimiento se realizó durante un estudio en curso de 51 000 profesionales de la salud masculina en Estados Unidos.
- Se ha encontrado que las madres embarazadas que usan móviles 2-3 veces al día dan a luz a niños con células defectuosas.
- Los niños pequeños expuestos a la radiación de los móviles desarrollan graves problemas de crecimiento porque tienen cráneos más delgados que los adultos y sistemas nerviosos que aún están en desarrollo, lo que los hace más vulnerables a la radiación.
- A pesar de la insistencia de muchos (particularmente la industria de los móviles) de que la radiación no térmica es biológicamente inofensiva, esto es científicamente incorrecto. Los estudios que

19. Quienes usaron móviles modernos durante más de dos mil horas a lo largo de su vida tuvieron el mayor aumento en el riesgo. Sorprendentemente, el riesgo fue mayor entre las personas menores de veinte años.

demuestran la respuesta de estrés de las células humanas cuando se exponen a este tipo de radiación son bien conocidos y revisados por pares para su precisión.

- Los científicos han descubierto que las microondas transmitidas por móviles y otros dispositivos inalámbricos pueden dañar el ADN, las células sanguíneas, las células nerviosas, los ojos y la densidad ósea; causar trastornos del sueño; contribuir al autismo y al alzhéimer; llevar a la hipersensibilidad electromagnética, y afectar la frecuencia cardíaca y la presión arterial.

En la actualidad, es difícil para los usuarios de móviles imaginar renunciar a ellos por completo, pero las personas preocupadas pueden protegerse de varias maneras. Usar el teléfono sólo cuando la recepción es buena, por ejemplo, minimiza la potencia que debe usar el teléfono. También se recomienda evitar llevar el teléfono en el cuerpo, prefiriendo mantenerlo en una bolsa. Siempre que sea posible, haz llamadas cortas, mantén el teléfono lo más lejos posible de la cabeza y apágalo cuando no esté en uso. Aunque un móvil no sea más seguro que otro, estos simples pasos pueden ayudar a minimizar el riesgo.

La industria de los medios de comunicación es la más grande y lucrativa del mundo, mucho mayor que la del petróleo. Casi todas las empresas significativas son gestionadas por los 5-6 gigantes mediáticos, o bien son de su propiedad o están fuertemente influenciadas por ellos. Los móviles representan una gran parte de esa industria. Cualquier intento de culpar a los teléfonos móviles por el enorme aumento de los cánceres en el mundo es ridiculizado y sofocado por los medios de comunicación de masas, de la misma manera que ocurrió con el tabaquismo no hace mucho tiempo.

Algunas personas están dispuestas a esperar hasta que finalmente haya *pruebas* sólidas de que las ondas de radio pueden causar cáncer antes de renunciar a sus queridos móviles. Otros siguen usándolos, al igual que muchos continúan fumando, aunque los riesgos de esto último son bien conocidos. Realmente depende de cada individuo decidir qué hacer al respecto.

Personalmente, no tengo dudas al respecto. Detecto energías dañinas a distancia, y ciertamente cuando están tan cerca de mi cuerpo como lo hace un móvil. Uso mi teléfono muy raramente, y si lo hago, es sólo por uno o dos minutos. Nunca me sentí cómodo con ellos mucho antes de que las investigaciones comenzaran a indicar que no son nada inofensivos.

Por otro lado, ciertos estados de EE. UU. y países de Europa están prohibiendo el uso de teléfonos móviles mientras se conduce. En Inglaterra, donde se prohíbe el uso del móvil al conducir, se implementará una nueva ley que también prohíbe el uso de teléfonos manos libres. El Gobierno descubrió que este tipo de uso desorienta al conductor y aumenta el riesgo de accidentes. La desorientación dura hasta diez minutos después del uso.

En comparación, una conversación con otra persona en el coche no mostró tales efectos adversos. Esto puede indicar que no es la conversación (al usar teléfonos manos libres) la que interfiere con la concentración, la reacción y la atención, sino más bien la exposición del cerebro a rayos dañinos. Todavía estás expuesto a estos rayos a medio o incluso un metro de distancia.

La mayoría de los usuarios de teléfonos móviles y otros dispositivos inalámbricos no tienen idea de lo que la radiación baja puede hacerles, ya que no es tangible y sólo unas pocas personas sensibles experimentan un efecto negativo. En cuanto te paras frente a un dispositivo de radar comenzarás a sudar y a cocinarte desde dentro hacia fuera, tal como ocurre con la comida en un microondas. El calor se genera por el movimiento rápido de las moléculas (fricción) y la ruptura de los enlaces moleculares.

Cada año, millones de aves mueren cuando se acercan demasiado o se posan en las torres de telefonía móvil. Y aparentemente, lo mismo puede sucederle al cuerpo humano cuando se expone regularmente a este tipo de radiación. Después de todo, las células humanas están hechas de moléculas, y los enlaces moleculares se rompen y destruyen cuando se exponen a la radiación. La radiación fuerte puede literalmente quemar toda la piel de una persona desde dentro hacia fuera. La radiación débil lo hace más lentamente y de manera menos espectacular. Pero como es sabido, las radiografías, la radiación de las tomografías computarizadas y las microondas se acumulan, y nunca se puede prever cuándo responderá el cuerpo con una crisis curativa, como el cáncer.

Muchas personas son muy desprevenidas, despreocupadas o ingenuas en lo que respecta a su salud. La incidencia de enfermedades crónicas ha pasado del 10 al 90 % en sólo 100 años. Puede que no sea sólo una cosa la que cause estas enfermedades degenerativas, sino una combinación de factores. Y cada factor se vuelve significativo cuando se combina con otros.

Cada uno debe tomar sus propias decisiones y decidir qué es bueno para él y qué no lo es. No tiene sentido tratar de persuadir a alguien, ya que esto puede causar resentimiento, lo cual puede ser una causa de enfermedad mucho más grave que las ondas de radio o el tabaquismo.

Encontré un dispositivo simple que puede proteger al cuerpo de los rayos dañinos y los campos electromagnéticos que casi constantemente nos rodean y bombardean (por ejemplo, coches, ordenadores, móviles, electrodomésticos, torres de telefonía móvil, luces fluorescentes, productos químicos dañinos en los alimentos y el medioambiente, y otros factores de estrés comunes). El dispositivo funciona instantáneamente y podría tener enormes implicaciones para la salud y el bienestar de las personas y sus familias. En los últimos doce años, he probado casi una docena de métodos o dispositivos que supuestamente protegen contra la radiación de los móviles, con resultados decepcionantes. Sin embargo, estoy entusiasmado con éste. El producto se llama *Aulterra Neutralizer.*

La conexión entre la radiación electromagnética (RE) y los metales pesados

En 1993, la industria de teléfonos móviles y las agencias gubernamentales de EE. UU. otorgaron al conocido investigador estadounidense, el doctor George Louis Carlo, una subvención de investigación de 28 millones de dólares para disipar, de una vez por todas, cualquier preocupación sobre los riesgos asociados con los móviles. Para beneficio y alivio de la industria, los resultados iniciales que cubrieron tres años de investigación indicaron que no había problemas con el uso de teléfonos móviles. Sin embargo, para 1999, Carlo había obtenido mucha más evidencia que indicaba un riesgo para el ADN, cánceres oculares y tumores cerebrales.

Tras el descubrimiento de que los móviles pueden causar graves problemas de salud, incluido el cáncer, Carlo desarrolló una teoría que sostiene que las señales de baja frecuencia de los móviles interfieren con el funcionamiento normal de las células. Descubrió que las células expuestas a la radiación de los móviles entran en un modo de protección/defensa, similar a lo que ocurre durante la respuesta de lucha o huida, lo que impide el movimiento de nutrientes y productos de desecho a través de la membrana celular. La incapacidad para absorber nutrientes debilita, daña o mata a las células; y la incapacidad para eliminar los desechos fuera de las células provoca una acumulación de toxinas.

Esta observación llevó a Carlo a creer que existía una estrecha conexión entre el masivo aumento en el uso de tecnología inalámbrica y el enorme incremento en el autismo. Carlo hipotetizó que los niños pequeños expuestos a la radiación electromagnética (RE) son menos capaces de procesar los metales pesados ingeridos a través del aire, la comida y el agua, y, como resultado, comienzan a acumularlos en sus tejidos. Si esto ocurre en el tejido cerebral, causa daños neurológicos, incluido el autismo. En personas mayores, tal acumulación de metales pesados en el cerebro puede llevar a daños en el ADN, esclerósis múltiple y enfermedad de Alzheimer. El mercurio ya es tóxico en cantidades de 1 en 1000 millones. Ésa es aproximadamente la misma concentración de un grano de sal en una piscina. Es un hecho bien establecido que el mercurio y otros metales pesados, como el plomo, están vinculados con trastornos neurológicos como el autismo. En 2003, el *International Journal of Toxicology* publicó un estudio que mostró que el cabello de los bebés autistas contenía significativamente menos mercurio y otros metales pesados. Los bebés autistas no pueden excretar los metales tóxicos a través del cabello y otros canales de eliminación de desechos del cuerpo (el cabello es un producto de desecho que contiene proteínas y minerales en exceso, entre otras cosas). Por lo tanto, estos metales tóxicos permanecen atrapados en su cerebro.

Para probar la teoría de que la RE impide que los niños autistas eliminen los metales tóxicos, Carlo y su colega, Tamara Mariea, llevaron a cabo un ensayo con 20 niños autistas. El estudio fue reportado en la edición de noviembre de 2007 del *Journal of the Australian College of Nutrition and Environmental Medicine*. Los niños pasaron un mínimo de 4 horas, 2 o 3 veces por semana, en una clínica completamente libre de RE. No recibieron ningún otro tratamiento. En tres meses, los niños comenzaron a excretar metales pesados de su cuerpo.

Si de hecho la RE inhibe la eliminación de metales del cuerpo, entonces el uso regular de móviles puede ser responsable de aumentar las probabilidades de desarrollar cáncer. Muchos metales traza afectan negativamente las funciones de una gran variedad de enzimas y proteínas involucradas en la señalización celular, los ciclos de vida, la replicación y la muerte celular. Metales como el cadmio son conocidos por ser altamente mutagénicos, dañando el ADN; concentraciones elevadas en el cuerpo se han vinculado a cánceres de próstata, riñón y pulmón. De manera similar, los niveles elevados de plomo se han asociado con el mieloma (un cáncer de células plasmáticas) y la leucemia, así como con los cánceres de estómago, intestino delgado, intestino grueso, ovario, riñón y pulmón.

Otros metales, incluidos el cromo y el zinc, se han asociado con una progresión más rápida de los cánceres de mama, colon, recto, ovario, pulmón, vejiga y páncreas, así como con la leucemia. También el níquel, el antimonio y el cobalto son considerados mutágenos y se han vinculado con el cáncer de pulmón y nasal.

Enfermedad de las encías y cáncer

Cuando los investigadores analizaron los datos recopilados entre 1986 y 2002, encontraron que los hombres con enfermedad de las encías tenían un 63 % más de probabilidades de desarrollar cáncer de páncreas, incluso si nunca habían fumado. Los científicos no están exactamente seguros de por qué la enfermedad de las encías y el cáncer están relacionados, pero algunos teorizan que la enfermedad de las encías puede aumentar la inflamación, que puede extenderse por todo el cuerpo. Otras investigaciones ya han relacionado la enfermedad de las encías con diversas enfermedades, incluyendo enfermedades cardíacas, accidentes cerebrovasculares, diabetes, problemas respiratorios e infecciones pulmonares.

Los antepasados estadounidenses usaban salmuera para preservar su comida y matar bacterias. La misma acción germicida del agua salada puede aprovecharse para mantener las encías libres de infecciones. Millones de personas han usado enjuagues de agua salada tibia para curar abscesos orales, forúnculos en las encías, etc. Aparentemente, el agua salada tibia ayuda a extraer el exceso de líquido tóxico del tejido gingival, reduciendo así la inflamación, aliviando el dolor y matando bacterias dañinas. Esto permite que las encías se curen y mantengan los dientes sanos también.

Si se usa en un dispositivo de irrigación, el agua salada tibia llega a todos los recovecos de la línea de las encías y los bolsillos periodontales, lo cual es importante para la reversión completa de la enfermedad de las encías y la caries dental.

Enjuagar o irrigar la boca con agua salada varias veces al día suele ser suficiente para prevenir y revertir la enfermedad de las encías. Sin embargo, para situaciones de enfermedad de las encías avanzada, también puedes usar *Sanguinaria*, un extracto herbal que ha sido utilizado como enjuague bucal durante siglos por culturas nativas.

La enfermedad de las encías indica la presencia de grandes cantidades de toxinas en el cuerpo, especialmente en el tracto alimentario que comienza en la boca y termina en el ano. Además de los procedimientos de enjuague mencionados anteriormente, también es importante abordar las causas subyacentes, como una dieta inadecuada, deshidratación, estilo de vida irregular, hígado e intestinos congestionados y estrés emocional.

Soladey y su solución dental

Personalmente, uso un cepillo de dientes Soladey para limpiar mis dientes. Soladey tiene un diseño patentado que está científicamente y clínicamente probado para eliminar significativamente la placa de manera más efectiva que un cepillo de dientes regular, sin necesidad de pasta de dientes o hilo dental.

Soladey cuenta con una varilla de metal de dióxido de titanio ($TiO2$), que es sensible a la luz. Crea una reacción química iónica natural que separa la placa del esmalte de tus dientes y elimina manchas de tabaco, café y otras mediante la atracción natural de los iones. Es posible que hayas oído hablar de un ionizador de ambiente que también produce iones. La placa contiene partículas con carga positiva (iones positivos). Cuando la varilla de titanio reacciona con la luz, crea iones negativos que atraen los iones positivos, como un imán. La placa simplemente se desintegra y cae de tus dientes, eliminándose cuando te enjuagas. Otras manchas son extraídas de tus dientes con este proceso.

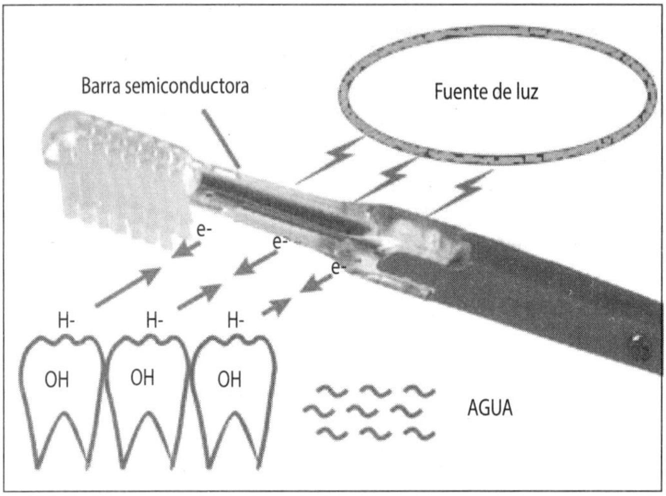

Ilustración 4: El cepillo de dientes Soladey en acción

Se han realizado cuatro ensayos clínicos en cuatro universidades dentales diferentes en Canadá y Japón, y todos encontraron que las personas que usaron Soladey tenían significativamente menos placa en los dientes en comparación con las que usaron un cepillo de dientes ordinario. La investigación también mostró una mejora en la gingivitis. Así que Soladey no sólo trabaja para proteger tus encías, sino también para reducir la placa.

Los principios científicos detrás de Soladey existen desde la década de 1970, y Soladey se ha vendido en Japón durante años, donde vende alrededor de 2 millones de unidades de cepillos y 5 millones de cabezales de repuesto cada año. Estudios clínicos sobre la efectividad de la tecnología Soladey para eliminar la placa dental se han realizado en la Universidad Dental de Osaka, la Universidad Dental de Japón, la Universidad Nihon y la Universidad de Saskatchewan en Canadá. Todos los institutos certifican que Soladey es más efectivo en la eliminación de la placa y el blanqueo del esmalte dental que cualquier cepillo de cerdas convencional en el mercado.

Protectores solares y gafas de Sol: Una causa importante de cáncer

Desafortunadamente, la parte ultravioleta de la luz solar es la que más fácilmente se elimina por medio de ventanas, casas, lentes, gafas de Sol, lociones solares y ropa. ¿Y por qué es eso algo malo? Porque la luz ultravioleta constituye una de las medicinas naturales más poderosas que el mundo ha conocido. En 1933, los investigadores ya habían descubierto que había más de 165 enfermedades diferentes para las cuales la luz solar había demostrado ser un tratamiento beneficioso, incluidas la tuberculosis, la hipertensión, la diabetes y casi todos los tipos de cáncer. Hasta hoy día, ningún otro tratamiento ha mostrado una gama tan amplia de beneficios como la luz solar.

Además, los protectores solares, promocionados como necesarios para la buena salud, están llenos de productos químicos tóxicos, lo que agrava aún más el problema. Un estudio de 2008 de los Centros para el Control y la Prevención de Enfermedades de EE. UU. (CDCP) encontró que aproximadamente el 97 % de los estadounidenses están contaminados con el químico oxibenzona. Este aditivo común de los protectores solares ha sido vinculado a alergias, alteraciones hormonales, daño celular y bajo peso al nacer.

La efectividad de los protectores solares para prevenir el cáncer de piel es altamente cuestionable. «Los protectores solares nunca fueron desarrollados para prevenir el cáncer de piel –dijo Zoe Diana Draelos, editora del *Journal of Cosmetic Dermatology*, en un informe de 2010–. De hecho, no hay evidencia que recomiende que los protectores solares prevengan el cáncer de piel en humanos». Los protectores solares evitan que la piel absorba la luz solar necesaria para producir vitamina D esencial. Además, la toxicidad de estas cremas comunes las hace muy peligrosas.

Se está volviendo cada vez más patente que no sólo los protectores solares no previenen el cáncer de piel, sino que también los ingredientes de muchos protectores solares comerciales, como el retinol y el palmitato de retinol, son fotocarcinogénicos y se vuelven tóxicos cuando se exponen a la luz solar, lo que significa que en realidad juegan un papel en la formación de tumores y lesiones en la piel. De hecho, según pruebas del Grupo de Trabajo Ambiental, menos del 8 % de los protectores solares son *seguros* y *efectivos* según sus estándares.

Es esencial que las personas se expongan regularmente al Sol sin usar protector solar para mantener sus niveles de vitamina D. La exposición gradual al Sol de manera regular y limitada ayudará a desarrollar una tolerancia, incluso si eres propenso a quemarte. También puedes suplementar con el antioxidante natural astaxantina, que actúa como un protector solar natural que reduce el daño oxidativo causado por la sobreexposición al Sol.

En mi libro *Autocuración con la luz del Sol*, cito investigaciones científicas que muestran claramente que el Sol no puede causar cáncer de piel, incluso si provoca quemaduras solares. No existe ninguna investigación científica hasta la fecha que pruebe que el Sol cause cáncer de piel. El cáncer de piel y el daño por quemaduras solares son dos cosas diferentes. Además, no puedes desarrollar una alergia al Sol. Sin embargo, como se explica en el libro, ciertos alimentos (por ejemplo, ácidos fuertes como las grasas trans de alimentos fritos, carnes, queso derretido, patatas fritas, refrescos, alcohol, etc.) y productos químicos que se ingieren o se aplican en la piel (como los protectores solares cargados de carcinógenos), reaccionan con los rayos UV y los ácidos o químicos, lo que puede llevar a una respuesta inflamatoria. Esto puede parecer una alergia y una alta sensibilidad al Sol.

En mis muchos años trabajando con las limpiezas hepáticas, también descubrí que cuando el hígado está lleno de cálculos biliares intrahepáticos, uno se vuelve muy sensible al Sol. El hígado no puede desintoxicar la sangre adecuadamente, lo que provoca que las toxinas se eliminen a través de la piel, interfiriendo con la producción de melanina. Cuando la piel se expone al Sol, puede enrojecerse e inflamarse. Después de limpiar mi hígado, todas mis sensibilidades desaparecieron y ya no me quemo bajo el Sol. Cuantas más toxinas lleguen a la piel, más probable es que se queme.

Además, usar gafas de Sol previene la producción de una hormona cerebral que regula la producción de melanina en la piel, que se supone que evita la penetración profunda de los rayos UV. Por lo tanto, usar gafas de Sol provoca que los rayos UV-A penetren más profundamente en las capas de la piel, dañando las células y mutando los genes. Esto también interfiere con la producción de vitamina D, que es uno de los factores preventivos más poderosos para todos los tipos de cáncer, incluidos los cánceres de piel. Nuevamente, esto no tiene nada que ver con el Sol, sino con el uso de gafas de Sol.

Se ha demostrado que las personas que viven casi todo el tiempo en interiores tienen las tasas más altas de cáncer de piel, según grandes estudios realizados en Inglaterra, EE. UU. y Australia. Además, los cánceres tienden a aparecer en partes del cuerpo que casi nunca están expuestas al Sol.

Además, las investigaciones muestran que la radiación UV en realidad está disminuyendo cada año, no aumentando. En algunos años, ha bajado hasta un 0,4 %. Esto es más preocupante, ya que en realidad necesitaremos más exposición al Sol que nunca para producir la cantidad esencial de vitamina D para mantenernos saludables. Afortunadamente, los médicos ahora advierten que la antigua política de demonizar al Sol ha causado una epidemia de raquitismo (deformidades óseas), cánceres, enfermedades cardíacas, osteoporosis, esclerósis múltiple, influenza y todas las demás enfermedades relacionadas con la deficiencia de vitamina D.

El Sol es considerado el principal culpable de causar cáncer de piel, ciertos tipos de cataratas que llevan a la ceguera y el envejecimiento de la piel. Sólo aquellos que se *arriesgan* a exponerse al Sol descubren que, en realidad, les hace sentir mejor, siempre y cuando no utilicen gafas de Sol, protectores solares ni lleguen a quemarse. Los rayos UV en la luz solar en realidad estimulan la glándula tiroides para aumentar la producción de hormonas, lo que a su vez aumenta la tasa metabólica basal del cuerpo. Esto ayuda tanto en la pérdida de peso como en el desarrollo muscular. Los animales de granja engordan mucho más rápido cuando se mantienen en interiores, y lo mismo sucede con las personas que se mantienen alejadas del Sol. Por lo tanto, si deseas perder peso o mejorar tu tono muscular, expón tu cuerpo al Sol de manera regular.

Cualquier persona que no reciba luz solar se debilita y sufre problemas mentales y físicos como resultado. Su energía vital disminuye con el tiempo, lo que se refleja en su calidad de vida. Las poblaciones del norte de Europa, en países como Noruega y Finlandia, que experimentan meses de oscuridad cada año, tienen una mayor incidencia de irritabilidad, fatiga, enfermedades, insomnio, depresión, alcoholismo y suicidio que aquellos que viven en zonas soleadas del mundo. También tienen tasas más altas de cáncer de piel. Por ejemplo, la incidencia de *melanoma* (cáncer de piel) en las islas Orcadas y Shetland, al norte de Escocia, es diez veces mayor que en las islas del Mediterráneo.

Se sabe que la luz UV activa una hormona importante en la piel llamada solitrol. El solitrol influye en nuestro sistema inmunitario y en muchos de los centros reguladores de nuestro cuerpo. Además, junto con la hormona pineal melatonina, el solitrol provoca cambios en el estado de ánimo y en los ritmos biológicos diarios. La hemoglobina en nuestros glóbulos rojos requiere luz ultravioleta (UV) para unirse al oxígeno necesario para todas las funciones celulares. Por lo tanto, la falta de luz solar puede ser corresponsable de casi cualquier tipo de enfermedad, incluidos el cáncer de piel y otras formas de cáncer. El uso de protección solar sólo protege a la multimillonaria industria de los protectores solares y el cáncer, no a tu piel ni a tu vida. Considera estos hechos científicamente probados sobre la luz ultravioleta:

- Mejora las lecturas del electrocardiograma
- Disminuye la presión arterial y la frecuencia cardíaca en reposo
- Mejora la producción cardíaca cuando es necesario (sin contradecir la disminución de la frecuencia cardíaca en reposo)
- Reduce el colesterol, si es necesario
- Aumenta las reservas de glucógeno en el hígado
- Equilibra el azúcar en la sangre
- Mejora la energía, la resistencia y la fuerza muscular

- Mejora la resistencia del cuerpo a infecciones debido al aumento de linfocitos y el índice fagocítico (el número promedio de bacterias ingeridas por leucocito en la sangre del paciente)
- Controla un gen que es responsable de producir un antibiótico de amplio espectro en todo el cuerpo
- Mejora la capacidad de transporte de oxígeno en la sangre
- Aumenta las hormonas sexuales
- Mejora la resistencia de la piel a las infecciones
- Aumenta la tolerancia al estrés y reduce la depresión

Por otro lado, no existe un solo estudio científico que pueda probar que la luz solar por sí sola sea responsable de causar cánceres de piel u otras enfermedades. Siempre hay otros factores presentes, como la acidosis de los tejidos (debido a una dieta excesivamente acidificante que consiste en proteínas animales, ácidos grasos trans y alimentos y bebidas manufacturados), la mayoría de los medicamentos farmacéuticos, una acumulación de metales pesados y productos químicos dañinos en los tejidos, sangre tóxica, un hígado severamente congestionado, un estilo de vida desequilibrado y, sobre todo, el uso de gafas de Sol y protectores solares.

El cuerpo humano fue diseñado para absorber la luz UV por muy buenas razones, de lo contrario, habríamos nacido con un protector solar natural para la luz UV en la piel y los ojos. Una de las razones más importantes es que la radiación UV es necesaria para la división celular normal. La falta de luz solar interrumpe el crecimiento celular normal, lo que puede llevar al cáncer. El uso de gafas de Sol, incluidas las lentes de contacto y gafas con protección UV, es en gran parte responsable de ciertas enfermedades oculares degenerativas, como la degeneración macular. La mayoría de las personas que usan gafas de Sol regularmente informan de un debilitamiento continuo de la vista.

Privar a los ojos de una exposición adecuada a la luz ultravioleta puede tener graves consecuencias para la piel e incluso poner en riesgo la vida. Normalmente, tan pronto como los nervios ópticos de tus ojos detectan la luz solar, tu glándula pituitaria produce hormonas que actúan como estimuladores para tus melanocitos. Los melanocitos producen melanina, el pigmento que da a la piel su color natural y protección contra las quemaduras solares. Cuando la piel se expone al Sol, los melanocitos producen más pigmento, lo que provoca que la piel se broncee o se oscurezca, y tus melanocitos comienzan a producir melanina en exceso.

Sin embargo, cuando usas gafas de Sol, este proceso se interrumpe. En lugar de activar la producción de melanocitos para proteger la piel contra las quemaduras solares, tu glándula pituitaria cree que está oscureciendo afuera y, por lo tanto, reduce considerablemente la producción de hormonas que estimulan a los melanocitos. Posteriormente, tu piel produce menos melanina, lo que causa que esté menos protegida y, a su vez, sufra daños.

El enorme aumento en la incidencia de daños en la piel aparentemente causados por el Sol (pero en realidad provocados por el uso de gafas de Sol) es explotado por la industria de los protectores solares y del cáncer. La principal razón por la que la industria dermatológica promueve los productos de protección solar es porque está fuertemente financiada por los fabricantes de protectores solares.

Es importante señalar en este punto que las industrias farmacéutica y médica están compuestas por grandes corporaciones cuyo principal objetivo es ganar dinero. Como empresas públicas, sólo lo están obligadas a rendir cuentas a sus accionistas. Las compañías farmacéuticas, por ejemplo, se aseguran de diseñar y producir sólo medicamentos que puedan aliviar o suprimir temporalmente los síntomas de las enfermedades, pero nunca curarlas realmente. De hecho, es su política escrita rechazar las ofertas de investigadores independientes que han descubierto remedios altamente efectivos para afecciones como el eccema, la diabetes y el cáncer. Para que este negocio prospere y sea perpetuamente rentable, los gigantes farmacéuticos deben asegurarse de que sus productos produzcan efectos secundarios lo suficientemente dañinos en los pacientes que los toman. Por supuesto, los trastornos causados por los medicamentos requieren más pruebas y tratamientos médicos, lo que beneficia a toda la industria médica. Existe todo un arsenal de nuevos medicamentos que se prescriben para tratar los efectos secundarios producidos por los medicamentos administrados previamente.

En el ejemplo de la luz solar anterior, al publicitar los peligros de la luz solar y promover el uso de gafas de Sol y protectores solares, la industria farmacéutica/médica se aseguró de que el número de cánceres de piel y numerosos otros problemas de salud aumentaran. Luego recomendaron los tratamientos adecuados para combatir estas enfermedades, lo que, a su vez, llevará a una mayor escalada de las mismas enfermedades. Estos principios de engaño psicológico son bien conocidos por la industria y se aplican a casi todas las llamadas *enfermedades.* El resultado es que casi todas las personas en los Estados Unidos ya tienen o desarrollarán una o varias enfermedades graves en algún momento de su vida. Algo tan *inofensivo* como las gafas de Sol o los protectores solares ha creado un desastre de salud de proporciones inimaginables.

Como informó el autor de salud de la web NaturalNews, un estudio del CDCP muestra que el 97 % de los estadounidenses están contaminados con un químico de protector solar extremadamente tóxico llamado oxibenzona. Este químico se encuentra en casi seiscientos productos de protección solar, incluidas las fórmulas para niños. La mayoría de las cremas y lociones bloqueadoras del Sol también contienen avobenzona para protección de amplio espectro contra los rayos UVA de onda corta y larga, que son falsamente considerados los principales culpables responsables del daño a largo plazo en la piel.[20] La mayoría de los protectores solares también contienen un cóctel de una docena o más de productos químicos aromatizantes promotores de cáncer y numerosas sustancias sintéticas derivadas de petroquímicos. Muchos de estos productos químicos cancerígenos son absorbidos fácilmente a través de la piel, lo que molesta al consumidor, que tiene que seguir aplicándose protectores solares. (Los protectores solares vienen en forma de loción, crema, aceite, ungüento, barra, gel, espray, líquido y almohadilla).

Los productores de estos productos afirman que la mayoría de los químicos dañinos se degradan en presencia de la luz solar y, por lo tanto, deben ser seguros para el consumidor, una afirmación completamente falsa, ya que casi todas las personas en Estados Unidos están contaminadas con químicos de protectores solares (según los Centros para el Control y la Prevención de Enfermedades de EE. UU.). La avo-

20. Para obtener detalles sobre cómo el bloqueo de algunos o de todos los rayos UV conduce a daños en los tejidos más profundos de la piel, consulta *Autocuración con la luz del Sol* o el capítulo ocho de *Los secretos eternos de la salud.*

benzona, el butil-metoxibenzonato de dibenzoilmetano y la oxibenzona penetran la piel muy rápidamente. Otros químicos que se encuentran en los protectores solares incluyen dixoxibenzona, PABA y ésteres de PABA, PABA etil dihidroxipropílico, PABA gliceril, ácido p-aminobenzoico, padimate-O u octil dimetil PABA, cinamatos (cinoxato, etilhexil p-metoxicinamato, octocrylene, octil metoxicinamato), salicilatos (etilhexil salicilato, homosalato, octil salicilato), trioleato de digalol y antranilato de mentilo. Hay una falta casi total de pruebas de seguridad adecuadas para estos químicos. Los cosméticos también los contienen, y el cuerpo los absorbe como una esponja.

Muchos protectores solares químicos, de uso intensivo, tienen un fuerte efecto generador de radicales libres, lo que se cree que es la principal razón detrás del cáncer de piel. Para dejarlo claro, mientras que los radicales libres propios del cuerpo trabajan en sincronía con su necesidad constante de lidiar con el desgaste normal, así como con el recambio de células y la desintoxicación, la exposición del cuerpo a grandes cantidades de productos químicos tóxicos causa graves daños oxidativos en las células. Los científicos utilizan dichos químicos para iniciar reacciones de radicales libres durante la síntesis química. Estos productos son tan peligrosos que quienes los manipulan en un laboratorio deben mantenerlos alejados de su piel. Cuando se combinan con otros químicos y se exponen a la luz ultravioleta, generan grandes cantidades de radicales libres requeridos para llevar a cabo las reacciones químicas deseadas. Sin embargo, en tu piel, tales reacciones químicas no son nada deseables.

Un importante estudio analizó cómo los protectores solares podrían aumentar el riesgo de melanoma. Su equipo de investigadores encontró que, a nivel mundial, el mayor aumento en el melanoma ha ocurrido en países donde los protectores solares químicos han sido fuertemente promovidos por la comunidad médica y las industrias farmacéutica y química. Queensland (en 1992) tenía más casos de melanoma por habitante que cualquier otro lugar en la Tierra. El estudio fue publicado en *American Journal of Public Health*, vol. 82, n.º 4, abril de 1992, pp. 614-615.

La cuestión de por qué la incidencia del cáncer de piel ha aumentado tan exponencialmente desde la promoción masiva de los protectores solares debería haber generado una alerta entre los consumidores. Pero, en cambio, hizo que se untaran aún más de estos productos químicos mortales. Los medios de comunicación (financiados en gran parte por los gigantes farmacéuticos) se aseguraron de que la población no escuchara sobre estudios importantes como los siguientes.

El doctor Gordon Ainsleigh, en California, descubrió que el aumento del 17 % en el cáncer de mama observado entre 1981 y 1992 podría ser el resultado del uso generalizado de protectores solares durante la última década.[21] Según varios estudios, los hombres que usan regularmente protectores solares tienen una tasa más alta de melanoma, y las mujeres que usan protectores solares tienen una mayor tasa de carcinoma de células basales.[22]

El mayor argumento de la industria médica a favor del uso de protectores solares es que previenen el cáncer de piel porque previenen las quemaduras solares, lo que implica que los cánceres de piel son causados por las quemaduras solares. Pero esto es más una correlación que una relación causa-efecto. Estudios más recientes realizados en Inglaterra y Australia encontraron tasas mucho más altas de cáncer de piel entre personas que viven principalmente en interiores en comparación con aquellas que pasan la mayor parte de su tiempo al aire libre.

Como señalaron los doctores Cedric y Frank Garland de la Universidad de California, no hay pruebas científicas de que los protectores solares protejan contra el melanoma o el carcinoma de células basales en humanos (Garland, C. F., *et al.* «Could sunscreens increase melanoma risk?», *American Journal of Public Health*, 1992; 82[4]: 614-615). Según los Garland, el uso creciente de protectores solares químicos es la principal causa de la epidemia de cáncer de piel. Un estudio de los doctores Mike Brown (Kate Law, de la Cancer Research Campaign) y Philippe Autier (del European Institute of Oncology en Milán) informó que los niños que usaron protector solar regresaron de vacaciones con más lunares en la piel, un posible signo de mayor

21. Ainsleigh, H. Gordon. «Beneficial effects of sun exposure on cancer mortality». *Preventive Medicine*, vol. 22, febrero de 1993, pp. 132-140.

22. *Journal of the National Cancer Institute*, vol. 86, n.º 10, 18 de mayo de 1994, pp. 798-801; *International Journal of Alternative & Complementary Medicine*, 1994; 12(12): 17-19.

riesgo de cáncer. Independientemente de si los protectores solares aumentan el riesgo de desarrollar cáncer de piel, al menos hay evidencia abrumadora de que no lo previenen.

En febrero de 1998, la epidemióloga Marianne Berwick, del Memorial Sloan-Kettering Cancer Center en Nueva York, presentó un análisis cuidadoso de los datos sobre el uso de protectores solares y el cáncer de piel en la reunión anual de la *American Association for the Advancement of Science*. Llegó a la conclusión de que los protectores solares pueden no proteger contra el cáncer de piel, incluido el melanoma. «Realmente no sabemos si los protectores solares previenen el cáncer de piel. Después de examinar los datos epidemiológicos disponibles y realizar nuestro propio estudio de control de casos basado en la población, no encontramos ninguna relación entre el uso de protectores solares a cualquier edad y el desarrollo de cáncer de piel tipo melanoma», dijo la doctora Berwick.

Aunque los protectores solares previenen las quemaduras solares, Berwick concluyó que las quemaduras solares no son la causa directa del cáncer. Argumentó que si las personas desarrollan melanoma, puede ser porque son genéticamente susceptibles y probablemente desarrollen cáncer de piel independientemente de la cantidad de exposición al Sol o la protección con protector solar.[23] La doctora Berwick se opuso al consejo universal de usar protectores solares cada vez que se pasa tiempo al aire libre.

Su investigación anterior (1996) tampoco encontró relación entre el historial de quemaduras solares y el desarrollo de melanoma.

La *Academia Norteamericana de Dermatología* (AAD, por sus siglas en inglés), financiada en gran parte por compañías de protectores solares y productos para el cuidado de la piel, condenó enérgicamente la investigación de Berwick, llamándola una «científica que sólo cuenta números». Lo cual, curiosamente, es lo que hacen los científicos: contar números.

Volviendo a lo que los protectores solares pueden hacerte realmente: no sólo podrían ser responsables de melanomas, sino también de

23. Para más detalles sobre los posibles factores responsables del desarrollo del cáncer de piel, consulta *Autocuración con la luz del Sol* o *Los secretos eternos de la salud.*

muchos otros tipos de cánceres y disfunciones. Lo más perturbador es que muchos de los químicos comúnmente utilizados en los protectores solares tienen fuertes acciones estrogénicas, lo que podría afectar gravemente el desarrollo sexual en los niños y la función sexual en los adultos, y aumentar aún más el riesgo de cáncer. Exponer tu cuerpo a sustancias químicas que pueden alterar el equilibrio hormonal pone en grave peligro tu salud.

La piel solo tarda 30 segundos en absorber en el torrente sanguíneo lo que se aplique sobre ella. Por supuesto, la industria de los protectores solares no te informa de que no hay mucha diferencia entre beberte tu loción de protector solar y aplicártela en la piel, excepto que ingerirla en realidad te causaría mucho menos daño porque tu sistema digestivo filtraría la mayor parte del veneno. La piel no tiene otra opción más que volcar este cóctel de carcinógenos directamente en el sistema circulatorio y, desde allí, hacia el hígado, los riñones, el corazón y el cerebro. Dejaré a tu imaginación lo que significa este asalto químico para estos órganos vitales.

El factor de la vitamina D

Los protectores solares y las gafas de Sol están entre los productos más peligrosos para la salud porque bloquean la absorción de los rayos ultravioleta que tu cuerpo necesita para producir vitamina D. Además de impedir la exposición esencial de los ojos y la piel a los rayos del Sol, el uso de protectores solares y gafas de Sol es en gran parte responsable de la deficiencia crónica de vitamina D que afecta al 80 % de la población estadounidense. La deficiencia de vitamina D está asociada con la depresión, el cáncer de próstata, el cáncer de mama, la osteoporosis y casi todos los demás trastornos degenerativos. «Los ancianos, que pasan poco tiempo al Sol y usan protectores solares con frecuencia, pueden estar en riesgo de deficiencia de vitamina D», según una declaración de la Clínica Mayo.[24]

24. http://www.mayoclinic.org/drugs-supplements/sunscreen-agent-topical-application-route/beforeusing/drg-20070255

La deficiencia de vitamina D está fuertemente asociada con enfermedades óseas y fracturas, lo que te hace preguntarte por qué tantos ancianos sufren de trastornos óseos.

Los hallazgos de la investigación (publicados en *Archives of Internal Medicine*, 9 de junio de 2008; 168[11]:1174-1180) se unen a un creciente cuerpo de evidencia que indica que un nivel adecuado de vitamina D, que puedes obtener pasando un promedio de 20 minutos al Sol cada día (las personas de piel oscura pueden necesitar una hora o más), es crucial para mantener una buena salud. Se encontró que los hombres con deficiencia de vitamina D tenían más del doble del riesgo normal de sufrir un ataque cardíaco o morir, incluso después de excluir otros factores de riesgo, como la hipertensión, la obesidad y los niveles altos de grasa en la sangre. Las poblaciones en países del norte (con menos luz solar intensa y niveles más bajos de vitamina D) tienen una mayor incidencia de enfermedades cardíacas que los países soleados del sur. Además, se producen más ataques cardíacos en los meses de invierno, cuando la luz solar es escasa. Además, los niveles bajos de vitamina D mostraron un mayor riesgo de desarrollar diabetes y morir de cáncer de mama.

Un estudio realizado por científicos del Centro Alemán de Investigación del Cáncer (DKFZ, por sus siglas en alemán) en colaboración con investigadores de los hospitales universitarios de Hamburgo-Eppendorf, proporciona pruebas claras de que las mujeres posmenopáusicas con niveles bajos de vitamina D en sangre tienen un riesgo significativamente mayor de cáncer de mama. El estudio fue publicado en abril de 2008 en la revista médica *Carcinogenesis*. Entre otros efectos inhibidores del cáncer, la vitamina D inducida por la luz solar aumenta la autodestrucción de células mutadas y reduce la propagación y reproducción de las células cancerosas.

La exposición al Sol puede ayudarte a prevenir hasta 16 tipos diferentes de cáncer, incluidos los cánceres de páncreas, pulmón, mama, ovario, próstata y colon.

Las investigaciones han demostrado claramente que puede reducir el riesgo en hasta un 60 %. Por otro lado, la falta de exposición al Sol y la consecuente deficiencia de vitamina D mata a más de un millón de personas cada año.

No es casualidad que las tasas de cáncer sean más bajas en los países cercanos al ecuador, donde las personas reciben la exposición solar adecuada, un hecho que se conoce y verifica desde la década de 1940. Investigaciones posteriores han sugerido que los niveles de vitamina D en sangre en el rango de 50 a 80 ng/ml están vinculados a una reducción significativa del riesgo de cáncer. La exposición regular al Sol, sin obstáculos, es esencial para garantizar niveles adecuados de vitamina D. En climas más fríos y en los meses de invierno, la suplementación también puede ayudar a garantizar niveles saludables.

Comparativamente, el riesgo de ser dañado por el Sol es mínimo. El cáncer de piel más peligroso, el melanoma, generalmente aparece en partes de la piel donde el Sol apenas llega. Si tienes la oportunidad de obtener una protección óptima, expón todo tu cuerpo al Sol, incluidas las partes privadas.

La savia de la planta de algodoncillo es otro remedio natural bien conocido para los crecimientos anormales en la piel. Simplemente toma una planta de algodoncillo, rompe una hoja y aplica la savia lechosa en la piel. Evita el contacto directo con los ojos, ya que esto podría causar escozor severo y posibles daños en la córnea.

Feliz y saludable con serotonina

Pasar la mayor parte del tiempo dentro de edificios, alejados de la luz UV y otros rayos curativos del Sol, crea un desafío enorme para el cuerpo, la mente y las emociones. En última instancia, todas las hormonas del cuerpo están reguladas por el ritmo circadiano (ciclo día y noche). El poderoso neurotransmisor y hormona intestinal serotonina sigue de cerca el movimiento del Sol en relación con la Tierra. Su secreción máxima ocurre al mediodía, cuando la intensidad del Sol es mayor.

En el sistema nervioso central, la serotonina juega un papel importante como neurotransmisor en la modulación de la ira, la depresión, la agresión, la temperatura corporal, el estado de ánimo, el sueño, la sexualidad, el apetito y el metabolismo. En el tracto gastrointestinal, que contiene aproximadamente el 90 % de la serotonina total del cuerpo, es responsable de las funciones digestivas equilibradas. En la sangre, el principal sitio de almacenamiento son las plaquetas, que recogen serotonina para su uso en la vasoconstricción poslesión. Las investigaciones sugieren que la serotonina desempeña un papel importante en la regeneración hepática y actúa como mitógeno (induce la división celular) en todo el cuerpo. Los fallos en la inducción de la división celular es una de las principales causas del cáncer.

Además, investigaciones italianas realizadas en ratones en el *European Molecular Biology Laboratory* en Monterotondo, Italia, descubrieron que la señalización defectuosa de la serotonina en el cerebro podría ser la causa principal del *síndrome de muerte súbita infantil* (SIDS, por sus siglas en inglés). Esto tiene mucho sentido. Los bebés recién nacidos que son mantenidos en habitaciones oscuras y rara vez salen al Sol se ven privados de vitamina D (que no está presente en la leche materna) y producen poca o ninguna serotonina.

A nivel mundial, mueren muchos más bebés por SIDS en un año que por cáncer, enfermedades cardíacas, neumonía, abuso infantil, fibrosis quística y distrofia muscular combinados. La investigación italiana mostró que los ratones estudiados sufrían caídas en la frecuencia cardíaca y otros síntomas del SIDS, y muchos de los animales murieron a una edad temprana. Los investigadores dijeron en la edición del 4 de julio de 2008 de *Science* que los niveles bajos de serotonina en los tallos cerebrales de los animales, que controlan los latidos del corazón y la respiración, pueden haber causado la muerte súbita. Dado que la serotonina en los humanos controla funciones similares, los investigadores creen que el mismo fenómeno ocurre en los bebés humanos.

Las implicaciones de la investigación existente sobre la serotonina son de gran alcance. Cualquier desequilibrio prolongado de los niveles de serotonina en el cuerpo afecta las funciones más básicas del organismo. Aunque las frutas y verduras contienen serotonina, para digerir estos alimentos se necesita un sistema digestivo saludable. El sistema digestivo sigue su propio horario, controlado por el ciclo de serotonina.[25] Este ciclo de serotonina, a su vez, sigue el ritmo circadiano. Esto

25. Consulta más detalles en la sección «Las maravillas de nuestros ritmos biológicos», capítulo cinco de *Los secretos eternos de la salud.*

convierte la luz solar en el sustento más poderoso y natural de la vida y la salud. La luz solar es pura medicina, y es gratuita.

Precauciones

Planifica evitar la exposición innecesaria o prolongada al Sol, especialmente durante el mediodía en climas muy cálidos. El uso de ropa protectora, gafas de Sol y protector solar puede ser necesario en algunas situaciones. Muchos medicamentos, como LIPITOR® (atorvastatina), belladona, furosemida, quinina, tetraciclina y doxiciclina, pueden hacer que tus ojos y piel sean sensibles a la luz solar. Medicamentos, estimulantes como la cafeína, la nicotina y la adrenalina, y drogas recreativas como la cocaína y la heroína pueden dilatar la pupila, lo que permite que una cantidad excesiva de luz entre en los ojos. Este efecto secundario puede llevar al uso inadecuado de gafas de Sol.

Los alimentos altamente acidificantes, como la carne, los huevos, el queso, los alimentos fritos y el azúcar, también pueden hacer que tus ojos y piel sean propensos a sufrir daños por el Sol. Esto puede provocar que nunca salgas de casa sin gafas de Sol, lo cual indica una situación bastante grave cuando el Sol se vuelve tan peligroso que tienes que esconderte de él. El resultado neto es que no obtener suficiente luz solar reduce tus niveles de vitamina D y serotonina, aumentando así tu riesgo de cáncer y muchas otras enfermedades.

También debes tener en cuenta que la mayoría de los cosméticos contienen productos químicos bloqueadores de rayos UV. Éstos incluyen cremas faciales, productos de maquillaje, humectantes, lociones y cremas antiarrugas.

Si sientes que necesitas un protector solar porque no puedes evitar el Sol directo del mediodía, asegúrate de que tenga ingredientes principalmente naturales y orgánicos. El aceite de coco, la manteca de karité o el aloe vera también pueden ser suficientes para protegerte contra las quemaduras solares.

Productos farmacéuticos

Algunas de las causas más poderosas y directas del cáncer son los productos farmacéuticos. La mayoría de los medicamentos consisten en una combinación de productos químicos sintéticamente derivados que se adhieren a los receptores de una célula para invocar o suprimir respuestas específicas que, por alguna razón, ya no ocurren naturalmente. Aunque esta intervención a nivel celular parece muy lógica y deseable, puede tener graves consecuencias. En realidad, evita que tu cuerpo restaure sus propias respuestas naturales cuando intentas abordar las causas fundamentales de tus problemas de salud. Después de un tiempo, tu cuerpo no tendrá más remedio que dejar de producir sus propios productos químicos naturales y volverse dependiente de los medicamentos.

La mayoría de las personas saben, por ejemplo, que el colesterol se puede reducir de forma natural manteniendo una dieta y un estilo de vida saludables. Sin embargo, muchas personas se niegan a hacerlo y en su lugar recurren a los medicamentos con estatinas como medida preventiva para combatir sus problemas de colesterol. Estos medicamentos están asociados con una serie de problemas de salud, como un mayor riesgo de desarrollar diabetes, insuficiencia cardíaca e hipertensión, además de evitar que el cuerpo cree su propia vitamina D a partir de la luz solar. A pesar de lo que diga la propaganda de las grandes farmacéuticas, el cuerpo realmente necesita colesterol para realizar múltiples funciones, como producir membranas celulares, hormonas y ácidos biliares para ayudar a digerir las grasas. El cerebro lo necesita para formar recuerdos. Ahora, pregúntate si tiene sentido usar un medicamento que puede causar enfermedades cardíacas como medida preventiva para las enfermedades cardíacas.

Si decides no mantener tu nivel de colesterol de manera natural y optas por tomar una estatina como medida preventiva, el medicamento puede provocarte diabetes. Hay muchos medicamentos en el mercado para tratar eso, ¿verdad? Sin embargo, muchos de estos medicamentos, incluidos la metformina, la sitagliptina y el glipizide, han sido vinculados con el desarrollo de varios tipos de cáncer, así como con anemia, calambres musculares, fatiga, pérdida de memoria y latidos cardíacos irregulares. Estos otros efectos secundarios también pueden contribuir indirectamente al desarrollo de cáncer y deben evitarse a toda costa.

Los diuréticos recetados para condiciones como hipertensión, insuficiencia cardíaca y edema hacen que el cuerpo se deshidrate, lo que puede generar la pérdida de vitaminas y minerales críticos y espesar la sangre. También pueden causar aumento de peso y depresión. Todos estos efectos secundarios comunes pueden aumentar la probabilidad de desarrollar cáncer a largo plazo.

Otro grupo de medicamentos peligrosos, directa o indirectamente, son los antidepresivos. Muchos inhibidores selectivos de la recaptación de serotonina (ISRS) alteran los ciclos naturales interactivos de producción de serotonina/melatonina del cuerpo, dos de las hormonas cerebrales más poderosas del cuerpo. Como se mencionó anteriormente, la serotonina[26] está asociada con los estados de ánimo positivos, el apetito, el sueño, la contracción muscular y la saciedad; y la melatonina, entre otras cosas, es un inductor del sueño que proporciona un sueño profundo y rejuvenecedor.

Al inhibir la descomposición de la serotonina en el cuerpo, estos medicamentos interrumpen el ciclo de melatonina y afectan la correcta inducción del sueño. Como ha demostrado el *Nurses' Health Study*[27] y otras investigaciones sobre el cáncer, los niveles bajos de melatonina en la sangre aumentan enormemente el riesgo de cáncer. La melatonina controla un gen responsable de inducir la muerte celular normal; la baja melatonina en sangre reduce la actividad de ese gen, lo que a su vez hace que las células vivan mucho más allá de su vida útil normal. Estas células descontroladas se vuelven cancerosas.

---

26. La mayoría de las personas creen que la serotonina es sólo una hormona cerebral. Sin embargo, aproximadamente el 80 % de la serotonina total del cuerpo humano se encuentra en el tracto digestivo, donde se utiliza para regular las actividades intestinales. El resto se sintetiza en el sistema nervioso central y en la sangre.
27. El *Nurses' Health Study*, establecido en 1976 por el doctor Frank Speizer, y el *Nurses' Health Study II*, establecido en 1989 por el doctor Walter Willett, son de los estudios epidemiológicos a largo plazo más definitivos sobre la salud de las mujeres mayores. El estudio ha seguido a 121 700 enfermeras registradas desde mediados de la década de 1970 para evaluar los factores de riesgo de cáncer y enfermedades cardiovasculares (Wikipedia).

Interferir con el ciclo natural de la melatonina del cuerpo no es un asunto menor. De hecho, la hormona puede ser un tratamiento eficaz contra el cáncer por sí misma. Numerosos estudios han sugerido que la melatonina puede detener el crecimiento de células cancerosas y evitar que se propaguen. En un estudio sobre el glioblastoma (cáncer cerebral), por ejemplo, a los pacientes se les dio radiación y melatonina o sólo radiación. Aproximadamente el 25 % de los pacientes que tomaron melatonina seguían vivos después de un año, mientras que todos los pacientes tratados sólo con radiación habían muerto. Un estudio italiano similar sobre el cáncer de pulmón de células pequeñas arrojó resultados similares. Otros estudios han demostrado que es eficaz en el tratamiento del cáncer de páncreas.

La melatonina actúa de varias maneras: primero, desencadena que las células cancerosas se autodestruyan, además de matarlas directamente. También inhibe el crecimiento de tumores, reduce la inflamación y bloquea los efectos del estrógeno en las células cancerosas (especialmente importante para los cánceres hormonodependientes, como el cáncer de útero y de mama). Quizás lo más importante es que estimula el sistema inmunitario.

Entonces, ¿por qué la institución médica no ha adoptado la melatonina? Podría tener algo que ver con el hecho de que los medicamentos más comúnmente usados para tratar estos cánceres pueden costar hasta 4000 $ al mes, mientras que los suplementos de melatonina cuestan sólo alrededor de 11 $ al mes.

Los antidepresivos alteran las funciones más fundamentales del cuerpo, incluida la digestión de los alimentos y el metabolismo celular. A los pacientes que toman el popular antidepresivo paroxetina (Paxil), por ejemplo, les puede dar mucha más hambre de lo habitual y no sentirse satisfechos después de comer. Como resultado, comen cada vez más, lo que inevitablemente lleva al aumento de peso y la obesidad. La obesidad se considera el principal factor de riesgo para la mayoría de los problemas de salud crónicos, incluidos las enfermedades cardíacas, el cáncer y la diabetes.

Algunos antipsicóticos comunes, como la olanzapina (Zyprexa), pueden provocar un aumento de peso de hasta 13 kilos en un corto período de tiempo. Estos medicamentos aumentan la dopamina, la hormona que provoca los antojos de comida. Esta clase de medicamentos también reduce los niveles de leptina, una proteína que suprime el apetito. En otras palabras, quienes toman antidepresivos pueden desarrollar un apetito inusualmente fuerte que no pueden controlar comiendo más. Piensa en la confusión y el caos que esto causa en el resto del cuerpo, desde la producción de más insulina y jugos digestivos, como el ácido clorhídrico, la bilis y las enzimas, hasta la necesidad de eliminar cantidades cada vez mayores de desechos tóxicos. Las secreciones elevadas de insulina por sí solas aumentan el riesgo de cáncer en el cuerpo.

Otros medicamentos, como la terapia de reemplazo hormonal (TRH) y las píldoras o inyecciones anticonceptivas, provocan aumento de peso en hasta el 70 % de las usuarias, una vez más interfiriendo con las funciones más básicas del cuerpo. También aumentan el riesgo de cáncer de mama. Aunque este riesgo es considerablemente elevado durante el uso de medicamentos hormonales, disminuye a los niveles originales dentro de aproximadamente cinco años después de que una mujer haya dejado de tomar hormonas. Este es el resultado de un estudio del Centro Alemán de Investigación del Cáncer en Heidelberg y el Hospital Universitario de Hamburgo-Eppendorf.

Además de aumentar el riesgo de cáncer de mama, tomar terapia de reemplazo hormonal (TRH) o anticonceptivos también puede causar cáncer de útero (endometrial), cáncer de ovario, sangrado vaginal, derrame cerebral, demencia, coágulos sanguíneos, trombosis venosa profunda (TVP) y enfermedades cardíacas. Además, destruyen bacterias beneficiosas en el sistema digestivo, lo que afecta la absorción de las vitaminas B6 y zinc. La deficiencia prolongada de estos nutrientes, entre otros, puede aumentar el riesgo de cáncer, así como de enfermedades cardíacas, insomnio, pérdida de memoria e irritabilidad. A partir de junio de 2011, Bayer se enfrentaba a 25 000 demandas por minimizar en anuncios los terribles efectos secundarios causados por la píldora anticonceptiva más vendida del mundo, YAZ®. Imagínatelo, una pequeña pastilla diaria causando sufrimiento y muerte entre millones de jóvenes.

Los medicamentos para la osteoporosis también causan aumento de peso. La prednisona, la cortisona y otros esteroides usados para tratar docenas de afecciones, como el asma, el lupus y el cáncer, frecuentemente causan aumento de peso porque aumentan el apetito y obligan al cuerpo a retener líquidos. Los esteroides causan tantos trastornos como las enfermedades para las que se usan, incluyendo cáncer de hígado, enfermedades cardíacas, depresión, hostilidad y agresión, trastornos alimentarios, riesgo de VIH, acné y muchos más.

El tamoxifeno es un medicamento popular recetado para prevenir la recurrencia del cáncer de mama en mujeres. Este medicamento puede causar un aumento de peso de hasta 11 kilos, suficiente para aumentar drásticamente el riesgo de otros cánceres, enfermedades cardíacas y diabetes.

Muchas personas, incluidos médicos y pacientes, perciben la capacidad de la medicina moderna para intervenir a nivel celular como un *milagro médico.* Pero este «milagro» ha traído más destrucción al mundo de lo que ha prevenido o eliminado. Hemos creado un ciclo interminable y vicioso al tratar enfermedades que luego causan otras enfermedades, lo que, a su vez, requiere más tratamiento. Este sistema autoperpetuante de generación de enfermedades se debe en gran medida al *milagro médico* que promete alivio rápido de los síntomas a expensas del sufrimiento a largo plazo y, posiblemente, incluso la muerte.

La situación ha llegado a tal punto que incluso ejecutivos de las compañías farmacéuticas han comenzado a alzar la voz. En 2003, un alto ejecutivo del Reino Unido en GlaxoSmithKline, el doctor Allen Roses, admitió que menos de la mitad de los pacientes que toman medicamentos recetados realmente se benefician de ellos. Su análisis final fue que el 90 % de estos medicamentos sólo *funcionan* en aproximadamente el 30 al 50 % de los pacientes que los toman, ¡eso es menos efectivo que el placebo! Mientras tanto, los precios de estos medicamentos se dispararon un 50 % en los 3 años anteriores, de 2300 millones de dólares al año a un costo anual de 7200 millones para los contribuyentes.

Aunque casi un millón de personas mueren cada año por los efectos secundarios de los tratamientos médicos o errores médicos, es difícil para la mayoría de las personas renunciar a la ilusión de una cura cuando científicos, médicos, farmacéuticos, el gobierno y los fabricantes de medicamentos les prometen de manera convincente un alivio rápido de los síntomas de sus enfermedades. Se necesita un gran valor, así como confianza en ti mismo, en la sabiduría innata de tu cuerpo y en la naturaleza, para sanar lo que sólo te corresponde sanar a ti. Para curar el cáncer, todo tu ser debe volver a estar completo, incluyendo tu yo físico, mental, emocional y espiritual.

Cuidado con los medicamentos anticancerígenos populares

Uno de los medicamentos anticancerígenos más populares es **AVASTIN®**, producido por el fabricante Genentech. En 2007, el medicamento alcanzó la asombrosa cifra de 3500 millones de dólares en ventas, con 2300 millones sólo en Estados Unidos. Un ciclo de tratamiento con Avastin puede costar 100 000 dólares al año. Si un medicamento se vende tan bien, uno podría pensar que es muy efectivo. Sin embargo, cuando lees la siguiente declaración hecha por Genentech en su web en 2008,[28] podrías preguntarte por qué se prescribe en absoluto: «Actualmente, no hay datos disponibles que demuestren una mejora en los síntomas relacionados con la enfermedad o una mayor supervivencia con Avastin en el cáncer de mama». La respuesta puede estar en el hecho de que Avastin produce algunos de los peores efectos secundarios que un medicamento puede causar, lo cual es buen negocio. Los miles de médicos, administradores de hospitales y agencias de salud que respaldaron este medicamento letal cayeron en la estafa o la aceptaron con gusto.

El tratamiento con Avastin puede dar como resultado el desarrollo de una perforación gastrointestinal (GI, por sus siglas en inglés) potencialmente mortal, una complicación de cicatrización de heridas potencialmente mortal, una hemorragia potencialmente mortal, la formación de fístulas, accidentes cerebrovasculares o problemas cardíacos (coágulos sanguíneos), crisis hipertensiva (hipertensión severa), síndrome de leucoencefalopatía posterior reversible (trastornos del sistema nervioso y la visión), neutropenia (una reducción en el

28. http://www.gene.com/media/press-releases/11687/2008-11-23/avastin-plus-commonly-usedchemotherapie

recuento de glóbulos blancos que puede aumentar la probabilidad de infección), síndrome nefrótico (un signo de mal funcionamiento renal severo), insuficiencia cardíaca congestiva y muchos otros síntomas extraños o enfermedades extremas.

Bajo una gran presión, un comité asesor de la FDA recomendó que Avastin no debería usarse para tratar el cáncer de mama, porque no proporciona suficientes beneficios (que son ninguno) para compensar los riesgos. Una revisión de la FDA concluyó que Avastin no prolonga significativamente la vida de los pacientes. Al contrario, mató a varias pacientes.

Un artículo publicado en *The New York Times* (5 de julio de 2008) planteó preguntas preocupantes sobre el medicamento Avastin. Pregunta: «¿Qué significa decir que el medicamento funciona? ¿Es suficiente ralentizar el crecimiento de los tumores si la vida no se prolonga ni mejora significativamente? ¿Cuánta evidencia debería haber antes de gastar miles de millones de dólares en un medicamento? ¿Y cuándo debería considerarse el costo en la ecuación?». Un paciente con cáncer respondió esta pregunta:

En 2007, Jeanne Sather escribió en el sitio web **Assertivepatient.com**:

> Cada tres semanas, siempre en la tarde del jueves, me dirijo al centro oncológico para mi tratamiento intravenoso. (También tomo Cytoxan, un medicamento de quimioterapia en pastillas, todos los días, además de un puñado de otras pastillas para lidiar con los efectos secundarios y beneficios colaterales del tratamiento contra el cáncer: ansiedad, presión arterial alta, depresión ocasional, insomnio). La factura total de cada sesión de tratamiento en el centro oncológico supera los 20 000 dólares. El costo anual de mi tratamiento contra el cáncer supera los 300 000 dólares. 300 000 dólares al año. $30 000 dólares al mes para mantenerme viva... Tanto Herceptin como Avastin son fabricados por Genentech Inc., una compañía de la zona de la bahía de San Francisco que le está yendo muy bien, gracias. La razón por la que son tan caros es que son nuevos y no hay versiones genéricas disponibles. Así que Genentech puede cobrar lo que quiera, sin competencia, por estos medicamentos que salvan vidas. Como resultado del alto costo de Herceptin y Avastin, voy a

alcanzar mi máximo de vida de 1 millón de dólares en mi seguro de salud antes de que termine 2007.

Cuidado con los medicamentos para la artritis

Un artículo titulado «Do Arthritis Drugs Cause Cancer?» (¿Los medicamentos para la artritis causan cáncer?) publicado en *The New York Times* el 5 de junio de 2008, señaló que la FDA había recibido informes de 30 casos de cáncer en niños y adultos jóvenes tratados con medicamentos para la artritis reumatoide, psoriasis, la enfermedad de Crohn y otras enfermedades del sistema inmunitario. Los medicamentos involucrados son:

1. **Enbrel,** vendido por Amgen y Wyeth.
2. **Remicade,** vendido por Johnson & Johnson y Schering-Plough.
3. **Humira,** vendido por Abbott Laboratories.
4. **Cimzia,** vendido por la empresa belga UCB.

Dado que estos medicamentos bloquean parte del sistema inmunitario, naturalmente contribuyen a un mayor riesgo de cánceres e infecciones. Las etiquetas de estos medicamentos incluyen una advertencia sobre el riesgo de linfomas, que son cánceres de las células del sistema inmunitario. El riesgo de desarrollar cáncer como resultado de tomar medicamentos para la artritis también prevalece entre los adultos. Un estudio encontró que aquellos que recibieron Humira o Remicade para tratar la artritis reumatoide tenían 2,4 veces más probabilidades de desarrollar cáncer en comparación con los grupos de control. Los tipos de cáncer más comunes relacionados con estos medicamentos son linfomas, cánceres de piel, gastrointestinales, de mama y de pulmón. La tuberculosis también se enumera como un efecto secundario. La pregunta es si es mejor vivir con psoriasis o artritis, o morir de alguna de estas otras enfermedades.

¿Quién se beneficia de estos medicamentos? Puedes sacar tus propias conclusiones. Un año de tratamiento con Remicade cuesta alrededor de 12 000 dólares. Las ventas combinadas de Remicade, Humira y Enbrel en 2007 generaron ingresos de 13 000 millones de dólares para los fabricantes.

Es posible curar las causas de la artritis, la enfermedad de Crohn y la psoriasis a través de la limpieza del hígado, los riñones y el colon, eliminando las proteínas animales de la dieta y adoptando una dieta vegetariana nutritiva, al tiempo que se mantiene un estilo de vida equilibrado. Yo sufrí de artritis reumatoide hace más de 35 años, y una vez que entendí qué la causaba, la curé rápidamente sin ayuda médica. Hago un llamamiento a todos los padres cuyos hijos padecen artritis, enfermedad de Crohn y trastornos similares, para que los protejan contra tratamientos médicos diseñados para destruir sus cuerpos jóvenes en crecimiento. El éxito de estos medicamentos sólo se mide por el grado de destrucción o supresión de los síntomas que pueden proporcionar, pero no por la curación real que inducen.

Cuidado con la aspirina y el Tylenol

¿Quién hubiera pensado que las inofensivas pastillas de aspirina que millones de personas toman cada día podrían causar uno de los cánceres más graves? Un estudio del *Brigham and Women's Hospital* (Boston, Massachusetts), que abarcó 18 años y casi 90 000 mujeres, muestra un aumento del 58 % en el riesgo de cáncer de páncreas cuando las participantes tomaban más de dos pastillas de aspirina a la semana. Cuando la dosis superaba las 14 pastillas por semana, el riesgo aumentaba un 86 %.

La aspirina incluso se ha relacionado con la disfunción eréctil. Según un artículo titulado «Erectile dysfunction linked to aspirin and other NSAIDs» (*Disfunción eréctil vinculada a la aspirina y otros AINEs*) de Thomas H. Maugh II, *Los Angeles Times* (3 de marzo de 2011), el uso diario de estos medicamentos está asociado con un aumento del 22 % en la disfunción eréctil.

Otro analgésico de venta libre, el acetaminofén (ingrediente activo de Tylenol, así como de otros medicamentos como Excedrin y Theraflu), ha demostrado aumentar el riesgo de desarrollar cánceres sanguíneos cuando se toma regularmente durante períodos prolongados. Un estudio de la *Universidad de Washington* encontró que las personas que tomaban el medicamento al menos cuatro días a la semana durante cuatro años tenían el doble de probabilidades de desarrollar ciertos tipos de cáncer de sangre, incluidos los linfomas no Hodgkin, trastornos de las células plasmáticas y neoplasias mieloides. Esto se suma a las advertencias ya existentes de la FDA de que el acetaminofén es extremadamente tóxico para el hígado.

Evita la trampa de los medicamentos

Cada vez es más evidente que los productos farmacéuticos conllevan grandes riesgos. Matan al menos a 100 000 personas al año sólo en EE. UU. Esta cifra podría ser mucho mayor porque sólo una parte de las muertes causadas por medicamentos son reportadas por profesionales médicos. En casi todos los casos de muerte, el médico que emite el certificado de defunción anota el nombre de la enfermedad como la causa de la muerte, en lugar del medicamento que se utilizó para tratar la enfermedad. Si los médicos dejaran de recetar medicamentos hoy, miles de vidas se salvarían mañana. Esta verdad se conoce desde hace muchos años.

En 1976, el condado de Los Ángeles registró una reducción repentina del 18 % en su tasa de mortalidad cuando muchos médicos se declararon en huelga debido al aumento de las primas del seguro de responsabilidad médica por mala praxis. En un estudio realizado por el doctor Milton Roemer de la Universidad de California, Los Ángeles, se demostró que 17 de los hospitales más grandes del condado registraron un 60 % menos de operaciones durante el período de la huelga. Cuando los médicos reanudaron su trabajo y las actividades médicas volvieron a la normalidad, las tasas de mortalidad también regresaron a los niveles previos a la huelga.

Un evento similar ocurrió en Israel en 1973. Los médicos realizaron una huelga de un mes y redujeron su número diario de pacientes de 65 000 a 7000. Durante todo el mes, las tasas de mortalidad en Israel disminuyeron en un 50 %. Esto parece ocurrir siempre que los médicos hacen huelga. Una huelga de dos meses en Bogotá, Colombia, liderada por los médicos, dio como resultado una disminución del

35 % en las muertes. Esto prácticamente convierte a la profesión médica, junto con los hospitales, en una de las principales causas de muerte.

Además de matar pacientes, los medicamentos farmacéuticos pueden causar daños permanentes al sistema inmunitario, el hígado, los riñones, el corazón, el cerebro y otros órganos. Tomar medicamentos recetados también puede enviarte a la sala de emergencias. Un estudio realizado en Vancouver, Canadá, documentó que el 12 % de las visitas a urgencias eran el resultado directo de problemas con un medicamento. Además, la duración de la estancia hospitalaria para aquellos admitidos fue significativamente mayor. El estudio, informado por el *Canadian Medical Association Journal*, se llevó a cabo en el Hospital General de Vancouver, que cuenta con 995 camas y ofrece una amplia gama de servicios, incluida la atención de urgencias. El hospital trata a 69 000 pacientes al año.

Los medicamentos farmacéuticos no están diseñados para curar nada. Están diseñados para aliviar un síntoma, que es la forma en que el cuerpo lidia con un desequilibrio físico o emocional subyacente no resuelto. Básicamente, estos medicamentos están hechos para evitar que el cuerpo se cure a sí mismo. La mentalidad de que tienes que tomar una pastilla para solucionar un dolor de cabeza o acidez estomacal, porque tu médico te lo ha dicho, es la responsable de tu reticencia a descubrir qué causa esos síntomas. Una vez que el dolor desaparece, el problema también parece desaparecer; al menos eso es lo que muchas personas creen y lo que muchos médicos predican. El problema con esta mentalidad es que ignora el hecho de que estos síntomas son señales de advertencia de que estás haciendo, comiendo o exponiéndote a algo que obliga a tu cuerpo a generar una respuesta de curación (síntoma).

Un síntoma de dolor o malestar no es una enfermedad en sí misma que deba ser *curada* por una pastilla, erróneamente llamada *medicamento.* La medicina real apoya y fomenta que el cuerpo complete el proceso de curación que ya ha comenzado (como lo indica el síntoma). Los medicamentos farmacéuticos están hechos para suprimir la capacidad del cuerpo de curarse, lo que reduce o elimina los síntomas, pero también fortalece los orígenes de la enfermedad. Esto convierte al tratamiento médico regular, que suprime los síntomas, en una de las principales causas de enfermedades, incluido el cáncer. Te recomiendo que no caigas en la trampa de los medicamentos; sólo te empuja a un ciclo vicioso de adicción a los fármacos del cual es difícil escapar.

3

Desmitificando el cáncer

Si quieres vencer el cáncer, primero acéptalo y abrázalo.
Si deseas estar libre de cáncer, enfócate en ser libre.
Si quieres más risas en tu vida, ríe más.
Si ya no quieres tener miedo, haz aquello a lo que temes.
Si quieres un mundo mejor, hazlo mejor.
Si te ves como una víctima, cambia tu percepción.
Si deseas más paz en tu vida, difunde más paz a tu alrededor.
Hay sólo un «**no**» que debes conocer:
No centres tu atención y energía en lo que no quieres para ti y los demás.
En su lugar, concéntrate en lo que sí deseas. Salud, alegría, abundancia, libertad y paz son elecciones que hacemos en la vida, no cosas que existen separadas de nosotros.

Conectar las piezas

Mary me visitó cuando tenía 39 años. Un año antes, le habían diagnosticado cáncer de mama avanzado. Su oncólogo le había recetado los tratamientos estándar para el cáncer: radioterapia y quimioterapia, pero sin éxito. Poco después, le aconsejó someterse a una mastectomía de su mama derecha. La operación tuvo lugar poco antes de que comenzara su período menstrual. Para su alivio, los médicos le informaron que *habían eliminado todo el cáncer* y que la situación estaba entonces bajo control. Lo que sus médicos no sabían es que, según la ciencia de la **cronobiología**,[1] el riesgo de que el cáncer vuelva a aparecer es cuatro veces mayor en mujeres que se someten a una cirugía una semana antes o durante la menstruación, en comparación con aquellas que se operan en otros momentos de su ciclo. Durante la menstruación, la inmunidad y los niveles de hierro de una mujer son significativamente más bajos. Por lo tanto, su cuerpo no es capaz de destruir todas las células cancerosas que quedan después de la cirugía, lo que aumenta el riesgo de que se desarrollen células cancerosas en otras partes del cuerpo.

No es sorprendente que, un año después de su mastectomía, Mary comenzara a quejarse de un dolor intenso en la parte baja de la columna vertebral y en la rodilla izquierda. Diez años antes, le habían diagnosticado espondilosis[2] cervical en la parte inferior de la columna, causada por un crecimiento anormal y cartílago osificado alrededor de los márgenes de las articulaciones de la columna vertebral. Sin embargo, esta vez, un examen reveló que había desarrollado cáncer de hueso en la parte baja de su columna vertebral y en la rodilla izquierda. La cirugía de mama y la consecuente supresión de su sistema inmunitario, como suele ocurrir, fomentaron el desarrollo de millones de células cancerosas en otras partes del cuerpo ya debilitadas. Por lo tanto, las células cancerosas comenzaron a crecer en su columna vertebral, donde la resistencia a la formación de cáncer era particularmente baja.

Mary también había sufrido problemas menstruales severos desde que podía recordar. Además, le habían diagnosticado anemia. Sin embargo, a pesar de tomar tabletas de hierro regularmente durante años, lo que le causaba náuseas frecuentes y calambres estomacales, seguía siendo anémi-

---

1. La cronobiología es la ciencia de los relojes biológicos sintonizados con los ciclos de la Tierra y codificados en nuestras células. El cuerpo humano cuenta con al menos 100 de estos relojes, que no están relacionados con el tiempo medido por nuestro reloj. El ritmo circadiano, por ejemplo, es responsable de numerosos ciclos hormonales que determinan nuestra hambre, estado de ánimo, metabolismo y la velocidad de crecimiento y envejecimiento. Para más información, consulta *Los secretos eternos de la salud*.
2. La espondilosis es la degeneración de la columna vertebral y la deformidad de las articulaciones de dos o más vértebras.

ca. Me contó que su sistema digestivo «nunca funcionó correctamente», y el estreñimiento a menudo duraba entre 3 y 5 días seguidos. Mi examen reveló que su hígado estaba lleno de miles de cálculos intrahepáticos.

Mary también mencionó que había recibido múltiples tratamientos con antibióticos a lo largo de los años para todo tipo de infecciones. Es un hecho bien establecido que el uso regular de antibióticos aumenta drásticamente el riesgo de cáncer de mama. Según la investigación sobre el cáncer, el riesgo de cáncer de mama es el doble entre las mujeres que han tomado 25 o más rondas de antibióticos de cualquier tipo durante un período de 17 años, en comparación con las mujeres que no han usado antibióticos en absoluto.

Mary fue criada con una dieta rica en caramelos, pasteles, helados y chocolate. Varios estudios recientes han vinculado un mayor riesgo de cáncer de mama en mujeres con una dieta alta en azúcar (especialmente refrescos y postres dulces populares). Los científicos ahora creen que la insulina extra que se libera para procesar los almidones y azúcares simples que se encuentran en estos alimentos provoca que las células se dividan y que aumenten los niveles de estrógenos en la sangre. Ambos factores (división celular y estrógenos en sangre) pueden contribuir al crecimiento del cáncer. De hecho, la resistencia a la insulina que resulta de un estilo de vida de consumo excesivo de azúcar puede impulsar las mutaciones que generan hasta el 80 % de todos los cánceres.

Otro factor común en estas situaciones es el estrés emocional, que desencadena fluctuaciones en los niveles de cortisona en el cuerpo, hormona responsable de regular muchos procesos fisiológicos, incluidos las respuestas antiinflamatorias y el metabolismo de los carbohidratos, grasas y proteínas. Los investigadores también han establecido que el estrés debilita el sistema inmunitario y desempeña un papel directo en el desarrollo de enfermedades cardíacas, infecciones del tracto respiratorio superior, asma, algunas infecciones virales, desequilibrios autoinmunes e incluso en la forma en que sanan las heridas, según un estudio de la *Carnegie Mellon University* (publicado en la edición del 10 de octubre de 2007 del *Journal of the American Medical Association).* Además, el estrés puede afectar nuestros hábitos diarios de formas que nos vuelven progresivamente menos sanos, como recurrir a comer compulsivamente, beber alcohol o fumar, lo que a su vez nos hace sentir peor y más estresados. En conjunto, el desequilibrio emocional es, en sí mismo, uno de los factores contribuyentes más peligrosos para el desarrollo del cáncer.

Causas emocionales del cáncer

Volviendo a la historia de Mary, había experimentado una infancia muy triste porque sus padres tenían grandes problemas para relacionarse entre ellos. Cuando le pregunté, no podía recordar ni una sola ocasión en la que no hubiera tensión entre sus padres. Siendo una persona muy sensible, se tomaba todo más en serio que su hermano más extrovertido, y, en consecuencia, se sentía insegura, asustada y deprimida. Con una sonrisa dolorosa en el rostro, Mary dijo que siempre se había sentido dividida entre su madre y su padre, sin poder elegir a cuál favorecer.

Comer con sus padres era particularmente difícil. Se veía obligada a sentarse y comer con ellos mientras soportaba una atmósfera muy estresante. A veces, todos se quedaban en silencio, intentando no provocar nuevos conflictos. Hoy en día, Mary tiene una fuerte aversión y miedo a la comida, y come muy rápido, a menudo mientras está de pie o conduciendo.

Mary también enfrenta grandes dificultades en el trabajo. En su trabajo como profesora, siente que sus estudiantes pueden descargar sus frustraciones en ella, pero ella tiene que guardarse las suyas. Sin embargo, cuando llega a casa, grita a sus propios hijos, lo que le genera mucha culpa. Quiere ser una buena madre, pero cree que no lo es; simplemente no sabe cómo ser amable con sus hijos. También me dijo que nunca había querido ser profesora en un aula; siempre había soñado con ser entrenadora de gimnasia.

La frustración de no poder cumplir sus deseos fue una de las principales causas del cáncer de Mary. Desde el principio de su vida, fue educada para conformarse con el sistema social, lo que para ella significaba que siempre tenía que hacer lo que le decían. En lo más profundo de su ser, Mary tenía sueños que nunca pudo cumplir porque no quería causar problemas o que los demás pensaran mal de ella.

Para mantener la paz, Mary hizo lo que sus padres le exigían, pero por dentro estaba llena de ira. Cuando Mary entró a mi oficina esa mañana, me regaló una hermosa sonrisa que no revelaba el dolor que sentía. Había aprendido a ocultar su mundo interior del mundo exterior. No era tanto el dolor físico en su cuerpo lo que más le dolía; era toda la frustración reprimida, el miedo y la inseguridad que amenazaban los sentimientos sensibles de amor y paz en su corazón. El dolor físico simplemente le recordaba la profunda angustia emocional que había estado sufriendo durante tanto tiempo. Sus intentos interminables de suprimir o esconder sus verdaderos sentimientos internos, tanto en la niñez como en la adultez, moldearon una personalidad que finalmente requirió de una enfermedad para llevarlo todo a algún tipo de conclusión.

Dividida entre sus padres durante muchos años y tratando de complacer a ambos, Mary nunca fue lo suficientemente valiente como para tomar una decisión que la complaciera sólo a ella. La división en su corazón agotó toda su energía y felicidad. El cáncer comenzó en su corazón dividido, reflejando todo el dolor y la frustración no expresados que habían llenado su vida desde una edad temprana.

Todo es psicosomático, ¿verdad?

Esto puede sonar descabellado, podrías decir. ¿Cómo puede ser posible? Ciertamente, desafía la sabiduría popular, pero esa misma *sabiduría* ha creado un sistema de enfermedades crónicas y tratamientos médicos sintomáticos, ineficaces, costosos y venenosos. En lugar de continuar por este camino, considera que, así como los placebos (que básicamente están diseñados para ser médicamente inútiles) han demostrado ser más efectivos que los medicamentos farmacéuticos, las emociones subyacentes también pueden tener una influencia tremenda en el cuerpo físico, para bien o para mal.

Todo lo que sucede en nuestro cuerpo emocional también ocurre en nuestro cuerpo físico, y viceversa. El verdadero cáncer es una emoción atrapada e aislada, una sensación de *no tener opción*. Asimismo, estar físicamente congestionado también te hace sentir emocionalmente atrapado. La mente y el cuerpo nunca pueden existir en aislamiento.

Lo que afecta a uno, también afecta al otro; y esto sucede de manera automática y simultánea.

A través de la conexión mente/cuerpo, cualquier sentimiento reprimido de querer y merecer armonía, paz, estabilidad y una simple sensación de alegría en la vida se traduce en respuestas bioquímicas apropiadas en el cuerpo. Esto efectivamente priva a las células del cuerpo de todas estas cualidades positivas. Las células no son máquinas físicas que carecen de sentimientos, de sentido del «yo» o de reacción ante cambios o amenazas externas.

La asfixia emocional causó tanta ira y frustración en Mary que, por miedo a no ser amada o querida por los demás, incluidos sus padres, dirigió estas emociones negativas hacia su propio cuerpo. Su mente tóxica se tradujo en un cuerpo tóxico, y amenazaba su propia supervivencia. Amenazó la salud de las células de su cuerpo al guardar para sí misma sus pensamientos y sentimientos más importantes.

Todo lo que guardas por miedo a ser criticado o lastimado se convierte en venenos en el cuerpo. Estos venenos son tan fuertes que, si lloras y colocas tus lágrimas sobre la piel de una serpiente, le harían agujeros. De hecho, he visto este fenómeno demostrado cuando vivía en África. Las lágrimas de alegría, en cambio, no contienen ningún veneno.

El estrés constante que Mary experimentaba durante las comidas en casa de sus padres había afectado gravemente sus funciones digestivas. Bajo estrés o tensión, los vasos sanguíneos que suministran a los órganos del sistema digestivo se tensan y constriñen, impidiendo que puedan digerir incluso los alimentos más saludables. Además, comer mientras estás emocionalmente alterado suprime la secreción equilibrada de jugos digestivos. Cada vez que te sientes enojado o molesto, la flora biliar (bacterias beneficiosas que mantienen equilibrada la bilis) se altera, lo que predispone a la bilis a coagularse. La tensión emocional constante conduce a la formación de cálculos en los conductos biliares del hígado y en la vesícula biliar. La resultante secreción limitada de bilis reduce el *Agni*, el fuego digestivo.

Mary todavía asocia la comida con el malestar que experimentó al sentarse en la mesa de sus padres. Su intento inconsciente de evitar todo lo relacionado con la comida y la alimentación programa a su cuerpo para hacer lo mismo. El cuerpo no puede digerir y absorber adecuadamente los alimentos que se consumen con prisa, lo que llevó a la acumulación de grandes cantidades de desechos tóxicos en sus intestinos delgado y grueso. El estreñimiento crónico y la mala absorción de nutrientes, incluidos las grasas, el calcio, el zinc, el magnesio y las vitaminas, debilitaron progresivamente el tejido óseo, la médula ósea y las funciones reproductivas de Mary.

Cuando el tejido reproductivo, que mantiene el plano genético (ADN) de las células, se ve privado de oxígeno y nutrientes, es sólo cuestión de tiempo antes de que las células normales y saludables comiencen a mutar sus genes y dividirse de manera anormal para sobrevivir a la *hambruna.* Normalmente, una serie de células inmunitarias, enzimas pancreáticas y vitaminas descomponen las células cancerosas en el cuerpo, dondequiera que aparezcan.

Sin embargo, la mayoría de las enzimas digestivas se *agotan* rápidamente cuando la dieta es rica en proteínas animales, como carne de vacuno, cerdo, aves, pescado, huevos, queso y leche, así como en alimentos enriquecidos con azúcar. Mary prácticamente vivía de estos alimentos. Habiendo sufrido de mala digestión y estreñimiento durante la mayor parte de su vida, su cuerpo estaba virtualmente privado de todos estos antídotos naturales contra las células cancerosas. Los cánceres son mucho más probables en personas cuyas funciones digestivas están constantemente alteradas y que carecen de una sensación de bienestar emocional, en comparación con aquéllas cuyo sistema digestivo es eficiente y que generalmente tienen una disposición feliz.

La espondilosis de la parte baja de la columna de Mary indica el debilitamiento de su sistema de apoyo interno y externo; se manifestó en respuesta directa a la falta de apoyo y aliento por parte de sus padres. El cuerpo de Mary se encorva mientras está sentada, y parece la mitad de su tamaño. Se ve como una niña asustada, sin confianza ni seguridad. Su postura sugiere que está tratando de proteger su corazón de ser lastimado nuevamente. Además, su respiración es superficial e insuficiente, como si no quisiera ser notada y posiblemente criticada o desaprobada por sus padres. Las rodillas sirven como sistema de soporte para todo el cuerpo. Una vida de *ceder* y *no defenderse a sí misma ni a sus deseos* se manifestó como los problemas de rodilla que desarrolló a lo largo de los años.

Remedios exitosos de Mary

Investigaciones japonesas han demostrado que los pacientes con cáncer cuyos tumores cancerosos entraron en remisión espontánea, a menudo en menos de 24 horas, experimentaron una profunda transformación en su actitud hacia sí mismos antes de que ocurriera la curación repentina. Mary necesitaba hacer varios cambios importantes en su vida, uno de los cuales era encontrar un nuevo trabajo, aunque esto significara una reducción salarial. Mientras Mary seguía siendo muy susceptible a situaciones estresantes y al ruido caótico, la tensión que sentía en su escuela no era propicia para el proceso de curación. También necesitaba pasar más tiempo en la naturaleza, caminar al aire libre bajo el Sol y en la playa, pintar, escuchar su música favorita y dedicar un tiempo diario a la tranquilidad y la meditación.

Además de seguir una rutina diaria y dieta ayurvédica, Mary comenzó a utilizar una serie de procedimientos de limpieza para eliminar de su colon la materia fecal estancada y purificar la sangre, el hígado y los tejidos conectivos de las toxinas acumuladas. La limpieza hepática le hizo expulsar miles de cálculos que habían congestionado tanto su hígado como su vesícula biliar durante al menos 15-20 años.

Lo más importante para Mary fue ser más consciente de todo en su vida. Esto incluía comer, liberar emociones y escuchar las señales de su cuerpo sobre la sed, el hambre y la fatiga. Necesitaba ser consciente de sus necesidades y deseos y comenzar a satisfacerlos siempre que fuera posible. El hallazgo más importante que tuvo que hacer fue que no necesitaba hacer nada que no le agradara. Darse permiso para cometer errores, y no juzgarse si los cometía, era una terapia esencial para ella.

Los amigos y familiares de Mary también necesitaban comprender que se encontraba en una etapa muy crucial de su recuperación, donde cada pensamiento y sentimiento positivo hacia ella podría servir como un sistema de apoyo tremendo, algo que nunca había experimentado en su juventud. Comenzó a mejorar de manera constante seis meses después de haber adoptado aproximadamente el 60 % de los consejos que le había recomendado. Hoy siente que la enfermedad le ha brindado una comprensión más profunda de la vida y la ha llevado a un despertar interior que nunca antes había experimentado. Libre de cáncer, Mary continúa mejorando y creciendo en confianza y aceptación propia.

El cáncer: Una respuesta al rechazo

Jeromy tiene la enfermedad de Hodgkin, que es el linfoma más común. Los linfomas son neoplasias malignas del tejido linfático que varían en su tasa de crecimiento, también conocidas como cáncer de linfa. La medicina contemporánea no puede explicar qué causa esta enfermedad. La enfermedad de Hodgkin suele comenzar en la adolescencia o entre los 50 y 70 años de edad.

Cuando Jeromy tenía 22 años, notó dos ganglios linfáticos agrandados en su cuello. Unos días después, fue diagnosticado con la enfermedad de Hodgkin. En algunas personas, la enfermedad lleva a la muerte en unos meses, pero en otras, muestra pocos signos durante muchos años. Jeromy fue uno de ellos. Siendo de tipo *Kapha*,[3] tenía un cuerpo atlético y fuerte, dotado de mucha resistencia física y aguante. Su tasa metabólica naturalmente lenta puede considerarse responsable del lento avance de la enfermedad.

Jeromy recibió su primer tratamiento de quimioterapia en 1979, poco después de haber sido diagnosticado con linfoma, pero no hubo una mejora detectable en su enfermedad. En 1982, sus médicos añadieron múltiples tratamientos de radiación a la quimioterapia regular, pero éstos produjeron efectos secundarios graves, como la pérdida de todo el cabello del cuerpo y su sentido del gusto.

Su angustia fue considerable. Sin embargo, a pesar de numerosas experiencias traumáticas causadas por los diversos tratamientos durante los catorce años siguientes, Jeromy no estaba dispuesto a caer en la depresión y la desesperación. Su fuerte espíritu de lucha le permitió continuar su trabajo como gerente general de una empresa comercial exitosa.

---

3. Consulta los detalles sobre los tipos corporales ayurvédicos, *Vata, Pitta* y *Kapha*, en *Los secretos eternos de la salud*. De los tres tipos, el tipo *Kapha* tiene los huesos y músculos más fuertes.

A través de la lectura de pulso ayurvédico y la interpretación del iris (iridología),[4] pude determinar que, desde una edad muy temprana, las funciones digestivas y el drenaje linfático de Jeromy habían comenzado a declinar rápidamente. Su hígado mostraba la presencia de una gran cantidad de cálculos intrahepáticos. Resultó que Jeromy había pasado por una experiencia muy traumática cuando tenía cuatro años, aunque al principio le costaba recordarla.

Según Jeromy, el evento más emocionalmente estresante de su vida ocurrió a los 21 años, cuando su novia durante tiempo lo dejó repentinamente por otro hombre. Exactamente un año antes de que ella lo dejara, descubrió las hinchazones linfáticas en el cuello. El rechazo de su novia fue una de las experiencias más desgarradoras de su vida. Sin embargo, esta experiencia sólo desencadenó el recuerdo de un rechazo aún más doloroso.

Luchar contra el fantasma del recuerdo

Jeromy nació en un país en desarrollo con una situación política inestable. Cuando cumplió cuatro años, sus padres lo enviaron a un internado en otro país en desarrollo, por su propia seguridad. Incapaz de comprender las razones detrás de esta decisión, sintió que sus padres habían dejado de amarlo y ya no lo querían a su lado. Todo lo que recordaba era la sensación de haber sido apartado de lo que consideraba su sustento vital: la cercanía con sus padres. Aunque sus padres creían que enviarlo lejos era lo mejor para él, de repente perdió el amor de las personas más importantes en su vida, en un momento en el que más lo necesitaba. Su pequeño mundo se colapsó en ese primer día *oscuro* de su vida, y las funciones principales de su cuerpo comenzaron a deteriorarse.

Jeromy pasó gran parte de su vida tratando de demostrarles a sus padres que era digno de su amor. Sin embargo, no era consciente de su impulso constante por tener éxito en la vida. Me dijo con orgullo que nunca se rindió y que se negó a dejar que algo lo deprimiera. Una parte

4. Métodos de diagnóstico utilizados para determinar desequilibrios existentes en el cuerpo y la mente.

de él nunca reconoció que estaba gravemente enfermo. Su apariencia física, excepto por estar calvo, no revelaba la batalla que su cuerpo estaba librando. Invertía toda su energía y tiempo en su trabajo, y era muy bueno en lo que hacía.

Para sanar físicamente, Jeromy necesitaba ser consciente del *niño rechazado* que llevaba dentro. Había enterrado esa parte de sí mismo en lo más profundo de su subconsciente cuando tenía cuatro años, y nuevamente cuando su novia lo dejó en su juventud. Este segundo rechazo amplificó el dolor profundo que ya le había causado lo que él percibía como el rechazo de sus padres.

El cuerpo almacena todas nuestras experiencias en un *sistema invisible de archivos.* De este modo, todos los sentimientos de ira se guardan en un archivo, los eventos tristes en otro, y los rechazos en un archivo diferente. Estas impresiones no se almacenan según el tiempo lineal, sino en función de su similitud. Alimentan el «fantasma de la memoria» y le dan más y más energía. Una vez que un archivo está lleno, incluso un pequeño evento puede desencadenar una erupción devastadora y despertar ese fantasma, dándole vida propia. Esto fue lo que sucedió en la vida de Jeromy.

El abandono que Jeromy había experimentado a los cuatro años resurgió en su conciencia cuando su novia lo dejó. Al ignorar o negar que este rechazo había ocurrido, inconscientemente dirigió a su cuerpo para que crease una respuesta idéntica: un cáncer en el sistema que es responsable de neutralizar y eliminar los desechos dañinos en el cuerpo: el sistema linfático. Incapaz de deshacerse del «fantasma del recuerdo», que consistía en un miedo y una ira profundamente arraigados debido al sentimiento de abandono, Jeromy también dejó de poder liberarse de las células muertas y los productos de desecho metabólico.[5] Tanto su hígado como su vesícula biliar habían acumulado miles de cálculos, lo que casi lo asfixiaba. Su cuerpo no tuvo otra opción que dar expresión física al cáncer que había torturado el corazón y la mente de Jeromy durante tantos años.

5. Para estar saludable, el cuerpo humano debe eliminar más de 30 000 millones de células muertas y desgastadas, además de una gran cantidad de desechos metabólicos, cada día.

Dejar ir la necesidad de luchar

Todos los eventos en la vida que parecen negativos son, de hecho, oportunidades únicas para volverse más completos y avanzar en la vida. Cada vez que necesitamos darnos más amor, tiempo y aprecio, pero fallamos en cumplir con estas necesidades esenciales, alguien o algo en nuestra vida nos empujará en esa dirección. Sentirse rechazado o estar decepcionado y enfadado con otra persona resalta una falta de responsabilidad hacia las cosas negativas que nos suceden. Culparse a uno mismo o a alguien más por una situación desafortunada da lugar a una sensación de ser víctima, lo que es probable que se manifieste como una enfermedad. Si no podemos entender el mensaje que acompaña a nuestra enfermedad, incluso podríamos enfrentarnos a la muerte para apreciar la vida.

En un sentido no convencional, el cáncer es una vía de escape de una situación estancada que paraliza el corazón de una persona. Ayuda a romper los antiguos patrones rígidos de culpa y vergüenza que mantienen a una persona prisionera en un constante sentido de baja autoestima. El enfoque médico actual no aborda este tema principal detrás del cáncer, pero el *proceso de la enfermedad* sí lo hace, siempre que se le permita seguir su curso. La quimioterapia, la radiación y la cirugía fomentan una mentalidad de víctima en el paciente y es poco probable que sanen las causas profundas de esta afección. Las curas milagrosas ocurren cuando el paciente se libera de la necesidad de victimización y autoataque. Cuando el sentido interno de bienestar y autoaceptación de una persona es fuerte, los problemas externos no tienen un impacto disruptivo importante.

Por lo tanto, eliminar únicamente los problemas externos en la vida puede no ser suficiente para inducir una remisión espontánea; un cambio interno acompañado también es esencial.

Jeromy necesitaba darse el amor y el aprecio que sentía no recibir de sus padres. También necesitaba hacer sitio para el disfrute y el placer, dedicándose tiempo a sí mismo, a la meditación, a la autorreflexión, a estar en la naturaleza y a sentir la alegría y la energía que ésta puede evocar en nosotros. Las células cancerosas son células que luchan por sobrevivir en un entorno hostil y tóxico. Dejar ir la necesidad de luchar en la vida reprograma el ADN del cuerpo, cambiando su curso de guerra y final aniquilación por uno de reproducción saludable. No necesitar luchar por su supervivencia da a las células cancerosas la oportunidad de ser aceptadas nuevamente por toda la familia de células en el cuerpo. Las células cancerosas son células normales que han sido rechazadas por lo que consideran su hogar. Carecen de la nutrición y el apoyo adecuados. En su desesperación por sobrevivir, toman cualquier cosa que puedan encontrar para alimentarse, incluso productos de desecho celular y toxinas, lo que prácticamente las convierte en *parias.*

Sin embargo, al igual que nosotros deseamos ser amados, las células cancerosas también necesitan saber que son amadas. Eliminarlas del cuerpo mediante cirugía, o destruirlas con fármacos venenosos o radiación mortal, añade aún más violencia al cuerpo de la que ya tiene que soportar. Para vivir en salud y paz, necesitamos ser amigos de las células de nuestro cuerpo, incluidas las células cancerosas. El dicho «Ama a tu enemigo» se aplica tanto a las células cancerosas como a las personas. La causa del cáncer de Jeromy era una falta de autoaprecio, una sensación de no ser amado ni deseado, de no sentirse digno o lo suficientemente bueno. Al esperar que sus padres le mostraran su amor, efectivamente se negaba ese amor a sí mismo. Jeromy llegó a darse cuenta de que su enfermedad era, de hecho, una gran bendición disfrazada que le permitió redescubrirse y amarse a sí mismo por primera vez.

Si pudiéramos ver que lo que llamamos *enfermedad* es una representación perfecta de nuestro mundo interior, prestaríamos más atención a lo que sucede dentro de nosotros, en lugar de intentar arreglar algo que en realidad no necesita ser arreglado. El cáncer, por difícil que sea de entender, tiene un significado profundo. Su propósito no es destruir, sino sanar lo que ya no está completo.

Cáncer: Un poderoso sanador

Hace muchos años, una mujer publicó un mensaje en mi foro de Curezone.com, *Ask Andreas Moritz,*[6] preguntando cómo podía apoyar a

6. El foro se llama *Ask Andreas Moritz* y se encuentra en la web de salud Curezone.com, donde he respondido a miles de preguntas de los lectores.

su hermana gemela, quien acababa de ser diagnosticada con cáncer. Mencionó que su hermana la había rechazado casi toda su vida. También me dijo que estaba intentando ser fuerte para su hermana. Le respondí que ser fuerte no era lo que su hermana ni ella necesitaban en ese momento.

Esto es lo que le escribí: «El cáncer es, la mayoría de las veces, causado por tratar de ser fuerte exteriormente, mientras no se expresa o se reconoce la debilidad y vulnerabilidad que uno siente por dentro. Lo que tu hermana necesita más de ti ahora es que le sirvas como un espejo de sí misma. Muéstrale cómo te sientes realmente por dentro. Muéstrale tu propia culpa, tu baja autoestima y tus lágrimas de constante rechazo, para que pueda empezar a ver estos sentimientos en ella misma y desarrollar el coraje para liberar las emociones atrapadas que tiene guardadas en su cuerpo. Si deseas que ella sane de esto, muéstrale todas tus debilidades y permítete llorar por ella y por ti misma. Esto la motivará a hacer lo mismo».

Continué explicando que el cáncer de su hermana era un intento inconsciente de mantener todo atrapado en su interior, incluidos los alimentos, la materia de desecho, el resentimiento, la ira, el miedo y otras emociones negativas. «Por esta razón –escribí–, para sanar el cáncer, uno debe volverse del revés y dejar que el mundo vea lo que uno está ocultando (debido a un falso sentido de vergüenza y culpa). La culpa es una emoción completamente injustificada e innecesaria porque los seres humanos son, en esencia, incapaces de cometer errores, aunque esto es casi imposible de entender cuando no se reconoce el panorama más amplio de todas las cosas.[7] Nunca puedes causar realmente los problemas de otra persona a menos que esa persona lo permita o lo solicite (inconscientemente) por decreto directo de su Ser Superior.[8] La culpa (de no amar o preocuparse por su propia hermana gemela) consiste en poderosas energías negativas que comenzaron a

7. Consulta mi libro *Rasgar el velo de la dualidad* para entender cómo los errores y las malas acciones son conceptos negativos aprendidos y creencias que rodean experiencias que podrían ser inmensamente beneficiosas en nuestra vida.
8. Cada persona tiene un Ser Superior que guía su existencia física hasta el más mínimo detalle.

congestionar y atacar las células de su propio cuerpo. El cáncer es su forma alternativa elegida para descomponer la culpa en su corazón, una manera de llevar a su atención consciente las falsas creencias subconscientes de errores pasados».

Durante mis conversaciones con pacientes de cáncer, a menudo planteo el tema de la muerte, algo inevitable para ellos. Les sugiero que realmente no pueden morir; nadie puede. La muerte física es sólo una experiencia tangible y real para quienes quedan atrás. Tiene poca o ninguna relevancia para el Ser de la persona cuyo cuerpo fallece. De hecho, no hay una sensación de pérdida, sino más bien una expansión en la alegría, la sabiduría y el amor. La muerte física no toca al ser consciente que anteriormente residía y se expresaba a través del cuerpo físico. Una serpiente que se desliza fuera de su vieja piel no se preocupa por la parte de su cuerpo que muere y se cae.

Mientras nuestro sentido del «yo» permanezca, lo cual siempre será así, la muerte física no puede destruirnos. De hecho, la muerte es una no-experiencia y, por lo tanto, una ilusión que es real sólo para quienes confían en sus sentidos físicos para determinar lo que creen. Cuando un ser querido desaparece repentinamente de nuestra vida como resultado de la muerte física, naturalmente nos afligimos por él o ella, nos sentimos tristes o vacíos por dentro. Si bien el duelo y la tristeza son reales, el motivo de esas emociones no lo es. La desaparición de alguien ocurre sólo en relación con el observador. No le pasa nada a la persona que desaparece; sigue siendo quien siempre ha sido, sólo que ya no en un cuerpo físico.

Personalmente he muerto varias veces (cruzado al otro lado) durante episodios de enfermedades graves o traumas.[9] En una ocasión, durante mi tercer episodio de malaria en la India a principios de los años ochenta, estuve clínicamente muerto durante ocho minutos comple-

9. Durante un episodio de malaria en la India, mi alma o conciencia se desprendió de mi cuerpo físico y ascendió, mientras yo era completamente consciente de lo que sucedía. No experimenté ningún miedo a morir ni sentí pérdida alguna. Estaba en un estado de increíble claridad, donde sentía que podía saber cualquier cosa si así lo deseaba. Un médico confirmó que mi corazón se había detenido. Tuve una experiencia similar durante un desmayo. Mi corazón se detuvo durante cinco minutos antes de regresar a mi cuerpo físico.

tos; experimenté conscientemente la muerte como un proceso de nacimiento, donde te vuelves instantáneamente idéntico a tu propio estado interior de conciencia expandida y alegría sin adulterar. Mi padre tuvo la misma experiencia, y ninguno de los dos sintió la sensación de morir. En realidad, ocurrió todo lo contrario: la intensidad de estar vivo, despierto y consciente de todo se volvió mucho más aguda, hasta el punto de que la sensación de morir estaba tan lejana como las galaxias distantes. En comparación, ser devuelto al cuerpo físico enfermo fue como morir. Cuando enterré a mi madre, fue un día de celebración, tal como ella quería. En lugar de sentir lástima por nosotros mismos cuando un ser querido muere, en realidad podemos elegir honrar y celebrar el alma que ha partido siendo felices por ellos. La única tristeza y arrepentimiento que puedes sentir cuando mueres físicamente es que los seres queridos que dejaste atrás no comparten tu increíble alegría y expansión al ser verdaderamente libre y vivo.

Nada en el ser, o del ser, va a ninguna parte cuando alguien atraviesa una experiencia de muerte. «Por lo tanto –escribí a esta mujer–, más importante que seguir viviendo en su cuerpo físico es si logra hacer las paces consigo misma, porque llevará todo consigo, excepto la carne del cuerpo físico. Si está lista para aceptarse y abrazarse tal como es, y así sanarse de este acto inconsciente de autodestrucción, depende completamente de ella, y nadie puede o debe tomar esa decisión por ella. Por difícil que sea de entender, ella es responsable de todo lo que le está sucediendo. Lo único que puedes hacer por ella es mostrarle quién eres y cómo te sientes. Esto podría ser el catalizador que necesita para pasar por su propia transformación. Decirle lo que debe hacer, ciertamente, no es lo que necesita. Al perdonarte y, por tanto, sanarte a ti misma, puedes ser la mejor ayuda para ella, siempre que ella tenga la disposición para estar abierta y lista para sanarse a sí misma».

Si tienes a un ser querido que tiene cáncer, puedes desempeñar un papel muy importante en su proceso de sanación. Al abrir tu propio corazón hacia él y compartir tus propios miedos y debilidades percibidas, le estarás animando a que abra su corazón hacia ti también. Permite que la persona derrame tantas lágrimas como necesite, y no intentes tranquilizarle diciéndole: «Todo va a salir bien». Deja que tenga su experiencia de dolor, desesperación, confusión, soledad, desesperanza, ira, miedo, culpa o vergüenza.

El cáncer en realidad no genera estas emociones, pero puede sacarlas del subconsciente a niveles más conscientes de sentimiento y comprensión. Si la persona afectada sabe que puede tener todos estos sentimientos sin tener que ocultarlos de ti o reprimirlos de nuevo, el cáncer puede convertirse en un medio muy poderoso de autosanación. Simplemente estar al lado de tu amigo o familiar, sin juzgarlo o intentar quitarle su dolor, te convertirá en un sanador mejor de lo que cualquier doctor podría ser.

El poder de resolver situaciones de conflicto

El conflicto no resuelto es probablemente el punto de partida de cualquier enfermedad, incluido el cáncer. El cuerpo siempre utiliza la respuesta al estrés para lidiar con el efecto traumatizante del conflicto. Según un estudio publicado por el *Journal of Biological Chemistry* el 12 de marzo de 2007, la hormona del estrés epinefrina cambia las células del cáncer de próstata y de mama de maneras que pueden hacerlas resistentes a la muerte celular. Los investigadores descubrieron que los niveles de epinefrina aumentan bruscamente como respuesta a situaciones estresantes y pueden permanecer elevados de manera continua durante largos períodos de estrés o depresión. Descubrieron que cuando las células cancerosas están expuestas a la epinefrina, una proteína llamada BAD, que provoca la muerte celular, se vuelve inactiva. Esto significa que el estrés emocional no sólo puede desencadenar o contribuir al desarrollo del cáncer, sino también socavar o reducir la efectividad de los tratamientos contra el cáncer.

El profesor universitario alemán, Ryke Geerd Hamer, M. D., creador de la *Nueva Medicina Germánica* (GNM, por sus siglas en inglés), descubrió durante tomografías computarizadas de rutina de más de 20 000 pacientes con cáncer que cada uno de ellos tenía una lesión en una parte específica del cerebro que se veía como anillos concéntricos en un blanco de tiro o como la superficie del agua después de que una piedra haya sido arrojada en ella. Esta distorsión en el cerebro se conoce como *foco de HAMER*. El Dr. Hamer descubrió más tarde que estas lesiones son el resultado de una experiencia de conflicto-choque grave, agudo-dramático y aislante en el paciente. Cada vez que el conflicto se resolvía, la imagen de la tomografía cambiaba; se desarrollaba un edema y finalmente se formaba tejido cicatricial. Naturalmente, los cánceres dejaban de crecer, se volvían inactivos y desaparecían.

Simplemente al ayudar a los pacientes a resolver sus conflictos agudos y apoyar al cuerpo durante esta fase de sanación, Hamer logró una tasa de éxito excepcionalmente alta con su terapia contra el cáncer. Según registros públicos, después de 4-5 años de recibir su tratamiento sencillo, 6000 de 6500 pacientes con cáncer en su mayoría avanzado seguían con vida.

Cuando descubrí el trabajo de Hamer, me emocioné, porque hasta entonces me sentía básicamente solo en mis creencias de toda la vida de que el cáncer es una forma necesaria para que el cuerpo lidie con una situación física/mental/emocional antinatural. La primera vez que escribí sobre el cáncer como algo que no era una enfermedad fue en la primera edición de mi libro *Los secretos eternos de la salud*, en 1995. Desde que trabajé con cánceres en 1981, siempre les dije a mis pacientes que no eran los cánceres los que requerían tratamiento, sino que era todo el organismo el que lo necesitaba. Existen nuevas investigaciones que en realidad apoyan esto y están incluidas en esta edición actualizada de *El cáncer no es una enfermedad*.

Hay evidencia clara de que el cáncer requiere un número variable de al menos dos o tres factores de riesgo para poder desarrollarse y permitir que comience la sanación. Uno de los cofactores más comunes es la radiación ionizante, proveniente de radiografías de rutina, mamografías, tomografías computarizadas, etc.

De hecho, la investigación muestra que hasta el 75 % de todos los cánceres son causados por daños de este tipo de radiación, aunque también debe estar presente al menos otro cofactor. Esto puede ocurrir sin ningún conflicto emocional o psicológico previo, y puedo dar fe de ello. Asimismo, la deficiencia crónica de vitamina D, junto con uno o dos cofactores más, como una dieta llena de grasas trans, también puede causar cánceres como el melanoma. Si se permite, el cáncer puede desencadenar una fuerte respuesta de desintoxicación en el cuerpo y desaparecer, pero puede fácilmente volver a aparecer si la persona sigue evitando la exposición al Sol. También trabajo con traumas de vidas pasadas que se manifiestan como situaciones de conflicto graves en esta vida. Sin equilibrar estas viejas cuentas, una persona puede no beneficiarse de la Nueva Medicina Germánica.

Sin embargo, aunque aprecio profundamente su trabajo y perspectiva, el doctor Hamer y yo tenemos nuestras diferencias. Si Hamer exhibiera el estado mental y físico de salud que su trabajo propone lograr, me sentiría tentado a aceptarlo todo. Lo que come y las decisiones de estilo de vida que toma ciertamente han impactado en su propia salud. Por lo tanto, su idea de que la alimentación no tiene nada que ver no me parece acertada. He podido ayudar a millones de personas a recuperar su salud sólo con ajustes en su dieta. Sin embargo, estoy muy complacido de ver que alguien más comparte la misma o similar perspectiva sobre el cáncer.

Los medicamentos de quimioterapia son conocidos por crear nuevos cánceres que son mucho más agresivos y de crecimiento rápido de lo que sería posible de otro modo, especialmente porque las causas subyacentes siguen presentes. Los medicamentos crean tantas piedras en los conductos biliares del hígado que, sin eliminarlas, el sistema inmunitario del cuerpo y su capacidad de sanación son tan bajas que sólo las personas más fuertes pueden sobrevivir a tal prueba. No es un milagro cuando los medicamentos de quimioterapia reducen el tamaño de un tumor, y nunca pueden eliminar todas las células cancerosas, por lo que en tantos casos, los cánceres *regresan.*

La investigación muestra que la práctica de la meditación trascendental puede reducir enormemente la necesidad y el costo de la atención médica convencional. Un estudio sobre pacientes ancianos comparó a individuos mayores de 65 años que practicaban meditación trascendental con un grupo de control de pares emparejados por edad, sexo y otros factores. Los investigadores descubrieron que, durante un período de cinco años, el grupo que practicaba la meditación pagaba un 70 % menos de dinero a los médicos que el grupo de control. Esto es particularmente inspirador porque este grupo de edad representa gastos médicos desproporcionadamente más altos en comparación con la población en general. El alto costo de la atención a los ancianos es un problema importante para muchos gobiernos y compañías de seguros de salud en todo el mundo (Herron, R.E., Cavanaugh, K., «¿ Can the Transcendental Meditation Program Reduce the Medical Expenditures of Older People? A Longitudinal Cost Reduction Study in Canada , *Journal of Social Behavior and Personality* 2005, 17: 415-442). Entonces, ¿por qué es la meditación tan drásticamente efectiva para reducir la necesidad de atención médica convencional, incluso entre los pacientes más enfermos y vulnerables? ¿Podría ser que la percepción común de que nuestro bienestar emocional está separado de nuestra salud física sea profundamente falsa?

El cáncer tiene que ver con «no amarse a uno mismo»

Muchos pacientes con cáncer han dedicado toda su vida a ayudar y apoyar a los demás. Su servicio desinteresado puede ser una cualidad muy noble, dependiendo de la motivación que haya detrás. Si sacrifican y descuidan su propio bienestar para evitar enfrentarse a cualquier vergüenza, culpa o falta de valía dentro de sí mismos, en realidad están cortando la misma rama de la que se sostienen. Están devotamente dedicados a complacer a otros para que, a cambio, puedan ser amados y apreciados por sus contribuciones. Sin embargo, esto sirve como un reconocimiento inconsciente de no amarse a uno mismo. Esto puede bloquear problemas no resueltos, miedos y sentimientos de falta de valía en la memoria celular de los órganos y tejidos del cuerpo.

«Amarás a tu prójimo como a ti mismo» es uno de los requisitos más básicos para curar el cáncer. El verdadero significado de esta frase es que nuestro amor por los demás depende de la capacidad de amarnos y apreciarnos a nosotros mismos. En otras palabras, para poder amar verdaderamente a alguien sin ataduras de apego y posesión, uno debe amarse y aceptarse completamente a sí mismo con todos los defectos, errores e insuficiencias que pueda tener. El grado en el que somos capaces de preocuparnos por el bienestar de nuestro cuerpo, mente y espíritu determina el grado en que podemos preocuparnos por otras personas también. Al ser críticos con nosotros mismos, o al no gustarnos la forma en que nos vemos, comportamos o sentimos, cerramos nuestro corazón y nos sentimos indignos y avergonzados. Para evitar exponer nuestro «yo oscuro» (esa parte de nosotros mismos que no nos gusta) a los demás por miedo al rechazo, tratamos de ganar el amor de otros complaciéndolos. De esta manera, asumimos que podemos recibir el amor que no somos capaces de darnos a nosotros mismos. Sin embargo, este enfoque tiene poco que ver con el amor y no funciona a largo plazo.

Tu cuerpo siempre sigue las órdenes dadas por tu mente. Tales impulsos internos como tus pensamientos, emociones, sentimientos, deseos, creencias, motivaciones, gustos y disgustos sirven como el *software* con el que tus células son programadas diariamente. A través de la conexión mente/cuerpo, tus células no tienen más opción que obedecer las órdenes que reciben a través de tu mente subconsciente o consciente.

Como ha demostrado la investigación del ADN, puedes literalmente alterar la configuración y el comportamiento genético de tu ADN en cuestión de un momento. Tu ADN escucha cada palabra que te dices a ti mismo y siente cada emoción que experimentas. Además, responde a todas ellas.

Te programas a ti mismo cada segundo del día, de manera consciente e inconsciente. Si lo decides, puedes reescribir el programa de la manera que desees, siempre y cuando seas verdaderamente consciente de ti mismo. Una vez que sabes quién eres realmente, no puedes evitar amarte, aceptarte y honrarte. Ya no puedes juzgarte por cometer errores en la vida, por no ser perfecto, por no ser siempre como los demás quieren que seas. Al verte a ti mismo bajo esta luz, envías una señal de amor a tus células. El efecto vinculante del amor une las diferencias y mantiene todo en armonía, incluidas las células de tu cuerpo. Cuando el amor, que no debe confundirse con la necesidad o el apego, ya no es una realidad experimentada diariamente, el cuerpo comienza a desintegrarse y enfermarse.

El aumento del amor es el propósito principal de nuestra existencia aquí en la tierra. Aquellos que se aman a sí mismos también son capaces de amar a los demás, y viceversa. Prosperan al compartir su corazón completo con otras personas, animales y el entorno natural. Las personas que se aceptan completamente a sí mismas no tienen un miedo real a la muerte; cuando llega su momento de morir, se van en paz, sin remordimientos o arrepentimientos en su corazón.

Cada vez que cerramos nuestro corazón hacia nosotros mismos, nos volvemos solitarios, y el cuerpo comienza a debilitarse y enfermarse. Se sabe que las viudas y las personas que están socialmente aisladas, o que no tienen a nadie con quien compartir sus sentimientos más profundos, son las más propensas a desarrollar cáncer.

Las células de tu cuerpo son los *vecinos* más íntimos que puedes tener, y necesitan sentir tu amor y autoaceptación, saber que son parte de ti y que te preocupas por ellas. Darte un masaje con aceite, dormir el tiempo necesario, comer alimentos nutritivos y participar en otras rutinas diarias saludables son mensajes simples pero poderosos de amor que motivan a tus células a funcionar en armonía entre sí. También son mensajes que mantienen la eliminación de toxinas impecable y eficiente. No hay nada anticientífico en esto. Puedes visitar varios hospitales y preguntar a los pacientes si se sentían bien con su vida antes de enfermar. La respuesta abrumadora sería «No». Sin ser un investigador médico, habrías realizado uno de los estudios más importantes que cualquiera podría hacer. Te habrías topado con la causa más común de mala salud, que es *no amarse a uno mismo* o, usando otra expresión, *no estar feliz con cómo resultó tu vida.* No estar feliz o satisfecho en la vida es quizás la forma más severa de estrés emocional a la que podrías someterte. De hecho, es un factor de riesgo importante para muchas enfermedades, incluido el cáncer.

Los estudios sugieren que el estrés emocional grave puede triplicar el riesgo de cáncer de mama. Se entrevistó a cien mujeres que tenían un bulto en el pecho antes de saber que tenían cáncer de mama. Una de cada dos que padecían la enfermedad había sufrido un evento traumático importante en la vida, como el duelo, en los últimos cinco años. Los efectos del estrés emocional o la infelicidad pueden afectar gravemente la digestión, la eliminación y la inmunidad, lo que lleva a un nivel peligrosamente alto de toxicidad en el cuerpo. Simplemente deshacerse del cáncer a través de *armas de destrucción masiva* no elimina el dolor emocional no resuelto subyacente.

4

La inteligencia corporal en acción

El cáncer no puede matarte

El cáncer, como cualquier otra enfermedad, no es un fenómeno claramente definible que aparece de repente y al azar en alguna(s) parte(s) del cuerpo, como los hongos que brotan del suelo. El cáncer es más bien el resultado de muchas crisis de toxicidad que tienen, como origen común, una o más influencias que agotan la energía. Los estimulantes, el trauma emocional, las emociones reprimidas, un estilo de vida irregular, la deshidratación, las deficiencias nutricionales, la sobrealimentación, las reacciones al estrés, la falta de sueño profundo, la acumulación de metales pesados (especialmente por los empastes dentales de amalgama), la exposición a productos químicos y la falta de luz solar adecuada están entre los factores que dificultan el esfuerzo del cuerpo por eliminar los desechos metabólicos, toxinas y 30 000 millones de células que se renuevan cada día. Cuando estas células muertas se acumulan en cualquier parte del cuerpo, esto naturalmente conduce a una serie de respuestas progresivas que incluyen irritación, hinchazón, endurecimiento, inflamación, ulceración y crecimiento celular anormal. Al igual que cualquier otra enfermedad, el cáncer no es más que una crisis de toxicidad. Marca el último intento del cuerpo por deshacerse de los venenos sépticos y compuestos ácidos que se han acumulado porque el cuerpo no ha podido eliminar adecuadamente los desechos metabólicos, toxinas y células en descomposición.

El cáncer siempre se manifiesta como resultado de un estado tóxico ya existente en el cuerpo. Nunca es la causa de una enfermedad, sino más bien una reacción a un problema física muy avanzado y no saludable. Tratar el cáncer como si fuera la causa de una enfermedad es como limpiar una olla sucia (el cuerpo infestado de toxinas) con mugre (el cóctel de venenos contenidos en la quimioterapia). Obviamente, usar sustancias tóxicas para tratar un cuerpo que ya está luchando por sobrevivir debido a una sobrecarga de toxinas nunca traerá el resultado deseado de un cuerpo limpio y que funcione bien. Claro, puedes desechar la olla y así resolver el problema. Pero cuando se trata de preparar una nueva comida, te enfrentarás a un problema aún mayor: no tienes en qué cocinar tu comida. De manera similar, al matar el cáncer casi siempre matamos al paciente también; tal vez no de inmediato, pero sí gradualmente.

A pesar de los grandes esfuerzos y gastos de la medicina convencional (por cualquier razón), las tasas de mortalidad por cáncer no han disminuido durante más de cincuenta años. Aunque la cirugía ciertamente puede ayudar a neutralizar o eliminar gran parte del veneno séptico contenido por una masa tumoral, y en un buen número de casos mejorar la afección, ni la cirugía ni los otros dos principales procedimientos de tratamiento (quimioterapia y radiación) eliminan la(s) causa(s) del cáncer. Lo que le ocurrió a Tony Snow puede sucederle a cualquiera.

Un paciente con cáncer puede volver a casa después de un tratamiento *exitoso,* aliviado y aparentemente *curado,* pero continúa agotando la energía de su cuerpo y acumulando toxinas como lo hacía antes (al comer los mismos alimentos dañinos y vivir el mismo estilo de vida estresante). El sistema inmunitario, ya debilitado por una intervención traumática, puede no soportar una segunda. Sin embargo, si el paciente muere, no es realmente el cáncer lo que lo ha matado, sino más bien la(s) causa(s) no tratada(s). Dada la extremadamente baja tasa de remisión para la mayoría de los cánceres tratados médicamente (7 %), las promesas hechas a los pacientes de cáncer de que al destruir sus tumores también serán curados son engañosas, como mínimo. Rara vez se les informa qué es lo que convierte a una célula normal y robusta en una célula débil, dañada y anormal.

Las células tumorales son células presas del *pánico* debido a la falta de alimento, agua, oxígeno y espacio. La supervivencia es su instinto genético básico, al igual que el nuestro. Para sobrevivir en un ambiente tan ácido e insostenible, las células defectuosas se ven obligadas a mutar. Comienzan a devorar todo lo que pueden para mantenerse, incluidos los tóxicos. Extraen más nutrientes, como glucosa, magnesio y calcio, del líquido tisular de lo que necesitarían si fueran células en crecimiento normal. Para producir la misma cantidad de energía que genera una célula sana, una célula cancerosa requiere 15 veces más glucosa. Las células cancerosas necesitan fermentar la glucosa, que es un método muy ineficiente y derrochador de producción de energía celular, similar a la quema de combustibles fósiles en este planeta. Sin embargo, sus células vecinas más saludables comienzan a desperdiciarse gradualmente en el proceso, y finalmente un órgano entero se vuelve disfuncional debido al agotamiento, la desnutrición o el desgaste. Los tumores cancerosos siempre buscan más energía para dividir y multiplicar células. El azúcar es uno de sus alimentos favoritos para suministrar energía. El ansia de azúcar puede indicar una actividad celular excesiva, y muchas personas que consumen grandes cantidades de azúcar terminan desarrollando tumores en su cuerpo.

Parece obvio que las células cancerosas deben ser responsables de la muerte de una persona; ésta es la razón principal por la que casi todo el enfoque médico se orienta hacia su destrucción. Sin embargo, las células cancerosas están lejos de ser las culpables, al igual que las arterias bloqueadas no son la verdadera causa de las enfermedades del corazón. De hecho, las células cancerosas ayudan a que un cuerpo altamente congestionado sobreviva un poco más de lo que lo haría sin ellas. ¿Qué razón podría tener el sistema inmunitario para ignorar las células cancerosas que se agrupan formando una masa tumoral, células que podría destruir fácilmente? La única explicación razonable es que estas células están haciendo un trabajo crítico en un cuerpo lleno de desechos tóxicos.

La naturaleza ofrece un claro ejemplo de esto cuando se considera la función de los hongos venenosos. Un hongo es el cuerpo fructífero, productor de esporas, de un hongo. ¿Llamarías a un hongo venenoso *malvado* o *dañino* sólo porque podría matarte si lo comes? No. De hecho, esos hongos en el bosque atraen y absorben venenos del suelo, el agua y el aire. Forman una parte esencial del sistema ecológico en nuestro mundo natural. Aunque el efecto de limpieza producido por estos hongos es apenas perceptible, permite el crecimiento saludable del bosque y sus habitantes naturales. De hecho, la supervivencia de todo el planeta depende de la existencia de los hongos.

De manera similar, las células cancerosas no son para nada dañinas; cumplen un propósito igualmente bueno al absorber algunas de las toxinas en el cuerpo que, de lo contrario, matarían a la persona de inmediato. Nunca es la elección principal de las células sanas y normales volverse repentinamente venenosas o malignas, pero es la mejor opción que tienen para evitar una catástrofe inmediata en el cuerpo. Si el cuerpo muere, no es a causa del cáncer, sino por las razones subyacentes que lo llevaron a ese punto.

Para continuar haciendo su cada vez más difícil trabajo, estas células tumorales necesitan crecer, incluso si es a expensas de otras células sanas. Sin su actividad, un órgano puede perder repentinamente su estructura ya debilitada y colapsar. Algunas de las células cancerosas incluso pueden abandonar un sitio tumoral y entrar en el líquido linfático, que las transporta a otras partes del cuerpo que también sufren un grado igualmente alto de toxicidad o acidosis. Este proceso de propagación de las células cancerosas se conoce como metástasis. Sin embargo, las células cancerosas están programadas para asentarse sólo en el terreno fértil de alta toxicidad (acidez), un entorno en el que pueden sobrevivir y continuar su inusual misión de rescate. Han mutado para poder vivir en un ambiente tóxico y sin oxígeno, donde ayudan a neutralizar al menos algunos de los desechos metabólicos atrapados, como el ácido láctico y los restos celulares en descomposición.

Dadas estas circunstancias, sería un error fatal por parte del sistema inmunitario *destruir* estas células extrañas que están haciendo una parte vital del trabajo del propio sistema inmunitario. Sin la presencia del tumor, grandes cantidades de veneno séptico, resultante de los cadáveres acumulados de células en descomposición, perforarían las paredes capilares, se filtrarían en la sangre y matarían a la persona en cuestión de horas o días. Es importante recordar que las células cancerosas siguen siendo células del cuerpo. Si ya no fueran necesarias, una simple orden del ADN detendría su división descontrolada.

Los tumores no pueden matar a nadie (a menos que obstruyan una vía vital). Ya hemos establecido que las células cancerosas no contienen armas para destruir nada. Además, la gran mayoría de las células en un tumor no son cancerosas en absoluto. Las células cancerosas no son capaces de formar tejidos; sólo las células sanas pueden hacerlo. Un tumor no podría existir sin las células normales que lo mantienen unido. Si se contabilizan, el número de células cancerosas contenidas en un tumor de próstata o de pulmón, por ejemplo, sería demasiado insignificante para poner en peligro la vida de una persona.

Los tumores actúan como esponjas para los venenos que circulan y se acumulan en la sangre, la linfa y los fluidos tisulares. Estos venenos son el verdadero cáncer, y continúan circulando a menos que un tumor los filtre. Al destruir el tumor, el verdadero cáncer permanece y sigue circulando hasta que se genera un nuevo tumor (lo que se llama recurrencia). Al añadir venenos en forma de medicamentos de quimioterapia, antibióticos, inmunosupresores, etc., el verdadero cáncer (consistente en venenos) continúa propagándose y se vuelve cada vez más obstructivo y agresivo. Al eliminar la única salida para estos venenos, que es un tumor, el verdadero cáncer ahora comienza a destruir el cuerpo. En otras palabras, el tratamiento y el hecho de no eliminar el verdadero cáncer (venenos) del cuerpo es lo que mata al paciente. Las células cancerosas no ponen en peligro la vida de una persona, pero lo que las causa sí lo hace.

Insisto, las células cancerosas dentro de un tumor son inofensivas; cortar, quemar o envenenar un tumor no previene que el verdadero cáncer se propague. A menos que se aborde el verdadero cáncer limpiando el cuerpo y restaurando las funciones digestivas y de eliminación normales, el crecimiento de las células cancerosas continúa desempeñando un papel importante en el intento natural del cuerpo por sanar y sobrevivir.

El cuerpo tiene que hacer un esfuerzo mucho mayor para mantener un tumor que para eliminarlo. Si no se viera obligado a usar el crecimiento canceroso como una de sus últimas tácticas de supervivencia, el cuerpo no optaría por este último intento de autopreservación; último porque bien podría fracasar en su intento de sobrevivir contra las probabilidades. Como se mencionó antes, la mayoría de los tumores (alrededor del 90-95 %) aparecen y desaparecen por completo por sí mismos, sin ninguna intervención médica. Millones de personas caminan por el mundo con cánceres en su cuerpo y nunca sabrán que los tuvieron. No existe un tratamiento contra el cáncer que pueda siquiera remotamente competir con el propio mecanismo de curación del cuerpo, que lamentablemente etiquetamos como *enfermedad.* El cáncer no es una enfermedad; es un mecanismo de supervivencia, curación y autoprotección muy inusual, pero aparentemente muy eficiente.

Deberíamos darle más crédito al sistema más desarrollado y complejo del universo –el cuerpo humano– del que ha recibido hasta ahora, y confiar en que sabe perfectamente bien cómo manejar sus propios asuntos, incluso en las circunstancias más difíciles.

El intento desesperado del cuerpo por vivir

Nadie quiere ser atacado por alguien; esto también se aplica a las células del cuerpo. Las células sólo entran en modo defensivo y se vuelven malignas si necesitan asegurar su propia supervivencia, al menos durante el tiempo que puedan. Una remisión espontánea ocurre cuando las células ya no necesitan defenderse. Al igual que cualquier otra enfermedad, el cáncer es una crisis de toxicidad que, cuando se permite que llegue a su conclusión natural, abandonará espontáneamente sus síntomas.

De los 30 000 millones de células que un cuerpo sano renueva cada día, al menos el 1 % son células cancerosas. Sin embargo, ¿significa esto que todos estamos destinados a desarrollar cáncer, la enfermedad? Definitivamente no. Estas células cancerosas son productos de una *mutación programada* que mantienen a nuestro sistema inmunitario alerta, activo y estimulado.

La situación cambia, sin embargo, cuando debido a influencias que constantemente agotan la energía, el cuerpo ya no puede lidiar adecuadamente con la presencia continua de células desgastadas, dañadas y cancerosas. El resultado es una acumulación gradual de congestión en los fluidos intercelulares. Esto puede afectar tanto al transporte de nutrientes a las células como a la eliminación de desechos de las células. Como consecuencia, una gran cantidad de cadáveres de células muertas comienzan a descomponerse, dejando atrás una masa de fragmentos de proteínas degeneradas. Para eliminar estas proteínas dañinas, el cuerpo construye algunas de ellas en las membranas basales de los vasos sanguíneos y arroja el resto en los conductos linfáticos, lo que conduce a un bloqueo linfático. Todo esto interrumpe los procesos metabólicos normales del cuerpo y aliena a algunos grupos de células hasta tal punto que se debilitan y dañan. De estas células, algunas sufren mutaciones genéticas y se vuelven malignas. Nace un tumor canceroso y la crisis de toxicidad ha alcanzado su punto máximo.

Con los enfoques correctos, un tumor del tamaño de un huevo puede retroceder y desaparecer espontáneamente, independientemente de si está en el cerebro, el estómago, un seno o un ovario. La cura comienza cuando la crisis de toxicidad termina. Una crisis de toxicidad termina cuando dejamos de agotar la energía del cuerpo y eliminamos las toxinas existentes de la sangre, los conductos biliares, el tracto gastrointestinal, los vasos linfáticos y los fluidos tisulares. A menos que el cuerpo haya sido gravemente dañado, es perfectamente capaz de cuidarse a sí mismo. La intervención médica, por otro lado, reduce la posibilidad de una remisión espontánea a casi cero debido a sus efectos supresores y debilitantes. Sólo aquellos individuos con una constitución física y mental fuerte pueden sobrevivir al tratamiento y curarse.

La mayoría de los cánceres ocurren después de una serie de advertencias repetidas. Éstas pueden incluir:

- Dolores de cabeza que continuamente suprimes con analgésicos[1]
- Fatiga que sigues suprimiendo con una taza de café, té o refresco
- Nerviosismo que intentas controlar con nicotina
- Medicamentos que tomas para evitar síntomas no deseados
- Resfriados estacionales que no tienes tiempo de dejar que sigan su curso natural

---

1. Descubre qué causa el dolor y qué sucede cuando lo suprimes en la sección «Analgésicos – El comienzo de un círculo vicioso», capítulo dos de *Los secretos eternos de la salud.*

- No darte suficiente tiempo para relajarte, reír y estar en paz
- Conflictos que sigues evitando
- Pretender que siempre estás bien cuando no lo estás
- Tener una necesidad constante de complacer a los demás, mientras te sientes indigno y no amado por ellos
- Poseer una baja autoestima que te hace esforzarte constantemente por probarte a ti mismo ante los demás
- Recompensarte con alimentos reconfortantes porque te sientes no merecedor

Todos estos y síntomas similares son serios indicadores de riesgo para desarrollar cáncer u otras enfermedades.

No existen diferencias fisiológicas fundamentales entre el desarrollo de un simple resfriado y la aparición de un tumor canceroso. Ambos son intentos del cuerpo por deshacerse de toxinas acumuladas, pero con diferentes grados de intensidad. Tomar medicamentos para tratar de evitar un resfriado o una infección respiratoria superior, antes de darle a tu cuerpo la oportunidad de eliminar las toxinas acumuladas, tiene un efecto asfixiante sobre las células del cuerpo y un efecto depresivo sobre tu autoestima. Obliga al cuerpo a retener grandes cantidades de productos de desecho celular, sustancias ácidas y, posiblemente, productos químicos tóxicos de medicamentos en el líquido tisular (tejido conectivo) que rodea las células. Al socavar repetidamente los esfuerzos del cuerpo por limpiarse, las células se ven cada vez más desconectadas de sus rutas de suministro de oxígeno y nutrientes. Esto altera su metabolismo básico y finalmente afecta la propia molécula de ADN. La conclusión es que ya no te sientes conectado contigo mismo.

Ubicado en el núcleo de cada célula, el ADN utiliza sus 6000 millones de genes para dirigir y controlar cada parte y función del cuerpo. Sin un suministro adecuado de nutrientes vitales, el ADN no tiene más opción que alterar su programa genético para garantizar la supervivencia de la célula. Las células mutadas pueden sobrevivir en un ambiente de desechos tóxicos. Pronto comienzan a extraer nutrientes de otras células circundantes. Para que estas células privadas de nutrientes sobrevivan, también necesitan someterse a mutaciones genéticas, lo que lleva a la propagación o agrandamiento del cáncer. Los crecimientos cancerosos son anaeróbicos, lo que significa que se desarrollan y sobreviven sin el uso de oxígeno.

El ganador del Premio Nobel Otto Warburg fue uno de los primeros científicos en demostrar la principal diferencia entre una célula normal y una célula cancerosa. Ambas obtienen energía de la glucosa, pero la célula normal utiliza oxígeno para combinarse con la glucosa, mientras que la célula cancerosa descompone la glucosa sin el uso de oxígeno, generando sólo 1/15 de la energía por molécula de glucosa que produce la célula normal. Es muy evidente que las células cancerosas optan por este método relativamente ineficiente e improductivo de obtener energía porque ya no tienen acceso al oxígeno. Los capilares que suministran oxígeno a un grupo de células, o al tejido conectivo que las rodea (generalmente ambos), pueden estar gravemente congestionados con material de desecho dañino, sustancias nocivas como aditivos alimentarios y productos químicos, proteínas en exceso o restos celulares en descomposición. Por lo tanto, no pueden suministrar suficiente oxígeno ni nutrientes.

Debido a que su suministro de oxígeno y nutrientes está bloqueado, las células cancerosas tienen un apetito insaciable por el azúcar. Esto también puede explicar por qué las personas con ansias constantes de alimentos azucarados tienen un mayor riesgo de desarrollar cáncer, o por qué los pacientes con cáncer a menudo quieren comer grandes cantidades de azúcar y dulces. El principal producto de desecho resultante de la descomposición anaeróbica de la glucosa por las células cancerosas es el ácido láctico, lo que puede explicar por qué el cuerpo de un paciente con cáncer es tan ácido, en contraste con el cuerpo naturalmente alcalino de una persona sana.

Para lidiar con los niveles peligrosamente altos de ácido láctico y para encontrar otra fuente de energía, el hígado reconvierte parte del ácido láctico en glucosa. Al hacerlo, el hígado utiliza 1/5 de la energía por molécula de glucosa que una célula normal puede derivar de ella (glucosa), pero eso es tres veces la energía que una célula cancerosa obtendrá de ella. Para ayudar a alimentar las células cancerosas, el cuerpo incluso crea nuevos vasos sanguíneos, canalizando cada vez más azúcar hacia ellas. Esto significa que cuanto más se multiplican las células cancerosas, menos energía está disponible para las células normales; de ahí los antojos de azúcar. En un cuerpo tóxico, las concentraciones tanto de oxígeno como de energía tienden a ser muy bajas. Esto crea un ambiente donde el cáncer se propaga con mayor facilidad. A menos que las toxinas y la fuente de alimento del cáncer sean eliminadas, y los niveles de oxígeno aumenten drásticamente, el metabolismo ineficiente asociado con el cáncer se vuelve autosuficiente y el cáncer se propaga aún más. Si ocurre la muerte, no es causada por el cáncer; es debido al desgaste de los tejidos del cuerpo y a la acidosis final.

Ahora se cree que la mutación genética es la principal *causa* del cáncer. Sin embargo, en realidad, es sólo un *efecto* de la inanición celular y nada más ni menos que el intento desesperado, pero a menudo infructuoso, del cuerpo por vivir y sobrevivir. Algo similar ocurre en el cuerpo de una persona cuando utiliza antibióticos para combatir una infección. La mayoría de las bacterias que causan la infección y que son atacadas por los antibióticos serán eliminadas, pero algunas de ellas sobrevivirán y reprogramarán sus propios genes para volverse resistentes a los antibióticos. Nadie realmente quiere morir, y esto incluye a las bacterias.

La misma ley de la naturaleza se aplica a nuestras células. **El cáncer es el último intento del cuerpo por vivir, y no, como la mayoría de las personas asume, por morir.** Sin la mutación genética, aquellas células en el cuerpo que viven en un entorno tóxico y anaeróbico simplemente se asfixiarían y perecerían. De manera similar a las bacterias que son atacadas con antibióticos, muchas células, de hecho, sucumben ante la avalancha de toxinas y mueren, pero algunas logran adaptarse a los cambios anormales de su entorno natural. Estas células saben que, finalmente, también morirán, una vez que sus últimas tácticas de supervivencia fallen en mantener con vida al cuerpo.

Para entender el cáncer y tratarlo con más éxito de lo que lo hacemos actualmente, quizás debamos cambiar radicalmente nuestras perspectivas modernas sobre él. También deberíamos preguntarnos cuál es su propósito en el cuerpo y por qué el sistema inmunitario no logra detener su propagación. No es suficiente decir que el cáncer es una enfermedad autoinmune que busca matar al cuerpo. Tal noción (de que el cuerpo intenta suicidarse) va en contra de los principios fundamentales de la vida física. Tiene mucho más sentido decir que el cáncer no es más que el último intento del cuerpo por sobrevivir.

Al eliminar todo el exceso de desechos del tracto gastrointestinal y cualquier depósito dañino de los conductos biliares, tejidos conectivos, vasos linfáticos y sangre, las células cancerosas no tendrán más opción que morir o revertir su programa genético defectuoso. A menos que estén demasiado dañadas, ciertamente pueden volver a ser células normales y saludables. Aquellas células anaeróbicas y gravemente dañadas que no pueden adaptarse a un entorno limpio y oxigenado simplemente morirán. Al limpiar minuciosamente el hígado y la vesícula biliar de cálculos biliares y otras toxinas, el poder digestivo del cuerpo mejora considerablemente, lo que aumenta la producción de enzimas digestivas. Las enzimas digestivas y metabólicas tienen propiedades antitumorales muy poderosas. Cuando el cuerpo se descongestiona a través de una limpieza profunda y se le proporciona una nutrición adecuada, estas enzimas poderosas tienen fácil acceso a las células del cuerpo. Las células permanentemente dañadas o las partículas tumorales son neutralizadas y eliminadas de manera rápida y sencilla.

Muchas personas en el mundo curan sus propios cánceres de esta manera. Algunas son conscientes de ello porque sus tumores diagnosticados entraron en remisión espontánea sin ningún tipo de tratamiento médico, pero la mayoría nunca sabrá que tuvo cáncer porque nunca recibió un diagnóstico. Después de pasar por una gripe, una semana tosiendo flema con mal olor o un par de días con fiebre alta, muchas personas eliminan grandes cantidades de toxinas y, junto con ellas, tejido tumoral. Investigaciones sobre cáncer en pacientes gravemente enfermos en el M.D. Anderson Cancer Center en Houston, Texas, revelaron un tratamiento prometedor para matar células cancerosas al infectarlas con un virus del resfriado. Sin embargo, puede pasar un tiempo antes de que los investigadores descubran que contraer algunos resfriados puede hacer el mismo trabajo. Por lo tanto, sin interferir con los mecanismos de autorreparación del cuerpo, una persona puede experimentar una remisión espontánea del cáncer, fácilmente y con relativamente poco malestar.

Cáncer de próstata

Tratamientos arriesgados

Un estudio encontró que más de las tres cuartas partes de los hombres diagnosticados con cáncer de próstata o en riesgo de desarrollarlo son tratados de manera agresiva, aunque la mayoría de los cánceres de próstata crecen lentamente y nunca representarán una amenaza para la vida del hombre. Muchos de estos tratamientos agresivos tienen efectos secundarios graves, como incontinencia e impotencia. El estudio recomendó que la mejor opción es un método de *vigilancia activa,* en el que se monitorea la afección y sólo se trata si empeora.

Además, las pruebas de PSA, que identifican el cáncer de próstata o su riesgo mediante la detección de una inflamación particular que puede ser el resultado de varios factores, son notoriamente poco fiables. Los médicos examinan el cáncer de próstata midiendo los niveles de antígeno prostático específico (PSA), un marcador de inflamación prostática. A muchos pacientes se les pide que se realicen biopsias de próstata, para luego descubrir que no tienen cáncer. Cabe señalar que estos exámenes y tratamientos invasivos pueden hacer que los pacientes sean vulnerables a infecciones o complicaciones posteriores, sin mencionar las peligrosas «superbacterias» que se encuentran cada vez más en los hospitales. ¿Y por qué correr el riesgo? Lo más probable es que la gran mayoría de estos casos se resuelvan por sí solos.

Existe suficiente evidencia científica para sugerir que la mayoría de los cánceres de próstata desaparecen por sí solos si no se interviene. Un estudio sueco de 1992 encontró que, de 223 hombres con cáncer de próstata en etapa inicial que *no* recibieron tratamiento médico, sólo 19 murieron dentro de los 10 años posteriores al diagnóstico. Teniendo en cuenta que un tercio de los hombres en la Comunidad Europea tienen cáncer de próstata, pero sólo el 1 % de ellos muere (y no necesariamente por el cáncer), es muy cuestionable tratarlo en absoluto. Esto es especialmente cierto, ya que la investigación ha revelado que el tratamiento de la enfermedad no ha disminuido las tasas de mortalidad.

Además, las tasas de supervivencia son más altas en grupos de hombres cuyo *tratamiento* consiste simplemente en una espera vigilante, en comparación con los que se someten a cirugía prostática. En el procedimiento de resección transuretral (TURP, por sus siglas en inglés), se inserta un tubo de 6 mm en el pene, hasta debajo de la base de la vejiga, y la próstata se quema con un lazo de alambre caliente. Lejos de ser un procedimiento seguro, un estudio encontró que un año después de someterse a esta cirugía, el 41 % de los hombres debían usar pañales debido a incontinencia crónica de la vejiga, y el 88 % eran impotentes.

Incluso el procedimiento de detección del cáncer de próstata puede tener serias consecuencias. Según varios estudios, más hombres que se someten a la prueba de PSA mueren de cáncer de próstata que aquellos que no se la realizan. Un editorial en el *British Medical Journal* resumió el valor de la prueba de PSA con este comentario: «En este momento, lo único seguro sobre la prueba de PSA es que causa daño». Una prueba de PSA positiva lo suficientemente alta suele estar seguida por una biopsia de próstata, un procedimiento doloroso que puede causar sangrado e infección. La evidencia sugiere que un gran número de estas biopsias son completamente innecesarias. De hecho, pueden poner en peligro la vida. Cada año, 98 000 personas mueren en EE. UU. debido a errores de pruebas médicas, incluidas las pruebas de PSA.

Las pruebas de PSA presentan un grave problema debido a su falta de fiabilidad. Un estudio de 2003 realizado en el Memorial Sloan-Kettering Cancer Center en Nueva York encontró que la mitad de los hombres con niveles de PSA suficientemente altos como para recomendar una biopsia tuvieron pruebas de seguimiento con niveles normales de PSA. Los médicos del Fred Hutchinson Cancer Research Center en Seattle estimaron que las pruebas de PSA podrían dar como resultado una sobrediagnosis de más del 40 %. Además, un estudio reveló que el 15 % de los hombres mayores con lecturas de PSA consideradas normales tenían cáncer de próstata, algunos con tumores relativamente avanzados. Existe una prueba más fiable que el PSA: el examen de detección de anticuerpos antimalignina (AMAS, por sus siglas en inglés). Esta prueba de sangre es muy segura, económica y tiene más del 95 % de precisión para detectar cualquier tipo de cáncer. Los niveles de anticuerpos antimalignina se elevan cuando hay células cancerosas presentes en el cuerpo y pueden detectarse meses antes de que otras pruebas clínicas lo hagan. Aprender más sobre el test AMAS es posible en el sitio web de Oncolab (http://www.oncolabinc.com/).

Si los hombres aprendieran a evitar la acumulación de toxinas en el cuerpo, el cáncer de próstata podría convertirse en uno de los cánceres menos comunes y menos dañinos. El tratamiento agresivo del cáncer de próstata en etapas tempranas es un tema controvertido, pero debería serlo para cualquier tipo de cáncer en cualquier etapa de desarrollo. Especialmente cuando enfoques simples, como la limpieza de los órganos de eliminación, una dieta equilibrada y descongestionante, y la exposición regular al Sol pueden proporcionar al cuerpo lo que necesita para combatir el cáncer.

Hay algunos otros remedios naturales para la hipertrofia prostática que vale la pena conocer. El extracto de raíz de ortiga, por ejemplo, ha demostrado ser más eficaz que los medicamentos convencionales para hombres con problemas de agrandamiento de la próstata.

Las nueces y las granadas también contienen compuestos que ayudan a inhibir las células de cáncer de próstata al evitar que interactúen con la testosterona y se propaguen. Aumentar la ingesta de omega-3 y reducir el nivel de colesterol a través del ejercicio regular y una dieta saludable también puede ser muy beneficioso.

Otro remedio natural es uno que a menudo es criticado por los profesionales de la salud, pero que puede ser útil en algunos aspectos. En el pasado, sólo he escrito sobre los efectos negativos del café, pero debo admitir que ésta no es toda la verdad. De hecho, hay beneficios positivos increíbles, especialmente para los hombres. Aunque beber café puede causar deshidratación y tener muchos efectos secundarios graves, para aquellos que se mantienen hidratados, el café puede ser un salvavidas.

Investigaciones realizadas por científicos de la Harvard School of Public Health (HSPH) sugieren que el café (con cafeína o descafeinado) puede reducir el riesgo de cáncer de próstata letal hasta en un 60 %, así como prevenir una serie de otras enfermedades, incluyendo el párkinson, la diabetes tipo 2, cálculos biliares, cáncer de hígado y cirrosis. También se ha demostrado que ayuda a prevenir el cáncer de mama. Esto se debe a que contiene muchos compuestos antioxidantes naturales que pueden reducir la inflamación y regular la insulina. El té verde tiene efectos similares con menos cafeína que la taza promedio de café.

La ingesta excesiva de productos lácteos (excepto la mantequilla sin sal) debe evitarse. Un estudio de Harvard publicado en 1998 encontró un aumento del 50 % en el riesgo de cáncer de próstata y casi el doble de riesgo de cáncer de próstata metastásico entre los hombres que consumían grandes cantidades de productos lácteos. Los investigadores atribuyeron el alto riesgo de cáncer debido al consumo de productos lácteos a la alta cantidad total de calcio ingerido. Los niveles altos de calcio en el cuerpo están relacionados con un aumento del riesgo de cáncer. Otro estudio de Harvard, publicado en octubre de 2001, examinó la ingesta de productos lácteos en 20 885 hombres y encontró que aquellos que consumían la mayor cantidad de productos lácteos tenían aproximadamente un 32 % más de riesgo de desarrollar cáncer de próstata que los hombres que consumían la menor cantidad.

La ingesta excesiva de calcio puede causar las siguientes complicaciones:

- Piedras en los riñones
- Degeneración articular/vascular y artritis
- Calcificación de tejidos blandos
- Hipertensión y accidente cerebrovascular
- Elevación del colesterol VLDL
- Trastornos gastrointestinales
- Trastornos del estado de ánimo y depresivos
- Fatiga crónica
- Deficiencias minerales, incluyendo magnesio, zinc, hierro y fósforo
- Interferencia con los efectos protectores contra el cáncer de la vitamina D

Sobre el agrandamiento de la próstata

Los medicamentos recetados para una próstata agrandada fomentan la conversión de testosterona a estrógeno. Esto puede aumentar significativamente el riesgo de cáncer. Los hombres que los toman incluso han desarrollado senos femeninos. También hay que tener cuidado con los alimentos que imitan el estrógeno, incluidos los productos de soja y otros que se aconseja tanto a hombres como a mujeres consumir. Existen mejores formas de prevenir el agrandamiento de la próstata. En un estudio publicado en el *British Journal of Urology International*, investigadores de la Universidad de Chicago revisaron los resultados de casi 20 ensayos que probaron Permixon, un extracto comercial de palmito americano. Los resultados fueron abrumadoramente positivos, incluyendo mejora en el flujo de orina, reducción de la urgencia y el dolor urinario, mejora en el vaciado de la vejiga, reducción en el tamaño de la glándula prostática después de dos años y una mejora significativa en la calidad de vida. En un ensayo, el extracto de palmito americano produjo resultados positivos similares a los medicamentos, pero sin la disfunción sexual que acompañaba el uso de fármacos. Permixon se fabrica en Europa y aún no está disponible en EE. UU., pero hay otros suplementos disponibles aquí que son igualmente efectivos. Busca productos para la próstata que contengan beta-sitosterol, como Prostate Care de Healthy Choice Nutritionals, que es incluso más poderoso que el palmito americano.

Un estudio chino mostró que beber cinco tazas de té verde al día puede ralentizar el crecimiento del cáncer de próstata. El estudio fue publicado en línea el 7 de octubre de 2003 en el *International Journal of Cancer* (vol. 108, n.º 1, pp. 130-135). Investigaciones más recientes (*Japan Public Health Center-based Prospective study*, 2007) mostraron que los hombres podían reducir a la mitad su riesgo de desarrollar cáncer de próstata. Otras investigaciones mostraron que el té negro también tiene beneficios profundos, ya que reduce el agrandamiento de la próstata y el cáncer de próstata en hombres que beben sólo cinco tazas a la semana. El té negro también puede prevenir el cáncer de próstata.

Un remedio poderoso consiste en beber el zumo de brócoli que ha sido hervido en medio litro de agua. Bebe la mitad del zumo con el estómago vacío por la mañana y la otra mitad por la tarde. Repite todos los días hasta que el cáncer o el agrandamiento de la próstata desaparezca. Deberías notar resultados en una semana.

El producto Healthy Prostate & Ovary es una mezcla de hierbas chinas y vietnamitas que tradicionalmente se conocen por apoyar la salud del ovario, la próstata, el seno y otros órganos y tejidos. También apoya la desintoxicación y la producción de energía, y mejora los mecanismos de respuesta inmune del cuerpo. Contiene extractos de astrágalo (raíz), plátano acuático (raíz), *Crinum latifolium* (hojas), melón amargo (fruta), papaya (hojas) y guanábana (hojas). Aparentemente, los hombres y mujeres vietnamitas que toman hojas de *Crinum latifolium* rara vez sufren de enfermedades del sistema reproductivo. En EE. UU., este producto es vendido por NutriCology.

Si aparecen manchas rojas en el pene, masajéalo con gel de aloe vera puro, dos veces al día. Muchos problemas de próstata se deben a depósitos/cristales urinarios atrapados en el pene y desaparecen cuando el gel los elimina. Debería notar una mejoría en la irritación de la piel en unos pocos días.

Para el agrandamiento de la próstata, recomiendo encarecidamente hacer una serie de limpiezas de hígado y una o varias limpiezas de riñón.[2]

Por qué la mayoría de los cánceres desaparecen de forma natural

Toda crisis de toxicidad, desde un cáncer complejo hasta un simple resfriado, es en realidad una crisis de curación que, cuando se apoya con medidas de limpieza, lleva a una recuperación rápida. Sin embargo, si se interfiere con medidas que suprimen los síntomas, una recuperación que normalmente sería de corta duración puede fácilmente convertirse en un estado de enfermedad crónica. Desafortunadamente, los investigadores del cáncer no se atreven o no les importa encontrar una cura natural para el cáncer; esto no es para lo que han sido formados y por lo que les pagan. Incluso si encontraran por casualidad una cura natural, nunca se haría pública. De hecho, en ocasiones algunos médicos e investigadores prominentes intentan publicar el éxito

2. Para instrucciones paso a paso, véase mi libro *Limpieza hepática y de la vesícula.*

de terapias alternativas contra el cáncer en revistas médicas y científicas. Estos intentos casi siempre son descartados como *charlatanería,* a pesar de los increíbles éxitos de muchos de estos llamados médicos *charlatanes.* Por ejemplo, el doctor Robert Good, presidente del Sloan Kettering Institute, un hospital universitario del Cornell Medical College, y tres veces nominado al Premio Nobel, no pudo publicar a pesar de su historial impecable, simplemente porque lo que esperaba publicar era demasiado controvertido y desafiaba la sabiduría convencional.[3] Es posible que te preguntes por qué no hay estudios científicos sobre terapias alternativas contra el cáncer publicados en revistas médicas. La respuesta se vuelve obvia cuando lees declaraciones como ésta, escrita en 1978 por un editor de una importante revista médica en respuesta a la solicitud del doctor Good para publicar hallazgos alternativos: «¿No ve que todo esto es un fraude?». Sólo puedes imaginar la respuesta de la comunidad médica científica si se les dijera que muchos cánceres en realidad desaparecen sin ningún tratamiento.

Uno de los cánceres más comunes y sobretratados es el cáncer de mama. La mayoría de los médicos no saben o no informan a sus pacientes que una de las formas más comunes de cáncer de mama, el *carcinoma ductal in situ* (DCIS), rara vez es invasivo, no es fácilmente detectable y esencialmente no tiene síntomas. No es sorprendente, entonces, que los diagnósticos de DCIS se dispararan sólo con la aparición de la mamografía diagnóstica. El DCIS se maneja mejor a través de *la monitorización atenta* y cambios en el estilo de vida, pero el mero diagnóstico de esta amenaza es suficiente para convencer a mujeres desprevenidas de que su única opción son los costosos, agresivos y dañinos tratamientos convencionales de radiación, quimioterapia, cirugía y otros *tratamientos* contra el cáncer que luego pueden crear problemas para la paciente que antes no existían.

Mientras tanto, la industria médica se niega a diferenciar entre las formas verdaderamente invasivas de cáncer de mama y el DCIS, insistiendo en que la medicina convencional está *salvando vidas* a través de

3. Nota del editor: Aunque el autor conocía el trabajo de este doctor en 2011, no se encontró información sobre este médico en el dominio público al momento de publicar este libro (en 2016).

la detección temprana y el tratamiento innecesario de esta afección generalmente inofensiva. Desafortunadamente para la comunidad médica, sin embargo, es mucho más probable que la tasa de supervivencia a 10 años del 96-98 % de los pacientes con DCIS no se deba a su experiencia, sino simplemente a la naturaleza benigna del DCIS.

Rose Papac, M. D., profesora de Oncología en la Escuela de Medicina de la Universidad de Yale, señaló una vez que hoy en día hay pocas oportunidades para ver qué sucede con los cánceres si se dejan sin tratar. «Todo el mundo se siente impulsado a tratar inmediatamente cuando ven estas enfermedades», dice Papac, quien ha estudiado casos de remisiones espontáneas de cáncer. Al estar sofocados por el miedo, y en algunos casos siendo paranoicos acerca de encontrar un remedio de acción rápida para la temida enfermedad, muchas personas no le dan a su cuerpo la oportunidad de curarse, sino que optan por destruir lo que no necesita ser destruido. Ésta puede ser una de las principales razones por las que las remisiones espontáneas sólo ocurren en relativamente pocos pacientes con cáncer.

Por otro lado, numerosos investigadores han informado a lo largo de los años que diversas afecciones, como fiebre tifoidea, coma, menopausia, neumonía, varicela e incluso hemorragia, pueden provocar remisiones espontáneas de cáncer. Sin embargo, las explicaciones oficiales de cómo estas remisiones espontáneas se relacionan con la desaparición del cáncer son inexistentes. Debido a que son fenómenos inexplicables, que aparentemente no tienen base científica, no se utilizan para una mayor investigación sobre el cáncer. En consecuencia, el interés de la comunidad científica en descubrir el mecanismo por el cual el cuerpo se cura a sí mismo del cáncer sigue siendo casi inexistente. Estas *curas milagrosas* parecen ocurrir con mayor frecuencia en ciertos tipos de cánceres: de riñón, melanoma (cáncer de piel), linfomas (cánceres del sistema linfático) y neuroblastoma (un cáncer de células nerviosas que afecta a los bebés).

Considerando que la mayoría de los órganos del cuerpo tienen funciones eliminativas, tiene sentido que los cánceres de hígado, riñón, colon, pulmón, linfa y piel tengan más probabilidades de desaparecer cuando estos órganos y sistemas principales de eliminación ya no estén sobrecargados de toxinas. Asimismo, los tumores malignos no se desarrollan en un cuerpo sano con funciones de defensa y reparación intactas. Sólo prosperan en un ambiente interno específico que fomenta y promueve su crecimiento. Limpiar tal ambiente, por cualquier medio, puede marcar una gran diferencia en cuanto a la curación del cáncer.

Una crisis de toxicidad como la neumonía o la varicela, a menos que se suprima o combata, elimina grandes cantidades de toxinas y ayuda a las células a *respirar* libremente de nuevo. La fiebre, el sudor, la pérdida de sangre, la descarga de moco, la diarrea y los vómitos son salidas adicionales para que las toxinas abandonen el cuerpo. Después de descomponer y eliminar las toxinas de una manera sin obstáculos, el sistema inmunitario recibe un impulso natural y muy necesario. Una estimulación inmunitaria renovada basada en una reducción de la toxicidad general en el cuerpo puede ser suficiente para deshacerse de un tumor maligno que ya no tiene un papel que desempeñar en la supervivencia del cuerpo. Los indeseables síntomas de varicela, neumonía, fiebre u otros similares pueden ser en realidad *un regalo de Dios* (para usar una expresión no científica) que podría salvar la vida de una persona. Negarse a aceptar el regalo podría costarle la vida al enfermo.

Muchas personas mueren innecesariamente porque se les impide pasar por todas las fases de una enfermedad. Las enfermedades no son más que los muchos intentos del cuerpo por crear salidas para las sustancias venenosas atrapadas. Bloquear las vías de salida de estos venenos, lo cual sucede cuando se tratan los síntomas, puede asfixiar al cuerpo y detener sus funciones vitales. El cuerpo tiene una tendencia y capacidad innata para curarse a sí mismo. El tratamiento médico debería limitarse a apoyar al cuerpo en éste esfuerzo en lugar de interferir con él. El modelo médico existente se basa en la supresión e intervención, no en la asistencia y el apoyo. Este principio se aplica especialmente a los programas de vacunación modernos y a otros factores raramente considerados.

5

Otros principales riesgos de cáncer

Vidas tóxicas

Somos muy conscientes de que vivimos en un mundo que hoy en día es más tóxico que nunca. Entre el flúor en el agua, el mercurio en los empastes dentales, el BPA en los envases, los pesticidas en nuestros alimentos y nuestros estilos de vida cada vez más inactivos, también sabemos que esta mayor toxicidad probablemente no esté haciendo ningún favor a nuestro cuerpo.

Flúor

El flúor ha sido promovido durante mucho tiempo como una cura para las caries. Sin embargo, esta potente neurotoxina y contaminante industrial no es tan beneficioso como cinco décadas de propaganda dental nos han llevado a creer. Los estadounidenses gastan más de 50 000 millones de dólares cada año en tratamientos con flúor para las caries. Un estudio sugirió que la capa protectora que deja el flúor en el esmalte dental tiene un grosor de apenas seis nanómetros, es decir, 10 000 veces más delgada que un cabello humano. Si esta cantidad insignificante de flúor realmente protege el esmalte es altamente dudoso.

Además, no existe absolutamente ninguna evidencia de que la ingestión de flúor a través del agua brinde algún beneficio a tus dientes. Sin embargo, el flúor es una toxina que, una vez ingerida, puede causar graves problemas de salud. Se lo vincula con una reducción del coeficiente intelectual en los niños y daño cerebral. El 40 % de los niños estadounidenses también muestran signos de fluorosis dental, lo que indica una sobreexposición a esta toxina.

Con el tiempo, el flúor puede acumularse en los tejidos del cuerpo y puede causar otros problemas graves de salud, como mayor absorción de plomo, alteración de la síntesis de colágeno, hiperactividad o letargo, trastornos musculares, artritis, demencia, fracturas óseas, disminución de la función tiroidea, inhibición de la formación de anticuerpos, daño genético y muerte celular, alteración del sistema inmunitario, infertilidad e incluso cáncer de huesos. Un sistema de ósmosis inversa es la forma más confiable de eliminar el flúor del agua.

La verdadera causa de la caries dental es un exceso de ácidos creados por el azúcar mientras es metabolizado por las bacterias. Curiosamente, muchas culturas que no practican la higiene dental convencional aún no sufren caries, ya que no consumen las enormes cantidades de azúcar que son comunes en la dieta estadounidense, donde la fuente número uno de calorías es el jarabe de maíz de alta fructosa.

Químicos en nuestras cocinas y baños

Los investigadores han descubierto que casi todas las mujeres embarazadas portan numerosos químicos en su cuerpos, incluidos algunos que han sido prohibidos desde la década de 1970. Muchos de estos tóxicos se encuentran ampliamente en productos que usamos a diario: en nuestra cocina, en nuestro baño, en nuestra oficina y para alimentarnos y arreglarnos. A través del análisis de unos 160 químicos diferentes, los científicos detectaron bifenilos policlorados (PCBs), pesticidas organoclorados, compuestos perfluorados (PFCs), fenoles, **éteres difenílicos polibromados (PBDEs)**, ftalatos, hidrocarburos aromáticos policíclicos (PAHs) y perclorato en la sangre y tejidos de prácticamente todas las mujeres estudiadas.

Bifenilos policlorados (PCBs): Este químico industrial ha sido responsable de cáncer y el deterioro del desarrollo cerebral fetal. Aunque ha sido prohibido en EE. UU. durante décadas, sigue contaminando el medioambiente.

Pesticidas organoclorados: Son principalmente insecticidas (incluido el DDT) que son comunes en los productos convencionales modernos y en el suministro de alimentos. En el cuerpo, se descomponen lentamente y pueden acumularse en los tejidos grasos. Se los ha vinculado con daño neurológico, defectos de nacimiento, párkinson, enfermedades respiratorias, disfunción del sistema inmunitario, alteración hormonal y, por supuesto, cáncer.

Compuestos perfluorados (PFCs): Estos químicos se utilizan en utensilios de cocina antiadherentes. La investigación los ha vinculado con menores pesos al nacer entre los recién nacidos, lo que los pone en riesgo de problemas de desarrollo.

Fenoles: Se encuentran en muchos productos de cuidado personal y detergentes domésticos. Pueden dañar el corazón, los pulmones, el hígado, los riñones y los ojos, además de alterar el sistema endocrino.

Éteres difenílicos polibromados (PBDEs): Son retardantes de llama utilizados en televisores, ordenadores, sofás y otros artículos del hogar. Alteran la liberación de hormonas y también pueden afectar negativamente el aprendizaje y la memoria.

Ftalatos: Estos disruptores endocrinos se encuentran en muchos suelos de vinilo, detergentes, algunos plásticos, productos de cuidado personal como jabones, desodorantes y laca para el cabello, bolsas de plástico y envases de alimentos, juguetes e incluso en bolsas de almacenamiento de sangre y tubos médicos intravenosos.

Hidrocarburos aromáticos policíclicos (PAHs): Estos potentes carcinógenos se liberan cuando se queman sustancias como la gasolina o la basura.

Percloratos: Estas sales derivadas del ácido perclórico se utilizan en las industrias de defensa y pirotecnia. Debido a que son solubles en agua, muchas áreas del mundo están experimentando una contaminación ambiental generalizada. Pueden alterar la producción de hormonas y la función tiroidea, además de provocar problemas de desarrollo en los fetos.

Bisfenol-A (BPA): Es un disruptor endocrino que puede dañar especialmente a los fetos en desarrollo. Se encuentra en muchos plásticos y está ganando cada vez más notoriedad como una toxina peligrosa. En los últimos años, las empresas han comenzado a ofrecer alternativas sin BPA en respuesta a la demanda de los consumidores por productos más seguros. Los defensores de la salud natural también han advertido sobre el **estireno,** un aditivo químico utilizado en productos como vasos desechables para café y envases de espuma para llevar. El Departamento de Salud y Servicios Humanos de EE. UU. (HHS) ha sido presionado durante mucho tiempo por la industria química para ignorar los riesgos que representan estas toxinas, y sólo recientemente han enfrentado la realidad y las han añadido a su lista de carcinógenos conocidos.[1]

Como era de esperar, la industria química rápidamente denunció este desarrollo, alegando que la exposición a los BPAs y al estireno no representa ningún peligro significativo. Incluso la American Cancer Society no ha instado al público a dejar de usar alimentos enlatados, botellas de plástico y envases de espuma para alimentos, aunque están llenos de estos peligrosos carcinógenos.[2]

La magnitud con la que estos diversos químicos han permeado el medioambiente es verdaderamente alarmante. Un estudio realizado por el Grupo de Trabajo Ambiental (Environmental Working Group) examinó muestras de sangre de recién nacidos y encontró un promedio de 287 toxinas (incluyendo mercurio, pesticidas y PFCs) en sus sistemas. Los fetos, los bebés y los niños son especialmente vulnerables, lo que ha contribuido al aumento de defectos de nacimiento, asma, alergias graves y trastornos del desarrollo neurológico.

1. http://ntp.niehs.nih.gov/go/roc12
2. Nota del editor: Esto puede haber cambiado o estar en proceso de cambio, a partir de 2016.

Benzoato de sodio

Otro químico particularmente peligroso que se encuentra prácticamente en todas partes hoy en día es el benzoato de sodio. Utilizado como conservante en muchos alimentos, es un carcinógeno que promueve el cáncer y mata las células saludables. Mientras que niveles bajos de ácido benzoico se encuentran de manera natural en muchas frutas, esta versión química se sintetiza en un laboratorio a partir de una reacción entre ácido benzoico e hidróxido de sodio.

Desafortunadamente, también es uno de los inhibidores de moho más baratos y efectivos en el mercado, y, como era de esperar, la FDA insiste en que los niveles utilizados para conservar los alimentos son seguros. Sorprendentemente, esta toxina se puede encontrar incluso en alimentos etiquetados como naturales. Es particularmente peligroso cuando se combina con vitamina C o E, ya que esto da lugar a la creación de benceno, un agente causante de cáncer. Sofoca los nutrientes y priva a las mitocondrias de las células de oxígeno. Si se permite que congestione los tejidos, puede causar enfermedad de Parkinson, degeneración neurológica y envejecimiento prematuro. Ninguna cantidad de benzoato de sodio es realmente segura, y una acumulación gradual de esta toxina puede aumentar enormemente el riesgo de desarrollar cáncer.

Mercurio

Un estudio realizado por el Servicio Geológico de EE. UU. encontró mercurio en todas las muestras de peces de todo Estados Unidos. Las concentraciones crecientes de mercurio no sólo se están encontrando en los peces, sino que también están apareciendo en otras especies que los consumen, incluso en áreas remotas del planeta. Según los CDCP, comer pescado sólo dos o más veces a la semana ha demostrado aumentar los niveles de mercurio más de siete veces en comparación con aquellos que no comen pescado tan frecuentemente.

Las personas también pueden estar expuestas al mercurio a través de empastes dentales y vacunas. El mercurio es una potente neurotoxina que simplemente no es segura, y debe evitarse tanto como sea posible. Los bebés y los fetos son particularmente vulnerables, y cuando se exponen a ella pueden desarrollar retraso mental, parálisis cerebral, sordera y ceguera. Como lo resume el neurólogo pediátrico de la Clínica Mayo Suresh Kotagal, «Realmente no hay lugar para el mercurio en los niños».

Alcohol, aluminio y cáncer de mama

El riesgo de cáncer de mama aumenta como respuesta a la producción excesiva de estrógenos, ya que el aumento de estrógenos en el cuerpo puede aumentar los niveles de hierro libre. El hierro normalmente está ligado dentro de la sangre (llamado transferrina) y las células (ferritina), sin embargo, el aumento de estrógenos en el cuerpo, que resulta del consumo de soja, ciertos medicamentos, varios plásticos y otras toxinas, así como el producido naturalmente por las células grasas, puede liberar el hierro de su forma ligada, causando una inflamación grave y daño por radicales libres.

El consumo de alcohol y la absorción de aluminio (de antitranspirantes, vacunas, envases de alimentos, etc.) también pueden aumentar los niveles de hierro libre. Un estudio encontró que incluso el consumo moderado de alcohol de 3 a 6 bebidas a la semana aumentaba el riesgo de cáncer de mama en un 15 %. Las personas que bebían mucho, consumiendo 30 o más bebidas por semana, aumentaban su riesgo en un 50 %. Uno de los investigadores del estudio, James Garbutt, M. D., de la Universidad de Carolina del Norte en Chapel Hill, dijo: «Lo importante de este estudio es que siguió a las mujeres a lo largo del tiempo y confirmó y amplió el vínculo entre el consumo de alcohol y el cáncer de mama. Dado que muchas mujeres beben alcohol en nuestra sociedad, ésta es una observación importante y que las mujeres deben conocer».

Una vida sedentaria puede matar

El estilo de vida sedentario es más común que nunca en Occidente. No es raro que las personas pasen sus días sentadas en un escritorio y sus noches frente a un televisor, en lugar de participar en actividades físicas significativas. Los expertos en salud advierten cada vez más que una vida inmóvil puede ser tan peligrosa como los cigarrillos. Como dijo el cardiólogo del Centro Hospitalario St. Luke's-Roosevelt de Nueva York David Coven, «Fumar es ciertamente un importante factor de riesgo cardiovascular y estar sentado puede ser equivalente».

La investigación vincula constantemente la inactividad crónica con una miríada de problemas de salud, como enfermedades cardíacas, obesidad, diabetes, cáncer y muerte prematura. Sin embargo, incluso el ejercicio moderado (como caminar rápido durante 30 minutos) puede hacer maravillas para combatir este problema. Puede ayudarte a mantener tu peso bajo control, además de aliviar el estrés, la ansiedad y la depresión.

Y este problema no se limita a los adultos que trabajan: los niños tampoco están haciendo suficiente ejercicio, y por lo tanto se están enfrentando a muchas de sus consecuencias antes en la vida que las generaciones anteriores. Entre las mayores cargas de tareas escolares, los videojuegos y el exceso de tiempo frente al televisor, los niños están ganando peso antes y preparándose para una vida de problemas de salud.

Cualquier cantidad de actividad es mejor que ninguna. Sal a caminar, ve en bicicleta al trabajo o nada en una piscina. No dejes que el estilo de vida sedentario de nuestro mundo moderno te lleve a problemas de salud que podrían prevenirse fácilmente.

Vacunas: ¿Bombas de relojería?

Además de suprimir los sistemas inmunitarios vulnerables, las vacunas son bien conocidas por infligir al cuerpo un cóctel de sustancias tóxicas como el aluminio. De hecho, la cantidad de exposición al aluminio que generan estas vacunas, incluidas las de ántrax, hepatitis y tétanos, excede con creces incluso los estándares, a menudo cuestionables, de la FDA. Un estudio encontró que los recién nacidos reciben dosis de aluminio que son 20 veces superiores al límite de seguridad (5 mg/kg/día), y a los seis meses de edad esa dosis aumenta a 50 veces el límite.

El aluminio se acumula en los tejidos y puede desplazar el hierro de sus proteínas protectoras. Esto, a su vez, aumenta drásticamente el riesgo de cáncer de mama, así como de otras enfermedades relacionadas con el hierro, como la degeneración hepática, enfermedades neurodegenerativas, diabetes, insuficiencia cardíaca y aterosclerosis.

Otra campaña de vacunación contra la gripe porcina (H1N1) ha fracasado, ya que 12 países diferentes afirman que esta vacuna causa narcolepsia, un trastorno de fatiga crónica extrema cuyos pacientes pueden quedarse dormidos repentinamente y sin previo aviso. Finlandia, por ejemplo, informó que los niños vacunados contra H1N1 tenían un 900 % más de probabilidades de desarrollar narcolepsia que los niños no vacunados. Sin embargo, la Organización Mundial de la Salud (OMS) sigue promoviendo estas vacunas de dudosa eficacia (aunque altamente rentables para las grandes farmacéuticas), como Pandemrix de GlaxoSmithKline. Además, ésta no es la primera vez que la OMS fabrica *pandemias* para generar miedo y enormes flujos de dinero para las compañías farmacéuticas. GSK, por ejemplo, recaudó más de 1400 millones de dólares como resultado del pánico por la gripe porcina de 2010.

La supresión de las enfermedades infantiles a través de programas de inmunización antinaturales puede poner a los niños en un alto riesgo de desarrollar cáncer finalmente. La varicela, el sarampión y otros programas de autoinmunización natural (erróneamente llamados *enfermedades infantiles)* ayudan a dotar al sistema inmunitario de un niño con la capacidad de contrarrestar agentes causantes de enfermedades potenciales de manera más eficiente, y sin pasar por una crisis de toxicidad importante.

Con más de 550 000 muertes por cáncer al año sólo en Estados Unidos, la justificación de los programas de inmunización obligatoria en este país es muy cuestionable. El enfoque estándar para establecer inmunidad, que no ha sido probado ni es científico, puede socavar y anular los programas propios del cuerpo, mucho más superiores, de autoinmunización. El cuerpo gana inmunidad natural a través de la exposición a patógenos y, ocasionalmente, una crisis curativa que elimina naturalmente las toxinas productoras de cáncer. Las vacunas, por otro lado, suprimen la inmunidad natural y la reemplazan con una inmunidad falsa.

Por diseño, todas las vacunas deprimen las funciones inmunitarias. En conjunto, el cóctel de sustancias químicas y metales tóxicos, junto con los virus y el ADN/ARN foráneo de tejidos animales presentes en las vacunas, deterioran el sistema inmunitario. Muchas de las vacunas contienen neurotoxinas y carcinógenos reales. Esto es lo que se inyecta en un cuerpo sano: aluminio, timerosal, formaldehído, ácido carbólico (fenol), los antibióticos neomicina y estreptomicina, entre otros medicamentos, disolvente de acetona, glicerina (que puede causar la muerte), hidróxido de sodio, sorbitol, gelatina hidrolizada, cloruro de benzetonio, metilparabeno y otros productos químicos conocidos o sospechosos de causar cáncer (Conscious Rasta Report vol. 3, n.º 9: *Epidemic).*

Las vacunas reducen especialmente los neutrófilos polimorfonucleares (PMNs),[3] la viabilidad de los linfocitos, la hipersegmentación de los neutrófilos y el recuento de glóbulos blancos, todos ellos factores esenciales para mantener un sistema inmunitario normal y saludable y, por lo tanto, para hacer seguimiento de las mutaciones celulares diarias. Es una locura sacrificar la inmunidad adquirida naturalmente por un estado de inmunidad temporal e incompleta contra una o varias enfermedades, incluidas enfermedades infantiles inofensivas.

Las vacunas también privan al cuerpo de nutrientes vitales que refuerzan el sistema inmunitario, como la vitamina C, la vitamina A y el zinc, que son esenciales para desarrollar o tener un sistema inmunitario fuerte. Los venenos contenidos en las vacunas no permiten que un niño pequeño desarrolle un sistema inmunitario saludable, lo que lo hace susceptible a muchas enfermedades en el futuro. Entonces, ¿existen vacunas seguras?

«La única vacuna segura es la que nunca se usa». Esta afirmación proviene de James Shannon, exdirector de los Institutos Nacionales de Salud (NIH). Los niños son los más vulnerables porque sus sistemas inmunitarios están prácticamente indefensos ante los venenos de las vacunas. Tienen mucho en su contra, ya que sus madres no les están transmitiendo inmunidad a través de la leche materna (porque ellas mismas fueron vacunadas y ya no producen anticuerpos). Los

3. Los PMNs son las defensas de nuestro cuerpo contra las bacterias y los virus patógenos.

niños mueren a un ritmo ocho veces más rápido de lo normal después de recibir una vacuna DPT. James R. Shannon, del NIH, entendió esto cuando dijo: «Ninguna vacuna puede probarse segura antes de administrarse a los niños».

El expresidente de EE. UU., George W. Bush, una vez dijo: «No me he puesto la vacuna contra la gripe y no tengo la intención de hacerlo». ¿Sabe el señor Bush algo que el resto de nosotros no sabemos?

Los investigadores del Centro Médico de la Universidad de Chicago dicen que 98 millones de estadounidenses que recibieron vacunas contra la polio en las décadas de 1950 y 1960 podrían desarrollar un cáncer cerebral mortal a causa de esas inoculaciones. El doctor Jonas Salk, venerado como el dios farmacológico que inventó la vacuna contra la polio, ha sido desenmascarado como un criminal médico que realizó experimentos ilegales en pacientes mentales en su búsqueda de esta rentable vacuna.

Otro *fracaso* de la vacunación: a mediados de 2011, el Reino Unido eliminó las vacunas contra la neumonía después de finalmente reconocer que no funcionan. Otro destacado virólogo e inventor de 8 de las 14 vacunas recomendadas de forma rutinaria, el veterano empleado de Merck, Maurice Ralph Hilleman, admitió que las vacunas representan un riesgo para el cáncer y otros virus, incluidos el VIH y el sida.

En última instancia, si las vacunas fabricadas causan directa o indirectamente cáncer es irrelevante. En ninguno de los casos son verdaderamente beneficiosas. Es importante saber que los programas de inmunización convencionales pueden evitar que el cuerpo desarrolle una crisis curativa potencialmente salvadora. Todas estas diferentes vacunas que se administran a millones de niños y adultos cada año afectan profundamente la capacidad del cuerpo para curarse. Las vacunas inyectadas contienen grandes moléculas de proteínas que obstruyen los vasos y los ganglios linfáticos, lo que provoca que los productos de desecho metabólico y las células muertas queden atrapados en los fluidos tisulares. El mismo efecto socava la eficacia de las células inmunitarias que circulan en el sistema linfático.

El vínculo entre las vacunas y el autismo ahora está claro

Si las vacunas pueden dañar tan gravemente el cuerpo como para causar autismo sigue siendo un tema de discusión. Sin embargo, un estudio titulado «Algunos científicos temen un vínculo entre MMR y autismo» encontró el virus del sarampión en 70 de 82 niños autistas evaluados. Lo más importante es que ninguno de estos virus era de cepas salvajes de sarampión; todos provenían de vacunas seguras MMR (sarampión, paperas y rubéola). El estudio parece confirmar los hallazgos del médico británico Andrew Wakefield, quien causó controversia en 1998 al sugerir un posible vínculo.

La existencia del virus del sarampión en los tractos gastrointestinales de tantos de estos niños diagnosticados con autismo regresivo ciertamente respalda la afirmación controvertida del doctor Wakefield de que este tipo de inflamación en el tracto gastrointestinal puede causar autismo en niños, describiendo esta enfermedad intestinal como «autismo enterocolitis».

De hecho, los hallazgos de Wakefield eran muy inconvenientes para la industria farmacéutica, y respondieron en consecuencia con acusaciones de falsificación de datos. «El Departamento de Salud y algunos medios querían descartar nuestra investigación como insignificante. La excusa era que nadie más había encontrado lo mismo que nosotros. Lo que no dijeron es que nadie más había buscado».

El historial de la industria con las vacunas es notoriamente deshonesto. Por ejemplo, estas vacunas rara vez se prueban científicamente usando placebos apropiados, como una solución salina. En su lugar, usan otras vacunas como sus supuestos *placebos* en un esfuerzo por ocultar los efectos dañinos de las vacunas que se están probando. Los ingredientes de estas vacunas son realmente aterradores, incluyendo otros virus no listados en la etiqueta, ADN de animales enfermos, mercurio, aluminio y formaldehído. Lo peor es que, al inyectarse directamente en el cuerpo, las vacunas evitan los sistemas digestivos que filtrarían algunas de las toxinas y reducirían su impacto tóxico.

Los medios de comunicación principales están demasiado comprometidos con la financiación que reciben de las grandes farmacéuticas para informar honestamente sobre estos temas, y los gobiernos también tienen interés en mantener esta información oculta para evitar los billones de dólares en daños que se necesitarían para compensar a las víctimas de las vacunas como resultado de políticas que respaldan sus riesgos. La mera existencia del Fondo de Compensación por Daños de las Vacunas en EE. UU., que ha pagado decenas de millones en reparaciones a las víctimas de las vacunas, es básicamente una admisión por parte del Gobierno de que las vacunas son peligrosas, independientemente de lo que diga la industria. En resumen, las vacunas son un esquema peligroso cuyo único objetivo real es la acumulación de ganancias para las compañías farmacéuticas. No confíes en ellas en lo más mínimo.

Para obtener información más detallada sobre lo que las vacunas pueden hacerle al cuerpo humano y a la salud de la población, consulta mi libro *Las vacunas, sus peligros y consecuencias.* Para eliminar los productos químicos nocivos y los metales tóxicos del cuerpo, recomiendo el uso del producto de zeolita Natural Cellular Defense de Waiora, MMS y fitoplancton marino.

La pregunta más urgente que debemos hacernos es: ¿por qué los países más altamente vacunados del mundo también tienen las tasas más altas de cáncer? Aquellos que niegan que exista una relación de causa-efecto entre las vacunas que contienen carcinógenos conocidos y el cáncer, deben tener un interés financiero en evitar que la población descubra qué los está enfermando.

El uso del sujetador afecta el drenaje linfático

Existen otros factores que afectan el drenaje linfático y la circulación adecuada. Usar sujetador regularmente impide el flujo adecuado de la linfa y puede aumentar enormemente la posibilidad de desarrollar cáncer de mama. Varios otros estudios confirman este vínculo. En 1991, C. Hsieh y D. Trichopoulos estudiaron el tamaño del busto y la lateralidad (ser diestro o zurdo) como factores de riesgo para el cáncer de mama.

Observaron en sus hallazgos que las mujeres premenopáusicas que no usan sujetador tienen menos de la mitad del riesgo de desarrollar cáncer de mama en comparación con sus compañeras que usan sujetador (*European Journal of Cancer*, 1991; 27[2]:131-5).

Otro estudio publicado en *Chronobiology International* en el año 2000 encontró que usar sujetador disminuía la producción de melatonina y aumentaba la temperatura corporal central. La melatonina es un poderoso antioxidante y hormona que promueve el buen sueño, combate el envejecimiento, refuerza el sistema inmunitario y ralentiza el crecimiento de ciertos tipos de cáncer, incluido el cáncer de mama.

Los estudios más completos sobre este tema fueron realizados por el equipo de antropólogos médicos aplicados, Sydney Ross Singer y Soma Grismaijer, autores de «Dressed to Kill: The Link Between Breast Cancer and Bras». Descubrieron que las maoríes, el pueblo indígena de Nueva Zelanda, que se integraron en la cultura occidental y comenzaron a usar sujetador, tenían las mismas tasas de cáncer de mama que sus pares occidentales. Por otro lado, las aborígenes no occidentalizadas de Australia, curiosamente, prácticamente no tenían cáncer de mama. Lo mismo ocurrió con las japonesas, fiyianas y mujeres de otras culturas occidentalizadas que adoptaron la práctica de usar sujetador; cuando lo hicieron, sus tasas de cáncer de mama se dispararon.

A principios de la década de 1990, Singer y Grismaijer estudiaron los hábitos de uso de sujetador de 4500 mujeres en 5 ciudades de EE. UU. Descubrieron que 3 de cada 4 mujeres que usaban sujetador 24 horas al día desarrollaban cáncer de mama. Entre aquellas que usaban el sujetador más de 12 horas al día pero no para dormir, 1 de cada 7 desarrolló cáncer de mama, una tasa ligeramente superior a la de la población femenina estándar de 1 en 8. En comparación, sólo 1 de cada 152 mujeres que usaban el sujetador menos de 12 horas al día tenía cáncer de mama, y sólo 1 de cada 168 mujeres que rara vez o nunca usaba sujetador desarrollaba cáncer de mama. En otras palabras, las mujeres que usaban sujetador 24 horas al día tenían 125 veces más probabilidades de desarrollar cáncer de mama que las mujeres que rara vez o nunca usaban sujetador. Curiosamente, las mujeres que optaban por no usar sujetador tenían las mismas tasas de cáncer de mama que los hombres.

Pubertad temprana y cáncer de mama

Las niñas en Estados Unidos y otros países modernos están alcanzando la pubertad a edades muy tempranas, lo que ha demostrado aumentar su riesgo de cáncer de mama. Hace apenas unas décadas, los signos biológicos de la pubertad femenina, como la menstruación, el desarrollo de los senos y el crecimiento del vello púbico y axilar, ocurrían normalmente alrededor de los 13 años o más. Y a principios del siglo xx, era más común que ocurriera a los 16 o 17 años. Hoy en día, cada vez más niñas de apenas ocho años están mostrando estos signos. Al parecer, las niñas afroamericanas son particularmente vulnerables a la pubertad temprana. Niñas de tan sólo cinco o seis años ya experimentan la pubertad precoz (también conocida como desarrollo sexual temprano). La pubertad temprana expone a las niñas a más estrógeno, un factor de riesgo importante para los cánceres hormonales relacionados con el estrógeno. Según datos publicados por la bióloga Sandra Steingraber, las niñas que tienen su primera menstruación antes de los 12 años tienen un 50 % más de riesgo de desarrollar cáncer de mama que aquellas que comienzan a menstruar a los 16 años. «Por cada año que podamos retrasar la primera menstruación de una niña –dice–, podríamos prevenir miles de casos de cáncer de mama».

Las posibles causas de esta tendencia incluyen el aumento de las tasas de obesidad infantil e inactividad, la leche de vaca y las fórmulas infantiles de soja, la hormona de crecimiento bovina que se encuentra comúnmente en la leche de vaca, las hormonas y antibióticos en la carne de vacuno, y los productos de soja no fermentados, como la leche de soja y el tofu, que imitan los estrógenos. Los efectos estrogénicos de la soja superan los producidos por la píldora anticonceptiva de 4 a 5 veces. (*Véase* la sección «La soya: ¿Un carcinógeno para los humanos?» más adelante). Otras causas pueden incluir el bisfenol A y los ftalatos (que se encuentran en muchos plásticos, como recipientes para bebés, botellas de agua y el revestimiento interno de las latas de refrescos), otros productos químicos artificiales que afectan el equilibrio hormonal (como los que se encuentran en los cosméticos, pastas dentales, champús y tintes para el cabello), el estrés en el hogar y en la escuela, y el uso excesivo de la televisión y los medios de comunicación.

Introducir a los bebés alimentos sólidos de manera prematura también puede aumentar sus probabilidades de que padezcan obesidad, un factor de riesgo clave para desarrollar cáncer en el futuro. En un estudio publicado en *Pediatrics,* los investigadores concluyen que los bebés alimentados con fórmula que comenzaron a consumir alimentos sólidos antes de los cuatro meses tienen un 600 % más de probabilidades de ser obesos a los tres años en comparación con los niños que comenzaron a consumir alimentos sólidos más tarde.

Este estudio también encontró una notable diferencia nutricional entre la leche materna humana y la fórmula infantil convencional, que a menudo está cargada de azúcar refinada e ingredientes modificados genéticamente, lo que también aumenta la probabilidad de que el niño sea obeso hasta en un 20 %. Optar por la lactancia materna no sólo es una mejor nutrición, sino que también los anticuerpos naturales presentes en la leche materna de una madre pueden ayudar a los bebés a combatir infecciones en este período vulnerable de su vida.

Las nuevas bombillas fluorescentes causan cáncer

Si has reemplazado tus viejas bombillas incandescentes por lámparas fluorescentes compactas (CFL) en un esfuerzo por ahorrar dinero y ser ecológico, ten en cuenta que un estudio alemán descubrió que estas bombillas contienen carcinógenos venenosos que pueden causar cáncer. Estos incluyen fenol, una toxina ácida leve obtenida del alquitrán de hulla; naftaleno, un compuesto blanco cristalino volátil también producido por la destilación del alquitrán de hulla, y estireno, un hidrocarburo líquido insaturado. Estas toxinas pueden producir *smog* eléctrico que puede afectar negativamente la salud humana. Los investigadores, por lo tanto, sugirieron usar estas bombillas lo menos posible, en lugares bien ventilados y especialmente mantenerlas alejadas de la cabeza. Al igual que otras fuentes de luz artificial, también pueden interrumpir la producción de melatonina en el cuerpo, lo que se sabe es otro factor en el desarrollo del cáncer, además de causar migrañas. Además, si estas bombillas se rompen o agrietan, pueden liberar polvo tóxico que contiene mercurio.

Envenenados por el azúcar

No debería sorprender que la diabetes sea un factor clave en el desarrollo del cáncer. De hecho, la revista *Diabetes Care* informó en mayo de 2011 que la enfermedad puede casi duplicar el riesgo de una persona de desarrollar ciertos tipos de cáncer.

Otras investigaciones sugieren que un niño estadounidense promedio consume casi dos kilos de azúcar *cada semana*. Esta noticia impactante es en gran parte el resultado del amor de EE. UU. por la comida basura, las comidas procesadas y las bebidas gaseosas azucaradas. Y esta epidemia de estilo de vida está creando nuevos casos de diabetes a un ritmo alarmante.

Dicho esto, la prevención de la diabetes es importante para prevenir el cáncer. Curiosamente, la vitamina D, mencionada anteriormente en este libro, es una forma de hacerlo. Investigadores del Centro Médico Tufts en Boston descubrieron que 2000 UI al día de vitamina D administradas durante 12 semanas mejoraron significativamente la función pancreática en adultos con sobrepeso y prediabetes. Por cada aumento de 5 ng/ml en los niveles de vitamina D, el riesgo de desarrollar diabetes se redujo en un 8 %.

Además, si tienes cáncer, es importante que dejes de consumir azúcar refinada y procesada de inmediato. Los azúcares refinados no contienen ninguno de los nutrientes necesarios para la asimilación del azúcar ingerido. Consumir estos azúcares agota las reservas de nutrientes y energía del cuerpo (si aún queda alguna), dejando menos (o ninguna) para otras tareas. El cáncer nunca mata a una persona; lo que mata es el desgaste de los tejidos del órgano. El cáncer y el desgaste van de la mano. Comer azúcar alimenta a las células cancerosas mientras mata de hambre a las células sanas.

Los edulcorantes naturales como la stevia y el xilitol no privan al cuerpo de sus recursos de nutrientes y energía. La stevia no tiene calorías, por lo que no puede servir como alimento para las células cancerosas. El xilitol contiene calorías (alrededor de un 40 % menos que el azúcar), pero su liberación lenta en la sangre le otorga un índice glucémico mucho más bajo. Si se consume con moderación, es poco probable que el xilitol presente un problema. Sin embargo, los carbohidratos refinados, como la pasta, el pan blanco, los pasteles y las tartas, se descomponen rápidamente en glucosa y actúan de la misma manera que el azúcar refinado. (Nota: los carbohidratos complejos, como los que se encuentran en los granos integrales y el arroz basmati blanco lavado, están bien, pero evita la mayoría de los otros tipos de arroz blanco refinado debido a su valor nutricional reducido).

Obviamente, los alimentos y bebidas ricos en azúcar, como el chocolate, el helado y los refrescos, deben evitarse. Los productos lácteos que congestionan el sistema linfático, como la leche, el yogur y el queso, tampoco tienen lugar en la dieta de alguien que busca recuperarse del cáncer, aunque la mantequilla sin sal es segura. Nuevamente, las células cancerosas son células normales del cuerpo que se han vuelto anaeróbicas, es decir, han dejado de funcionar con oxígeno y obtienen sustento de azúcares como la lactosa y la glucosa. Por lo tanto, evitar alimentos que los contengan es simplemente una cuestión de sentido común.

La soja: ¿Un carcinógeno para los humanos?

La industria alimentaria, que opera de manera similar a la industria farmacéutica, ha convencido exitosamente a la población de que la soja es un alimento saludable. Incluso se ha elogiado como el alimento milagroso que salvará al mundo del hambre. Los defensores de la soja afirman que puede ser una fuente ideal de proteína, reducir el colesterol, proteger contra el cáncer y las enfermedades del corazón, aliviar los síntomas de la menopausia y prevenir la osteoporosis. Sin embargo, cuando se mira más allá de la propaganda, los hechos sobre la soja pintan un panorama muy diferente. A pesar de su impresionante contenido nutricional, los productos de soja son biológicamente inútiles para el cuerpo, por razones que se explican a continuación. Hoy en día, la soja se usa en miles de productos alimenticios diferentes, lo que ha llevado a un aumento masivo de enfermedades en países desarrollados y subdesarrollados.

La soja contiene varios compuestos que interfieren con la absorción de vitaminas y minerales. Por ejemplo, el ácido fítico que contiene provoca deficiencias de calcio, magnesio, cobre, molibdeno, hierro, manganeso y, especialmente, zinc en el tracto gastrointestinal, así como de las vitaminas E, K, D y B12. También se ha estimado que sólo 100 gramos de proteína de soja proporcionan el equivalente estrogénico de una píldora anticonceptiva. También contiene hemaglutinina, una sustancia promotora de coágulos que puede aumentar el riesgo de arterias obstruidas y derrame cerebral.

Dado que los cultivos de soja de granjas utilizan pesticidas y herbicidas tóxicos y productores de cáncer, y que muchos provienen de plantas genéticamente modificadas,[4] la creciente evidencia sugiere que la soja es un peligro importante para la salud. Además, su procesamiento normal implica lavarla con ácido en tanques de aluminio, lo que genera altos niveles de aluminio tóxico en el producto. Con algunas excepciones, como el miso, el tempeh y otros productos de soja cuidadosamente fermentados, la soja no es apta para el consumo humano. Consumir soja, leche de soja y tofu firme aumenta los riesgos de padecer enfermedades graves. Además, la soja es un alérgeno alimentario común. Numerosos estudios han encontrado que los productos de soja son responsables de:

- Aumentar el riesgo de cáncer de mama en mujeres, daño cerebral en hombres y mujeres y anomalías en bebés.
- Contribuir a trastornos tiroideos, especialmente en mujeres.
- Promover cálculos renales (debido a los niveles excesivamente altos de oxalatos que se combinan con el calcio en los riñones).
- Debilitar el sistema inmunitario.
- Causar alergias alimentarias graves y potencialmente fatales.
- Acelerar la pérdida de masa cerebral en usuarios envejecidos.
- Los productos de soja contienen:
- Fitoestrógenos (isoflavonas) genisteína y daidzeína, que imitan y, a veces, bloquean la hormona estrógeno.
- Ácidos fíticos, que reducen la absorción de muchas vitaminas y minerales, como calcio, magnesio, hierro y zinc, lo que provoca deficiencias minerales.

4. En EE.UU., el 80% de todas las semillas de soja provienen de plantas de soja modificadas genéticamente.

- *Antinutrientes* o inhibidores de enzimas que inhiben las enzimas necesarias para la digestión de proteínas y la absorción de aminoácidos.
- Hemaglutinina, que hace que los glóbulos rojos se agrupen e inhibe la absorción de oxígeno y el crecimiento.
- Inhibidores de tripsina, que pueden causar agrandamiento pancreático y, finalmente, cáncer.

Los fitoestrógenos son potentes agentes antitiroideos, presentes en grandes cantidades en la soja. Los bebés alimentados exclusivamente con fórmula a base de soja tienen de 13 000 a 22 000 veces más compuestos estrogénicos en su sangre que los bebés alimentados con fórmula a base de leche. Esto equivaldría al menos a cinco píldoras anticonceptivas al día. Por esta razón, el desarrollo prematuro de niñas (pubertad temprana) se ha vinculado al uso de fórmula de soja, al igual que el subdesarrollo en varones. La fórmula de soja para bebés y la leche de soja se han vinculado a enfermedades autoinmunes de la tiroides, e incluso a la muerte.

En 2007, dos padres fueron condenados por asesinato y sentenciados a cadena perpetua en prisión por matar de hambre a su bebé de 6 semanas alimentándolo con leche de soja y jugo de manzana. Nuevamente, los expertos en soja están pidiendo etiquetas de advertencia claras y adecuadas en todos los productos de leche de soja, tras este y varios otros casos de hospitalizaciones o muertes de bebés en circunstancias similares.

Sólo los productos de soja como el miso, el tempeh y el natto proporcionan nutrientes de soja que pueden ser absorbidos y utilizados fácilmente por el cuerpo. Para que los productos de soya sean nutritivos y saludables, deben fermentarse cuidadosamente, según los métodos tradicionales de preparación utilizados en Japón. Normalmente, la soja debe fermentar durante al menos dos veranos, idealmente durante 5-6 años, antes de que se vuelva beneficiosa para el cuerpo.

Un estudio de 700 ancianos indonesios mostró que la soja adecuadamente fermentada, como el tempeh, el miso, el natto y los brotes de soja (no modificados genéticamente), ayudaron a mejorar la memoria, particularmente en participantes mayores de 68 años. El estudio también confirma que el consumo elevado de tofu (al menos una vez al día) se asoció con una disminución de la memoria, especialmente entre aquellos mayores de 68 años. El estudio fue publicado *en Dementia and Geriatric Cognitive Disorders,* el 27 de junio de 2008; 26(1):50-57. Si deseas evitar la demencia, evita todas las leches de soja procesadas, el tofu, las hamburguesas de soja, el helado de soja, el queso de soja y todos los demás alimentos basura que contengan soja.

A pesar de la evidencia científica documentada que muestra que la soja no fermentada es carcinógena y también causa daños en el ADN y los cromosomas, la multimillonaria industria de la soja ha logrado convertir este alimento generalmente inútil en uno de los alimentos nutritivos más utilizados de todos los tiempos. En una declaración por escrito, un portavoz de Protein Technologies, Inc. dijo que tenían «... equipos de abogados para aplastar a los disidentes, podían comprar científicos para dar evidencia, poseían canales de televisión y periódicos, podían desviar a las escuelas de medicina e incluso influir en los gobiernos...».

La especialista en lípidos y nutricionista, Mary Enig, Ph. D., explica una de las principales razones detrás de la revolución de la soja. «La razón por la que hay tanta soja en Estados Unidos es porque la industria de la soja comenzó a plantarla para extraer el que contiene, y el aceite de soja se convirtió en una industria muy grande. Una vez que tenían tanto aceite como quisieron en la cadena alimentaria, les quedó mucho residuo de proteína de soja, y como no podían dárselo a los animales, excepto en pequeñas cantidades, tuvieron que encontrar otro mercado». En otras palabras, la población humana se convirtió en un vertedero efectivo para la industria alimentaria, mientras que la industria médica se hizo cada vez más rentable como resultado de tratar las muchas enfermedades causadas por la soja. Esto no es muy diferente de la adición de flúor, un desecho peligroso de las plantas de aluminio, al sistema municipal de agua para *salvar* a los niños de desarrollar caries. Deshacerse del flúor de cualquier otra manera sería extremadamente costoso.

Por qué las patatas fritas pueden causar cáncer

Las patatas fritas y otros alimentos ricos en carbohidratos que se fríen, hornean o tuestan contienen el químico acrilamida, que se ha señalado como un carcinógeno humano. Según un estudio publicado en la revista *Cancer Epidemiology, Biomarkers & Prevention,* las mujeres que comen aproximadamente una porción de patatas fritas al día pueden duplicar drásticamente su riesgo de cáncer de ovario y de endometrio (cáncer del revestimiento del útero).

La acrilamida fue descubierta accidentalmente en alimentos en abril de 2002 por científicos en Suecia cuando encontraron grandes cantidades del químico en patatas fritas, chips de patata y pan que habían sido calentados a temperaturas superiores a los 120 grados centígrados (250 grados Fahrenheit). Antes de ese descubrimiento, se creía que la acrilamida era sólo un químico industrial. La producción de acrilamida en el proceso de calentamiento se mostró claramente dependiente de la temperatura. Cocinar en exceso y calentar alimentos en el microondas también puede producir grandes cantidades de acrilamida. Los alimentos hervidos o no calentados no contienen acrilamida.

En este estudio, los investigadores examinaron datos del Estudio de Cohorte de los Países Bajos sobre dieta y la aparición de cáncer en 62 573 mujeres. Las mujeres que ingerían la mayor cantidad de acrilamida, 40,2 microgramos por día, tenían un 29 % más de riesgo de cáncer de endometrio y un 78 % más de riesgo de cáncer de ovario. Sorprendentemente, las mujeres que nunca habían fumado tenían un 99 % más de riesgo de cáncer de endometrio y un 122 % más de riesgo de cáncer de ovario entre aquéllas con la mayor ingesta de acrilamida.

En la edición del 15 de marzo de 2005 de la revista *Journal of the American Medical Association (JAMA),* se publicó un artículo titulado «Acrylamide Intake and Breast Cancer Risk in Swedish Women», escrito por Lorelei A. Mucci, ScD, MPH. La cohorte del estudio consistió en 43 404 mujeres suecas en la Cohorte de Estilo de Vida y Salud de las Mujeres. La mayor fuente individual de acrilamida para estas mujeres provenía del café (54 % de la ingesta), patatas fritas (12 %) y pan crujiente (9 %).

Luz eléctrica y cáncer

Como se explicó antes, existe un fuerte vínculo entre los niveles bajos de la hormona melatonina y el cáncer. La melatonina protege el material genético de la mutación, según Russell Reiter, profesor de Biología Celular y Estructural en la Universidad de Texas. «La luz nocturna suprime la producción de melatonina en el cuerpo y, por lo tanto, puede aumentar el riesgo de mutaciones relacionadas con el cáncer», dijo en una reunión en Londres. Scott Davis, presidente del Departamento de Epidemiología de la Universidad de Washington, declaró que «aunque el vínculo entre la luz nocturna y el cáncer puede parecer exagerado a simple vista, hay una base biológica subyacente para ello». Tanto Davis como Reiter han estado estudiando cómo la luz nocturna afecta la producción de hormonas femeninas, lo que, a su vez, puede afectar el riesgo de cáncer de mama. «Hemos encontrado una relación entre la luz nocturna y el trabajo nocturno con el riesgo de cáncer de mama –dijo Davis–. Los estudios indican que el trabajo nocturno interrumpe la actividad de la melatonina, lo que lleva a una producción excesiva de hormonas en las mujeres».

La secreción de melatonina controla el ciclo normal de sueño/vigilia en el cuerpo e impacta la presión arterial, la temperatura corporal y la sensibilidad a la insulina. Una sola emisión de luz durante el sueño es suficiente para alterar los ritmos circadianos, que son cruciales, y afectar negativamente la producción de melatonina. El cuerpo necesita de 7 a 9 horas de sueño ininterrumpido sin distracción lumínica para regenerarse y mantener una salud óptima. Mantenerse fiel a este simple principio puede mejorar enormemente tu estado general de salud y tu alegría de vivir, sin mencionar que reduce en gran medida el riesgo de cáncer.

La melatonina, que se produce alrededor de las 9:30 p. m. y alcanza su punto máximo alrededor de la 1:00 a. m., también controla un gen poderoso que garantiza que las células no vivan más allá de su vida útil normal. Si viven más de lo que deberían, se vuelven cancerosas. El mensaje aquí es que debes dormir al menos ocho horas cada día, comenzando antes de las 10:00 p. m. Apaga o bloquea cualquier luz artificial a tu alrededor para maximizar los beneficios de una buena noche de sueño.

Además, como se mencionó antes, obtén exposición regular a la luz solar sin usar gafas de Sol ni lociones bloqueadoras solares. Éstas son dos de las medidas más efectivas para el tratamiento y la prevención del cáncer. La luz ultravioleta germicida (UV-C) mata las células de los gérmenes al dañar su ADN. La luz inicia una reacción entre dos moléculas de timina, una de las bases que forman el ADN. La luz UV en esta longitud de onda (UV de onda corta o UV-C) hace que las moléculas adyacentes de timina en el ADN se dimericen. El dímero de timina resultante es muy estable. Si suficientes de estos defectos se acumulan en el ADN de un microorganismo, su replicación se inhibe, volviéndolo inofensivo.

Cuanto mayor sea la exposición a la luz UV-C, más dímeros de timina se formarán en el ADN. Si los procesos celulares se interrumpen debido al daño del ADN, la célula no puede realizar sus funciones normales. Si el daño es extenso y generalizado, la célula morirá.

Tanto la luz UV-C germicida como la luz UV-B, que genera bronceado y vitamina D, están involucradas en este proceso. Curiosamente, la sabiduría popular implicaría que las poblaciones en climas cálidos, donde la exposición al Sol es mayor, tendrían las tasas más altas de melanoma, pero no es así. De hecho, como se señaló anteriormente, los cánceres de piel ocurren principalmente en personas que viven en las partes del mundo menos expuestas al Sol, en aquellos que sufren de deficiencia crónica de vitamina D, que usan bloqueadores solares para proteger su piel y que viven mayormente en interiores.

Existen ciertos alimentos (como los ácidos fuertes provenientes de las grasas trans de alimentos fritos, carne, queso derretido, patatas fritas, refrescos, alcohol, etc.) y productos químicos que, cuando se ingieren o se aplican en la piel en forma de bloqueadores solares llenos de carcinógenos, reaccionan con los rayos UV, lo que puede llevar a una respuesta inflamatoria o mutación celular.

La suposición de que sólo la mutación celular puede causar cáncer está siendo cuestionada por la investigación. Es un factor necesario, pero deben ocurrir cambios ambientales en las células para que la mutación progrese a una división celular anormal y crecimiento tumoral. Nuevamente, es engañoso y falso afirmar que el Sol puede causar cáncer. Desde mi punto de vista, la mutación celular es una respuesta biológica de ajuste para que las células sobrevivan a la exposición a sustancias muy tóxicas y dañinas y para lidiar con los efectos bioquímicos del estrés emocional y físico.

El Sol sólo ayuda a hacer posible esta respuesta, pero no puede causarla sin otros cofactores. La deficiencia de vitamina D y el estrés emocional, que suprimen el sistema inmunitario, son cofactores, al igual que la falta de sueño, el consumo de comida basura, medicamentos y la congestión de los conductos biliares del hígado. El cáncer, si ocurre, es un mecanismo de curación, no la causa de una enfermedad. Si se suprime o se ataca y las causas subyacentes permanecen intactas, la curación se detiene y los síntomas desaparecen o disminuyen, lo que se malinterpreta como remisión, sólo para reaparecer con más fuerza. Si se eliminan los cofactores y se apoya al cáncer en sus diversas etapas de curación, desaparecerá por sí solo y no volverá a aparecer.

Contaminación del aire y estrés en las ciudades

Un estudio canadiense, publicado en NaturalNews.com en mayo de 2008, mostró que las mujeres con pechos compuestos por un 25 % o más de tejido denso tienen 5 veces más riesgo de cáncer de mama que las mujeres con pechos más grasos. El estudio también encontró que las mujeres con senos densos tenían 18 veces más probabilidades de que se les detectara un tumor en el pecho un año después de una mamografía negativa.

Una investigación realizada por el Princess Grace Hospital en Londres (Reino Unido) en 2007 y presentada en la Sociedad Radiológica de América del Norte mostró que las mujeres que viven y trabajan en ciudades tienen un riesgo significativamente mayor de desarrollar cáncer de mama que las mujeres que viven en el campo. Para determinar las razones de este fenómeno, los investigadores examinaron el tejido mamario de 972 mujeres británicas entre 45 y 54 años. Descubrieron que las mujeres que vivían y trabajaban en ciudades tenían más del doble de probabilidades de tener un 25 % o más de tejido denso.

Los investigadores plantearon la hipótesis de que las habitantes de la ciudad pueden tener un aumento de la densidad mamaria debido a las toxinas disruptoras hormonales contenidas en la contaminación del aire. También citaron el estrés como un posible factor.

Agregaría que el procedimiento forzado de la mamografía también podría contribuir al cáncer de mama en mujeres con tejido mamario más denso, al lesionarlo. El tejido mamario más suave y graso puede tolerar mucho mejor la posible lesión de la mamografía.

Hornos microondas

¿Te has preguntado alguna vez qué hacen los microondas al agua, la comida y tu cuerpo? Investigadores rusos han encontrado una disminución en el valor nutricional, compuestos que causan cáncer y radiolíticos que dañan el cerebro en prácticamente todos los alimentos preparados con microondas. Comer comidas preparadas en microondas también puede causar pérdida de memoria y concentración, inestabilidad emocional y una disminución en la inteligencia, según la investigación.

Al estudiar el valor nutricional de los alimentos cocinados con microondas, los científicos rusos encontraron una disminución significativa de su campo de energía vital. Esto se observó en hasta un 90 % de todos los alimentos preparados con microondas.

Además, las vitaminas B, C y E, vinculadas a la reducción del estrés y la prevención del cáncer y las enfermedades del corazón, así como los minerales esenciales necesarios para el funcionamiento óptimo del cerebro y el cuerpo, se vuelven inútiles por las microondas, incluso con tiempos de cocción cortos. Los alimentos cocinados en microondas se reducen al equivalente nutricional del cartón. Un estudio demostró esto al comparar plantas regadas con agua de microondas con plantas regadas regularmente; en el estudio, las plantas que recibieron agua de microondas murieron en siete días.

Si no quieres desarrollar deficiencias nutricionales, tal vez sería mejor eliminar este electrodoméstico de tu cocina. Además, todos los hornos microondas tienen fugas inevitables. Por lo tanto, la radiación se acumula en los muebles de la cocina, convirtiéndose en una fuente de radiación en sí misma.

El uso de microondas en la preparación de alimentos conduce a trastornos linfáticos y a una incapacidad para proteger el cuerpo contra ciertos tipos de cáncer. La investigación encontró tasas más altas de formación de células cancerosas en la sangre de personas que comían comidas cocinadas con microondas. Los rusos también informaron mayores tasas de cáncer de estómago e intestinal, más trastornos digestivos y excretores y un mayor porcentaje de tumores celulares, incluidos los sarcomas.

Los alemanes fueron los primeros en utilizar la tecnología de microondas en la década de 1930. Al comienzo de la Segunda Guerra Mundial, los científicos alemanes desarrollaron un sistema de radar basado en microondas generadas técnicamente. Durante el frío invierno, los soldados se reunían alrededor de las pantallas de radar para calentarse, pero desarrollaban cánceres de sangre. Posteriormente, el Ejército alemán abandonó el uso del radar. Sin embargo, después de que los científicos alemanes descubrieron que las microondas calentaban el tejido humano, pensaron que estas ondas también podían calentar la comida, por lo que inventaron el horno microondas con la intención de proporcionar a los soldados alemanes comidas calientes durante las batallas contra la Unión Soviética. Sin embargo, los soldados que comieron alimentos calentados en hornos de microondas también desarrollaron cánceres de sangre, al igual que los técnicos de radar. Como resultado de este descubrimiento, el uso de hornos microondas fue prohibido en todo el Tercer Reich.

¿Son los microondas más seguros hoy en día que hace ochenta años? Ciertamente no; utilizan la misma tecnología. Las microondas desgarran los enlaces moleculares que hacen que la comida sea la sustancia nutritiva que es. Lanzan microondas de alta frecuencia que hierven la humedad dentro de los alimentos y su envoltorio al hacer que las moléculas de agua se agiten a más de mil millones de inversiones por segundo. Esta frenética fricción fractura las moléculas de los alimentos, reorganizando su composición química en configuraciones extrañas que el cuerpo humano no reconoce como alimento.

Al destruir las estructuras moleculares de los alimentos, el cuerpo no tiene más remedio que convertirlos en desechos, no en desechos inofensivos, sino en *desechos nucleares.*

Otros efectos secundarios de la exposición a microondas incluyen:

- Presión arterial alta
- Agotamiento adrenal
- Enfermedad cardíaca
- Migrañas
- Mareos
- Pérdida de memoria
- Pensamientos desconectados
- Ansiedad
- Aumento del mal humor
- Depresión
- Trastornos del sueño
- Dolor de estómago
- Apendicitis
- Cataratas
- Trastornos de la atención
- Daño cerebral
- Pérdida de cabello
- Trastornos reproductivos

Comer alimentos dañados por microondas puede generar una considerable respuesta de estrés en el cuerpo y, al hacerlo, alterar la química sanguínea. Por ejemplo, comer vegetales orgánicos cocinados en microondas hará que tu colesterol se dispare. Según el científico suizo Hans U. Hertel, «Los niveles de colesterol en sangre están menos influenciados por el contenido de colesterol de los alimentos que por factores de estrés». Mientras que el Gobierno ruso prohibió los hornos de microondas en 1976 por una muy buena razón, estos electrodomésticos desempeñan un papel destacado en las rutinas de cocina diarias en el 90 % de los hogares estadounidenses.

Al redactar el informe *Forensic Research Document of Agricultural and Resource Economics* (AREC), William P. Kopp afirma: «Los efectos de los subproductos de los alimentos cocinados en microondas son a largo plazo, permanentes dentro del cuerpo humano. Los minerales, vitaminas y nutrientes de todos los alimentos cocinados en microondas se reducen o alteran de manera que el cuerpo humano obtiene poco o ningún beneficio, o absorbe compuestos alterados que no pueden ser descompuestos».

Las microondas convierten los alimentos saludables en veneno mortal. Viendo la epidemia de cáncer sin precedentes en EE. UU. y otros países que dependen en gran medida de los microondas para cocinar, sería prudente dejar de usar hornos microondas por completo.

Deshidratación

El crecimiento del cáncer generalmente ocurre en áreas de deshidratación severa. Muchas personas sufren de deshidratación sin ser conscientes de ello. La deshidratación es una afección en la que las células del cuerpo no reciben suficiente agua para realizar los procesos metabólicos básicos. Las células pueden quedarse sin agua por varias razones:

- Falta de ingesta de agua (menos de seis vasos de agua pura por día)
- Consumo regular de bebidas con efectos diuréticos, como café, té con cafeína, bebidas carbonatadas como refrescos y alcohol, incluidas cerveza y vino
- Consumo regular de alimentos o sustancias estimulantes, como carne, especias picantes, chocolate, azúcar, tabaco, drogas narcóticas, refrescos, edulcorantes artificiales y similares
- Estrés
- Uso de una serie de medicamentos farmacológicos
- Ejercicio excesivo
- Comer en exceso y ganar peso excesivo
- Ver televisión varias horas al día

La deshidratación obviamente está asociada con la sed, la piel seca, la orina de color oscuro o con mal olor y la fatiga. Sin embargo, también hay muchos síntomas de deshidratación crónica que se pasan por alto, como acidez estomacal, estreñimiento, infecciones urinarias, envejecimiento prematuro, colesterol alto y aumento de peso.

La deshidratación espesa la sangre, lo que obliga a las células a ceder agua. El agua celular se utiliza para restaurar la fluidez de la sangre. Para evitar la autodestrucción, sin embargo, las células comienzan a retener agua al aumentar el grosor de sus membranas. El colesterol, una sustancia parecida a la arcilla, comienza a envolver las células, impidiendo la pérdida de agua celular. Aunque esta medida de emergencia puede preservar el agua y salvar la vida de la célula temporalmente, también reduce la capacidad de la célula para absorber nueva agua y nutrientes necesarios. Posteriormente, parte del agua y los nutrientes no absorbidos se acumulan en los tejidos conectivos que rodean las células, causando hinchazón en el cuerpo y retención de agua en las piernas, riñones, cara, ojos, brazos y otras partes. Esto lleva a un considerable aumento de peso. Al mismo tiempo, el plasma sanguíneo y los fluidos linfáticos se espesan y se congestionan. La deshidratación también afecta la fluidez natural de la bilis, promoviendo la formación de cálculos biliares. Todos estos factores combinados son suficientes para desencadenar el mecanismo de supervivencia de la mutación celular.

El té, el café, las bebidas carbonatadas y el chocolate comparten el mismo tóxico nervioso y estimulante, la cafeína. La cafeína, que se libera fácilmente en la sangre, desencadena una poderosa respuesta inmunitaria que ayuda a contrarrestar y eliminar este irritante. El irritante tóxico estimula las glándulas suprarrenales y, hasta cierto punto, las muchas células del cuerpo, para liberar las hormonas del estrés, adrenalina y cortisol, en el torrente sanguíneo. El repentino aumento de energía resultante es comúnmente conocido como la respuesta de «lucha o huida».

Sin embargo, si el consumo de estimulantes continúa de manera regular, esta respuesta de defensa natural del cuerpo se sobreutiliza y se vuelve ineficaz. La secreción casi constante de hormonas del estrés, que son compuestos altamente tóxicos por sí mismos, finalmente altera la química sanguínea y causa daño a los sistemas inmunitario, endocrino y nervioso. El cerebro primitivo no distingue el estrés menor de las situaciones serias de «lucha o huida», y responde a ambos secretando la hormona cortisol, que detiene la síntesis de proteínas mientras prepara al cuerpo para reaccionar al factor estresante. Cuando esto ocurre crónicamente, las futuras respuestas defensivas se debilitan, y el cuerpo se vuelve más propenso a infecciones y otros males, incluida la mutación celular.

El impulso de energía que se experimenta después de beber una taza de café no es el resultado directo de la cafeína en sí; más bien, es el intento del sistema inmunitario de deshacerse de ella lo que proporciona este efecto. Sin embargo, un sistema inmunitario sobreexcitado y suprimido finalmente no logra proporcionar los impulsos *energizantes* de adrenalina y cortisol necesarios para liberar al cuerpo de la toxina ácida, la cafeína. En esta etapa, la gente dice que *se ha acostumbrado* a un estimulante como el café. Tienden a aumentar su consumo para sentir los *beneficios.* La expresión común, «me muero por una taza de café», refleja el verdadero peligro de su situación.

Dado que las células del cuerpo deben ceder constantemente parte de su agua para eliminar la toxina nerviosa, la cafeína, el consumo regular de café, té o refrescos provoca deshidratación en las células. Por cada taza de té o café que una persona ingiere, el cuerpo debe movilizar alrededor de 2 a 3 tazas de agua sólo para eliminar la cafeína, un lujo que no puede permitirse. Esto también se aplica a las bebidas gaseosas, los medicamentos o cualquier otra sustancia o actividad que provoque la liberación de hormonas del estrés, incluido ver la televisión durante muchas horas. Como regla general, todos los estimulantes tienen un fuerte efecto deshidratante en la bilis, la sangre y los jugos digestivos. Para curar un crecimiento canceroso, los estimulantes son contraproducentes, y es mejor evitarlos.

Para prevenir la deshidratación, asegúrate de beber alrededor de 6 a 8 vasos de agua al día, filtrada y no fría. También evita beber agua del grifo o embotellada común. Gran parte del agua del grifo y embotellada en Estados Unidos contiene arsénico, cloro, aluminio, flúor, medicamentos recetados y de venta libre, subproductos de desinfección (DBP) y bisfenol A (BPA), un producto químico nocivo.

¿Cómo puedo protegerme?

Cuando pensamos en todas las formas en que nuestro cuerpo está expuesto a la toxicidad a diario, es fácil sentirse frustrado. Sin embargo, hay varias maneras en que puedes ayudar a protegerte a ti y a tu familia:

- Asegúrate de beber mucha agua: ¡La mayoría de las personas simplemente no consumen suficiente agua para ayudar a su cuerpo a limpiarse!
- Limpia tu hígado, colon, riñones y vesícula biliar al menos una vez al año.
- Guarda los alimentos en recipientes de vidrio en lugar de plástico.
- Usa **sólo** productos de limpieza a base de ingredientes naturales en tu hogar. El vinagre y el aceite de naranja son excelentes limpiadores naturales. Las tiendas de alimentos saludables e incluso algunas grandes cadenas también tienen productos de limpieza naturales.
- Sigue una dieta sensata con productos orgánicos y alimentos de origen libre, orgánicos, tanto como sea posible, para reducir tu exposición a pesticidas, OGM, fertilizantes y hormonas de crecimiento.
- Evita el pescado convencional o criado en granjas, que a menudo está contaminado con PCB y mercurio.
- Elimina los alimentos procesados y aditivos artificiales, incluidos los edulcorantes artificiales y el glutamato monosódico.
- Deshazte del teflón y opta por materiales de cocina más seguros, como cerámica y vidrio.
- Prueba el agua del grifo e instala filtros si es necesario (incluyendo en la ducha o bañera).
- Evita las fragancias sintéticas, ambientadores artificiales, hojas de secado, suavizantes de telas, etc.
- Cambia a champús, pastas dentales, antitranspirantes y cosméticos naturales, utilizando productos orgánicos si es posible.
- Utiliza alternativas ecológicas y no tóxicas a la pintura habitual y al vinilo en tu hogar siempre que sea posible.
- Elimina o minimiza los medicamentos, tanto recetados como de venta libre, así como las vacunas.
- Evita los pesticidas químicos y repelentes de insectos que contienen dietiltoluamida (DEET).

- Si tienes cáncer, evita especialmente lo siguiente:
- **Agua clorada:** Es uno de los productos químicos que más producen cáncer. Evita beber agua del grifo sin filtrar, nadar en piscinas cloradas o ducharte sin un filtro que elimine el cloro. (Absorbes más cloro a través de la piel de lo que podrías ingerir al beber agua del grifo).
- **Flúor en el agua potable municipal:** Es tan cancerígeno como el cloro. El flúor aumenta la absorción de aluminio en el cuerpo, lo cual se ha relacionado con la enfermedad de Alzheimer. Usa un filtro de agua que elimine el flúor.
- **Radiación electromagnética:** Interfiere con el campo electromagnético del cuerpo y socava la comunicación intercelular básica. Retira todos los electrodomésticos o equipos eléctricos del dormitorio, incluidos mantas eléctricas y relojes despertadores eléctricos.
- **Dispositivos inalámbricos:** Esto se explica en el capítulo cuatro.
- **Pesticidas y otras toxinas químicas:** Presentes en alimentos no orgánicos, productos de limpieza domésticos convencionales, productos de belleza comerciales, tintes para el cabello *(véase* más abajo), champús, lociones para la piel y otros productos de cuidado personal. Sobrecargan y suprimen el sistema inmunitario justo cuando toda su energía y recursos son necesarios para curar el cáncer.
- **Tintes para el cabello:** El hecho de que los peluqueros tengan la tasa más alta de cáncer de mama de cualquier profesión llevó a los investigadores a estudiar el vínculo entre los tintes para el cabello y el cáncer. Varios estudios encontraron que las mujeres que usan tinte para el cabello al menos una vez al mes tienen el doble de probabilidades de desarrollar cáncer de vejiga que aquellas que no lo usan. El riesgo se triplica cuando las mujeres usan tinte regularmente durante 15 años o más. Los productos químicos contenidos en los tintes comerciales para el cabello penetran el cuero cabelludo y entran en el torrente sanguíneo. Los riñones los filtran y los pasan a la vejiga urinaria, donde dañan las células de la vejiga, lo que conduce a infecciones repetidas y mutación celular.

- **Arsénico, amianto** y **níquel:** Pueden causar cáncer de pulmón y otros tipos de cáncer. Nunca pensarías que de alguna manera estás ingiriendo arsénico, a menos que alguien pretendiera envenenarte. Bueno, si regularmente comes pollo comercialmente criado (no orgánico de libre pastoreo), en realidad consumes una gran cantidad de arsénico. La industria avícola adora el arsénico porque actúa como un potente estimulante del crecimiento.

La Dra. Ellen Silbergeld, investigadora de la Escuela de Salud Pública Johns Hopkins, comentó sobre la práctica de la industria de usar compuestos de arsénico en sus piensos: «Es un tema que todos intentan fingir que no existe». Sin embargo, la exposición al arsénico inorgánico es un factor de riesgo conocido para la diabetes mellitus. También se considera una de las principales causas ambientales de mortalidad por cáncer en el mundo. Si tienes cáncer de próstata, por ejemplo, o no quieres desarrollarlo, evita comer pollo criado en granjas industriales.

Ellen Silbergeld, a researcher from the Johns Hopkins School of Public Health, commented about the industry's practice of using arsenic compounds in its feed: «It's an issue everybody is trying to pretend doesn't exist». Yet, inorganic arsenic exposure is a known risk factor for diabetes mellitus. It is also considered one of the prominent environmental causes of cancer mortality in the world. If you have prostate cancer, for example, or don't want to develop it, avoid eating chicken raised on industrial farms.

Tan impactante como esto, según un informe emitido el 9 de junio de 2011 por CBS News y Associated Press, la FDA finalmente admitió que la carne de pollo vendida en Estados Unidos contiene arsénico, una potente toxina y carcinógeno que es fatal en altas dosis. El arsénico causante de cáncer se ha agregado intencionalmente al pollo desde la década de 1940. Aunque la FDA previamente insistió en que el arsénico sólo aparecía en los excrementos del pollo, no en la carne, ahora ha revertido completamente su posición.

Por supuesto, cualquier persona sensata sabe que si le das arsénico a otra persona o a un animal, no sólo lo eliminarán junto con las heces; en realidad los envenenará. Por eso se ha usado el arsénico en el pasado para envenenar a personas. No creo ni por un minuto que los científicos de la FDA realmente asumieran que el arsénico de alguna manera, por alguna razón mágica, evitaría el sistema digestivo del pollo; siempre supieron por qué se los alimentaba con él: para matar parásitos y hacer que engordaran más rápido. Para que crezcan más rápido, el arsénico debe obviamente ser absorbido en la sangre y llevado al hígado. Sin embargo, la FDA parecía sorprendida de que su investigación encontrara arsénico en el hígado del pollo.

Con respecto a la afirmación de la FDA de que la cantidad de arsénico encontrada en el pollo criado comercialmente sigue siendo segura para el consumo humano, ¿por qué entonces el alimento para pollos que contiene arsénico, Roxarsone, está siendo retirado repentinamente de los estantes? Roxarsone es producido por una subsidiaria de Pfizer, Alpharma LLC, la misma compañía que fabrica vacunas y otros medicamentos tóxicos. Ahora que se ha descubierto que están enfermando sistemáticamente a la población con un carcinógeno conocido, mantener este producto en el mercado podría llevar a grandes demandas colectivas en su contra por causar cáncer entre los consumidores de pollo.

Como siempre, las compañías farmacéuticas sólo obtienen ganancias cuando la población está enferma. Hacerla y mantenerla enferma es un viejo truco de su comercio. Pfizer aún vende el ingrediente del arsénico en alrededor de una docena de otros países. Queda por ver si continuará haciéndolo.

Mientras la FDA sigue afirmando que el pollo alimentado con arsénico es seguro para el consumo humano, la agencia continúa realizando redadas armadas contra los fabricantes de alimentos y suplementos alimenticios, como el jugo de saúco, jugo de cereza y nueces, cuyas webs y etiquetas citan evidencia científica que demuestra beneficios específicos para la salud. La FDA afirma que es ilegal decir, por ejemplo, que la miel puede curar infecciones de la piel, aunque hay docenas de estudios clínicos que sugieren que la miel lo hace más eficazmente que los antibióticos.

Ahora, si crees que comer hamburguesas y filetes de vacuno está libre de arsénico, piénsalo de nuevo. Es una práctica común en la agricultura usar estiércol de pollo con arsénico como alimento para el ganado. ¿Por qué desperdiciar todo ese precioso arsénico? El lema es: «Úsalo dos veces, es mucho más barato».

Benceno: El benceno está entre los 20 productos químicos más utilizados en Estados Unidos. Puede causar leucemia y otros tipos de cáncer. El humo del cigarrillo y el tabaquismo pasivo son fuentes importantes de exposición al benceno.

Formaldehído: Puede causar cáncer nasal y nasofaríngeo. El formaldehído se usa normalmente en la producción de productos químicos más complejos, como polímeros y resinas. Las resinas se usan en adhesivos, como los que se encuentran en el contrachapado y las alfombras. El formaldehído también se usa en productos de papel higiénico, como toallitas faciales, servilletas y toallas de papel. La mayoría de los materiales de aislamiento, productos moldeados y pinturas también contienen derivados de formaldehído.

Toxinas ambientales/alimentarias: Muchos bebés nacen con toxicidad debido a la carga tóxica de sus madres. Muestras de sangre de recién nacidos contenían un promedio de **287 toxinas, incluyendo mercurio, retardantes de fuego, pesticidas y productos químicos de teflón,** según un estudio de 2004 del Environmental Working Group (EWG).

Teflón: Este químico en ollas y sartenes también es carcinógeno. La comida nunca debe prepararse en utensilios de cocina de teflón. Usa vidrio, hierro fundido, acero al carbono, titanio y utensilios de cocina de esmalte.

Cortinas de ducha de PVC: Emiten un olor fuerte y pueden causar graves daños al hígado, así como al sistema nervioso, reproductivo y respiratorio. El olor proviene de productos químicos mortales, incluidos tolueno, etilbenceno, fenol, metil isobutil cetona, xileno, acetofenona y cumeno, todos ellos identificados como contaminantes peligrosos del aire por la EPA. Las cortinas de ducha de cloruro de polivinilo (PVC) se venden en tiendas como Kmart, Bed Bath & Beyond, Wal-Mart, Sears y Target. «Una de las cortinas probadas liberó cantidades medibles de hasta 108 compuestos orgánicos volátiles en el aire, algunos de los cuales persistieron durante casi un mes», según un artículo de *The New York Sun.* Para estar seguro, reemplaza tus cortinas de PVC con cortinas de tela o puertas de vidrio.

Edulcorantes artificiales, como el aspartame y Splenda:[5] Una vez en el cuerpo, se descomponen en poderosos compuestos cancerígenos. El vínculo entre los refrescos dietéticos y el aumento del riesgo de cáncer está especialmente bien documentado. También se ha asociado con problemas de salud que van desde dolores de cabeza y pérdida de memoria, hasta convulsiones, asma, trastornos del sueño, calambres abdominales y diabetes, por nombrar sólo algunos. Sin embargo, estos edulcorantes artificiales permanecen en el mercado debido a fuertes presiones políticas y financieras, y aparecen bajo una variedad de nombres de marca: NutraSweet, Equal, AminoSweet, Natra Taste, Spoonful, Canderel y Neotame, entre otros.

Consumo de alcohol: Esto provoca congestión de los conductos biliares del hígado, suprime el sistema inmunitario y reduce el magnesio en el cuerpo, todos factores de riesgo para desarrollar cáncer.[6] En 2002, el *British Journal of Cancer* informó que el 4 % de todos los casos de cáncer de mama en el Reino Unido, alrededor de 44 000 casos al año, se deben al consumo de alcohol. Y según los hallazgos presentados en San Diego en la reunión anual de 2008 de la American Association for Cancer Research, el alcohol, incluso consumido en pequeñas cantidades, puede aumentar significativamente el riesgo de cáncer de mama, particularmente el cáncer de mama positivo para receptores de estrógeno/progesterona.

El estudio siguió a más de 184 000 mujeres posmenopáusicas durante un promedio de siete años. Las mujeres que tomaban menos de una bebida al día tenían un 7 % más de riesgo de desarrollar cáncer

5. Para obtener detalles sobre los efectos de los edulcorantes artificiales, consulta *Los secretos eternos de la salud.*
6. Un estudio sueco mostró que las mujeres con la mayor ingesta de magnesio tenían un 40 % menos de riesgo de desarrollar cáncer que aquéllas con la ingesta más baja de este mineral. Además, investigadores de la Escuela de Salud Pública de la Universidad de Minnesota encontraron que las dietas ricas en magnesio redujeron la incidencia de cáncer de colon.

de mama en comparación con las que no bebían en absoluto. Las mujeres que bebían entre 1 y 2 bebidas al día tenían un 32 % más de riesgo, y aquellas que consumían 3 o más copas de alcohol al día tenían hasta un 51 % más de riesgo. El riesgo se observó principalmente en el 70 % de los tumores clasificados como positivos para los receptores de estrógeno y progesterona. El estudio no mostró diferencias en los riesgos, ya fuera que las mujeres consumieran cerveza, vino o licor fuerte.

Hormonas de crecimiento en la leche de vaca: Samuel Epstein, M. D., un científico de la Escuela de Salud Pública de la Universidad de Illinois, señala que la leche con rBGH está «sobrecargada con altos niveles de un factor de crecimiento natural (IGF-1), cuyos niveles excesivos se han señalado como principales causas de cáncer de mama, colon y próstata».

Vitaminas sintéticas: Las vitaminas fabricadas (no metiladas, vitaminas basura baratas) pueden robarle energía al cuerpo y, en realidad, causar las deficiencias de vitaminas que se quiere evitar al tomarlas. Las vitaminas naturales, como las que se encuentran en frutas y verduras, por otro lado, *donan* energía a las células.

Las píldoras de vitaminas sintéticas contienen hasta un 90 % de relleno puro. La tasa de absorción de estas vitaminas suele ser inferior al 5 %. Tomar muchos suplementos vitamínicos también puede sobrecargar en gran medida el sistema digestivo, el hígado y los riñones. Además, es prácticamente imposible producir productos vitamínicos que tengan el equilibrio adecuado entre las diversas vitaminas que contienen. La necesidad de vitaminas de cada persona es única y cambia constantemente; por lo tanto, ningún producto vitamínico puede coincidir con esos requerimientos. Dejar que el cuerpo decida cuántas vitaminas extraer de los alimentos es la única forma realmente segura de ingerirlas.

Es mejor obtener las vitaminas de los alimentos que consumes. Las vitaminas son naturalmente tóxicas, ácidas y reactivas. Las frutas y verduras contienen agentes neutralizantes naturales que evitan que las vitaminas causen daño al cuerpo. Incluso una vitamina metilada de alta calidad (una que utiliza la coenzima de la vitamina) está despojada de estos agentes y puede desencadenar una respuesta desequilibrada en el cuerpo, como irritación y eliminación de vitaminas existentes, lo que provoca una deficiencia vitamínica.[7]

Asar carne, pollo o pescado: En abril de 2008, el Instituto Americano de Investigación del Cáncer instó a todos a reconsiderar la barbacoa de carnes. Después de analizar los resultados de 7000 estudios, el Instituto concluyó que asar cualquier tipo de carne (ya sea roja, blanca o pescado) crea potentes productos químicos que producen cáncer. Aparentemente, el calor alto de la parrilla reacciona con las proteínas en la carne roja, el pollo y el pescado, produciendo aminas heterocíclicas, que están vinculadas al cáncer. Otra forma de agentes cancerígenos, los hidrocarburos aromáticos policíclicos, se crean cuando los jugos de las carnes gotean y tocan la fuente de calor. Luego, suben con el humo y se adhieren a la carne.

El Instituto apuntó particularmente a las carnes procesadas, como los perritos calientes, salchichas, tocino, jamón, pastrami, salami y cualquier carne que haya sido salada, ahumada o curada. Los productos químicos utilizados para conservar la carne aumentan la producción de compuestos cancerígenos, independientemente de cómo se cocine la carne. El informe del Instituto decía que «no podía encontrar ninguna cantidad de carne procesada que sea segura para comer».

Alto consumo de fructosa y sacarosa: El consumo de estos azúcares puede aumentar el riesgo de desarrollar cáncer de páncreas, según un estudio realizado por investigadores de la Universidad de Hawái y la Universidad del Sur de California. La fructosa está naturalmente en las frutas, mientras que la sacarosa se extrae generalmente de la caña de azúcar o de la remolacha azucarera. Los investigadores analizaron los datos dietéticos de 162 150 personas que habían participado en el Estudio Multiétnico de Hawái-Los Ángeles, buscando evidencia de que una dieta con una alta carga glucémica aumenta el riesgo de cáncer de páncreas. Los participantes que consumieron la mayor cantidad

7. Para información detallada, lee la sección «Peligros ocultos de las píldoras de vitaminas» en el capítulo catorce de mi libro *Los secretos eternos de la salud.*

de fructosa tenían un riesgo significativamente mayor de cáncer de páncreas que aquellos que consumieron la menor cantidad. Los participantes que bebían más jugo de fruta también tenían un mayor riesgo de cáncer de páncreas. Mientras tanto, entre los pacientes obesos y con sobrepeso, el alto consumo de sacarosa se correlacionó con un mayor riesgo de cáncer de páncreas. La fructosa, en particular, también puede tener un efecto muy negativo en el sistema neurológico e incluso apagar partes del cerebro.

Fumar cigarrillos: Esto aumenta la incidencia de cualquier tipo de cáncer al socavar la capacidad de la sangre para transportar oxígeno a las células del cuerpo e inflamar esas células. Además, fumar y ser fumador pasivo provoca intoxicación por cadmio, un riesgo importante para desarrollar cáncer. Habiendo dicho eso, la histeria de la mayoría de las campañas contra el tabaco es innecesariamente extrema. Aunque no es exactamente beneficioso, fumar no es la causa inevitable del cáncer de pulmón como nos han hecho creer. De hecho, muchos países con altos porcentajes de fumadores, como Islandia, Japón, Israel y Grecia, también tienen algunas de las mayores expectativas de vida del mundo.

Protectores solares: El cáncer de todo tipo aumentó drásticamente cuando se introdujeron en las masas los protectores solares y las gafas de Sol.

Trabajo en turnos nocturnos: La Agencia Internacional para la Investigación del Cáncer (IARC) de la Organización Mundial de la Salud ha añadido trabajar en el turno de noche a una lista de posibles carcinógenos, basándose en un análisis de la investigación existente sobre el tema. La IARC revisó estudios sobre trabajadores nocturnos, principalmente enfermeras y tripulaciones de aerolíneas, y descubrió que los trabajadores nocturnos tenían más probabilidades de desarrollar cáncer que los trabajadores diurnos. «Había suficiente patrón en las personas que hacen trabajo por turnos para reconocer que hay un aumento en el cáncer», dijo Vincent Cogliano, jefe de la unidad de clasificación de carcinógenos de la IARC.

Transfusiones de sangre: Si optas por una cirugía de cáncer y recibes una transfusión de sangre, ten en cuenta que esto puede aumentar significativamente tu riesgo de ataque cardíaco y muerte.

Las investigaciones muestran que las transfusiones de sangre aumentan el riesgo de complicaciones y reducen las tasas de supervivencia. Casi de inmediato después de ser donada, la sangre comienza a perder su capacidad de transportar oxígeno a las células del cuerpo del paciente. Cuanto más tiempo ha sido almacenada la sangre, mayor es el riesgo de ataque cardíaco, insuficiencia cardíaca, derrame cerebral y muerte. El óxido nítrico en los glóbulos rojos es fundamental para la entrega de oxígeno a los tejidos del cuerpo. Si la sangre se almacena durante más de dos semanas, su concentración de óxido nítrico disminuye a un nivel que puede poner en peligro la vida del paciente. Es una práctica aceptada almacenar la sangre para transfusiones hasta por seis semanas. Este riesgo podría reducirse enriqueciendo la sangre con óxido nítrico, pero muy pocos hospitales lo hacen. En un estudio reportado el 20 de marzo de 2008 en el New England Journal of Medicine, los investigadores encontraron que los pacientes a los que se les administraron unidades de sangre más antiguas tenían tasas más altas de mortalidad hospitalaria. En un año, la mortalidad fue significativamente menor en los pacientes que recibieron sangre más reciente. En otro estudio, en la Universidad de Bristol, los investigadores encontraron que los pacientes que recibieron una transfusión de glóbulos rojos tenían tres veces más probabilidades de experimentar complicaciones por falta de oxígeno en órganos clave, como ataque cardíaco o derrame cerebral. Y un estudio anterior en la Universidad de Duke en 2004 encontró que los pacientes que recibieron una transfusión de sangre para tratar la pérdida de sangre o la anemia tenían el doble de probabilidades de morir durante los primeros 30 días de hospitalización. También tenían más de tres veces más probabilidades de sufrir un ataque cardíaco dentro de los 30 días, en comparación con aquellos que no recibieron una transfusión.

Recuerda: Existen opciones alternativas a la transfusión de sangre que conllevan un riesgo mucho menor, como la autotransfusión y la hemodilución. (Ver más detalles en *Los secretos eternos de la salud*).

Radiación ionizante: La exposición a la radiación ionizante puede aumentar el riesgo de ciertos tipos de cáncer. Las radiografías utilizadas para tratar trastornos como el acné o el agrandamiento de adenoides pueden incrementar el riesgo de ciertos tipos de leucemias y linfomas. Es probable que tu médico no te diga esto, pero las radiografías se acumulan en el cuerpo, y cada una aumenta el riesgo, independientemente de si es para los dientes, la vesícula biliar, la columna vertebral, los pulmones o los huesos.

En 2006, se realizaron más de 62 millones de tomografías computarizadas (TC) en Estados Unidos, lo que ha incrementado enormemente la dosis personal de radiación experimentada por el residente promedio de EE. UU. La dosis de radiación de una TC es entre 50 y 100 veces mayor que la de una radiografía convencional. La radiación ionizante puede producir radicales libres y romper importantes enlaces químicos en el cuerpo, causando un daño tremendo a las moléculas que regulan los procesos celulares (como el ADN, ARN y proteínas). Aunque el cuerpo puede reparar fácilmente este daño cuando se produce en niveles bajos, los altos niveles de radiación emitidos por estas tecnologías médicas pueden causar daños irreversibles en tejidos importantes. Un aumento en el uso de tomografías en los últimos 25 años ha llevado a que millones de pacientes por año estén expuestos innecesariamente a radiación peligrosa, lo que aumenta su riesgo de cáncer, según un artículo publicado en el *New England Journal of Medicine*.

No existen resonancias magnéticas (RM) ni mamografías *inofensivas.* Otros estudios revelan que los niños expuestos a radiografías tienen más probabilidades de desarrollar cáncer de mama cuando son adultos. Los hornos microondas, que calientan y radian los alimentos, son igualmente dañinos y pueden causar cáncer de sangre, así como tumores en el cerebro y otras partes del cuerpo.

Datos sobre las mamografías:

- Cada radiografía a la que te expongas aumenta tu riesgo de crecimiento celular anormal. Una mamografía estándar genera aproximadamente 1 rad (dosis absorbida de radiación), alrededor de 1000 veces más que una radiografía de tórax.

- El Instituto Nacional del Cáncer (NCI) informa que entre las mujeres menores de 35 años, la mamografía podría causar 75 casos de cáncer de mama por cada 15 que detecta.
- Un estudio canadiense encontró un aumento del 52 % en la mortalidad por cáncer de mama en mujeres jóvenes que recibieron mamografías anuales.
- El doctor Charles B. Simone, ex asociado clínico en inmunología y farmacología del Instituto Nacional del Cáncer, dijo: «Las mamografías aumentan el riesgo de desarrollar cáncer de mama y aumentan el riesgo de diseminar o hacer metástasis en un crecimiento existente».
- Después de revisar 117 estudios realizados entre 1966 y 2005, un grupo de expertos del Colegio Americano de Médicos (ACP) encontró que los datos sobre la detección con mamografía para mujeres en su cuarentena son tan poco claros que la efectividad en la reducción de muertes por cáncer de mama podría ser del 15 % o «... casi cero».
- Investigadores del Nordic Cochrane Centre en Dinamarca descubrieron que por cada 2000 mujeres que recibieron mamografías en un período de 10 años, sólo una tendría su vida prolongada, pero 10 soportarían tratamientos innecesarios y potencialmente dañinos. El estudio examinó los beneficios y efectos negativos de 7 programas de detección de cáncer de mama en 500 000 mujeres en Estados Unidos, Canadá, Escocia y Suecia.
- El Breast Cancer Detection Demonstration Project, un estudio epidemiológico a gran escala realizado por primera vez en la década de 1970, encontró que una combinación de mamografía y examen clínico de mamas no detectó al menos el 20 % de los cánceres. Esta estadística se ha mantenido bastante constante hasta el día de hoy. Las mamografías no son infalibles.
- Uno de los principales expertos en cáncer del mundo, el doctor Samuel Epstein, de la Coalición para la Prevención del Cáncer, afirma: «Las mamografías de detección plantean riesgos significativos y acumulativos de cáncer de mama para las mujeres

premenopáusicas [...]. El seno premenopáusico es altamente sensible a la radiación; cada exposición a 1 rad aumenta el riesgo de cáncer de mama en aproximadamente un 1 %, con un riesgo acumulado del 10 % para cada mama durante una década de detección».

- La compresión fuerte de los senos durante la mamografía podría ayudar a dispersar las células cancerosas existentes. Las escuelas de medicina enseñan a los médicos a manejar los senos de las mujeres con mucho cuidado por esta razón.
- Se ha identificado un gen, llamado oncogén AC, que es extremadamente sensible incluso a pequeñas dosis de radiación. Un porcentaje significativo de mujeres en Estados Unidos tiene este gen, lo que podría aumentar su riesgo de cáncer inducido por mamografía. Se estima que 10 000 portadoras de AC morirán de cáncer de mama cada año *debido* a la mamografía.
- Desde que se introdujo la mamografía de detección, la incidencia de una forma de cáncer de mama llamada carcinoma ductal *in situ* (DCIS) ha aumentado un 328 %.
- Cada año, miles de mujeres se someten innecesariamente a mastectomías, radiación y quimioterapia después de recibir falsos positivos en una mamografía.
- Un metaanálisis de 117 estudios publicado en *Annals of Internal Medicine* (2007) informó que los resultados falsos positivos en las mamografías varían entre el 20 y el 56 % en mujeres de 40 a 49 años.
- En julio de 1995, *The Lancet* escribió sobre las mamografías: «El beneficio es marginal, el daño causado es sustancial, y los costos incurridos son enormes...».
- Las mamografías son conocidas por acortar la esperanza de vida con mucha más frecuencia de lo que la mejoran; por cada mujer que se beneficia, la vida de otras 10 será acortada. No obstante, la FDA aprobó una nueva tecnología de mamografía con el doble de dosis de radiación.
- La resonancia magnética mamaria (MRM), que se está promoviendo entre mujeres jóvenes consideradas de mayor riesgo de cáncer de mama, tiene una tasa alarmantemente alta de falsos

positivos, alrededor del 25 %. Esto inevitablemente lleva a una mayor tasa de cirugías de mastectomía completamente innecesarias.

- Como se publicó en octubre de 2007 en *The Cochrane Library* y *PubMed,* los autoexámenes de mama no benefician las tasas de mortalidad por cáncer de mama. Dos grandes estudios de población (388 535 mujeres) de Rusia y Shanghái compararon el autoexamen de mama y encontraron que las tasas de muerte por cáncer de mama eran las mismas entre las mujeres que se autoexaminaban rigurosamente y las que no. Casi el doble de biopsias (3406) con resultados benignos se realizaron en los grupos de detección en comparación con los grupos de control (1856).

Además del alto riesgo de un diagnóstico falso positivo, que puede dar como resultado una cirugía innecesaria, desfiguración y un miedo y estrés extremadamente perjudiciales, el procedimiento de resonancia magnética (MRI) en sí es muy peligroso. De hecho, el riesgo de anafilaxis debido al tinte inyectado como parte del procedimiento de resonancia magnética es incluso mayor que el de las vacunas. Lo peor de todo es que estas pruebas no proporcionan prácticamente ningún beneficio médico a las mujeres.

El doctor Epstein, quien también es profesor emérito de Medicina Ambiental y Ocupacional en la Escuela de Salud Pública de la Universidad de Illinois, ha estado advirtiendo sobre los riesgos de la mamografía desde al menos 1992. Comentando sobre las directrices oficiales de la mamografía, Epstein afirma: «Fueron actos conscientes, elegidos y políticamente oportunos por parte de un pequeño grupo de personas en aras de su propio poder, prestigio y ganancia financiera, lo que generó sufrimiento y muerte para millones de mujeres. Encajan en la clasificación de crímenes contra la humanidad».

Los expertos ya no recomiendan seguir una rutina estricta de exámenes, sino que las mujeres se familiaricen con lo que es normal y palpen sus senos regularmente en busca de signos de cualquier cambio. Deben estar atentas a un nuevo bulto o nudo duro encontrado en el seno o la axila, o cambios inusuales en el tamaño, color, forma o simetría del seno y el pezón, como hinchazón o engrosamiento del seno.

¿Existe un buen método alternativo de detección?

Sí, existe una tecnología de detección libre de efectos secundarios y económica que es mucho más efectiva que la mamografía: la *Imagen Termográfica Digital Infrarroja de Alta Resolución (DITI, por sus siglas en inglés)*. La DITI mide la radiación del calor infrarrojo de tu cuerpo y traduce esta información en imágenes anatómicas. Si hay un crecimiento anormal en el seno, aparecerá claramente en la imagen termográfica como un punto caliente. Este tipo de termografía es simple y no invasiva.

Aunque es aceptada por la Universidad de Duke, esta herramienta diagnóstica no es una tecnología común. «... La comunidad médica ignora alternativas seguras y efectivas a la mamografía, particularmente la transiluminación con escaneo infrarrojo», señala Epstein.

Gracias a los descubrimientos del *Instituto de Tecnología de Carolina del Norte (NCIT)*, un centro de investigación financiado de manera privada, la imagen térmica realizada utilizando el protocolo establecido por NCIT puede detectar el cáncer de mama en desarrollo 10 años antes que la mamografía.

Es importante señalar, sin embargo, que personalmente no respaldo ningún método de detección para diagnosticar cáncer, por razones ya explicadas en este libro: crea paranoia innecesaria y dañina que puede fomentar la enfermedad, mientras que un cáncer no descubierto puede desaparecer por sí solo. Simplemente tener el miedo y la expectativa de que podrías tener cáncer de mama, cuando en realidad no lo tienes, enfoca tu mente en la enfermedad, y esto es a menudo suficiente para desencadenar la misma enfermedad en tu cuerpo que tanto temes.

Piensa en lo que el miedo puede provocarte: respiración superficial, manos sudorosas, malestar estomacal, irritabilidad, dolor de cabeza, incapacidad para hablar, incapacidad para pensar con claridad, desorientación, confusión, depresión, temblores incontrolables, ataques de pánico, incapacidad para moverse, ira y sensación de debilidad e inutilidad. Si estas experiencias angustiosas persisten, son suficientes para que tu cuerpo libere la hormona del estrés cortisol, lo que nuevamente impide la absorción de proteínas alimentarias y descompone las proteínas celulares existentes hasta el punto de desgaste. En otras palabras, la respuesta de miedo a un diagnóstico de cáncer puede ser el mismo mecanismo que lo convierte en terminal.

Además, la presión que los médicos y seres queridos pueden ejercer sobre ti para que recibas el *tratamiento adecuado* puede ser tan abrumadora que sientas que no tienes otra opción más que seguir adelante con él. Sentirse atrapado o acorralado mientras te sientes físicamente mal no es, sin duda, propicio para la curación.

Es mucho más beneficioso atender las causas subyacentes de la congestión y el conflicto emocional, tal como se describe en este libro, que tratar los síntomas del cáncer. El mismo principio se aplica a cualquier llamada *enfermedad.*

La enfermedad no es más que una percepción de miedo, pero también puede convertirse en una percepción de curación, mejora y un nuevo rumbo en la vida.

6

Lo que necesitas saber para sanarte

¿Quién cura el cáncer?

Aquellos que han experimentado una remisión completa del cáncer y han permanecido libres de la enfermedad son los candidatos más probables para revelar los mecanismos que causan y curan el cáncer.

Anne tenía 43 años cuando fue diagnosticada con una forma incurable de linfoma y le dieron sólo un corto tiempo de vida. Sus médicos le recomendaron encarecidamente que se sometiera a tratamientos de radiación y quimioterapia, los dos métodos más comúnmente utilizados para combatir las células cancerosas. Anne sabía que los tratamientos no sólo podían aumentar considerablemente el riesgo de un cáncer secundario, sino que también tenían potenciales efectos secundarios graves. Ella rechazó el tratamiento, argumentando que si el cáncer era incurable de todos modos, no valía la pena tratarlo y sufrir innecesariamente los horribles efectos secundarios.

Habiendo aceptado que tenía una enfermedad incurable, lo que significaba que había hecho las paces con la muerte, Anne se sintió libre para buscar formas alternativas de hacer la *transición* más fácil. En lugar de aceptar pasivamente su destino, decidió enfocarse en sentirse bien y comenzó a tomar un papel activo en mejorar su bienestar. Probó de todo, desde acupuntura, limpieza de sus órganos y medicina herbal, hasta meditación y visualización, lo que representaba señales claras de atención y cuidado enviadas a las células de su cuerpo. El cáncer de Anne entró en remisión unos meses después. En el plazo de un año, todos los signos aparentes de cáncer habían desaparecido, para asombro de su oncólogo. Ahora, más de dos décadas después, no sólo no tiene rastro de cáncer, sino que también siente que nunca ha estado más sana y vital.

Cuando tenía sólo 38 años, a Linda le diagnosticaron un melanoma maligno (la forma más agresiva de cáncer de piel). Después de varias operaciones fallidas, le informaron que su cáncer había progresado a un punto *terminal* y que sólo le quedaba aproximadamente un año de vida. Linda también rechazó el tratamiento con quimioterapia y radiación y, en su lugar, se centró en enfoques más positivos para la curación, incluyendo yoga, oración, una dieta vegetariana, limpieza de los órganos, meditación y visualizaciones diarias. Hoy, **22 años después** de haber superado su *sentencia de muerte,* está tan saludable como puede estar, sin rastro de irritación en la piel.

Tanto Anne como Linda han cambiado por completo su actitud hacia la vida: de ser víctimas pasivas de una enfermedad *invasiva* e incontrolable a ser participantes activas en la creación de un cuerpo y una mente saludables. **Asumir la responsabilidad de sí mismas** fue su primer paso para desviar el enfoque del cáncer y dirigirlo hacia la creación consciente de una salud integral.

Llamar a estas remisiones *curas milagrosas* no es adecuado. Hoy en día, existe amplia documentación de recuperaciones notables de todo tipo de cáncer y casi cualquier otro trastorno, desde diabetes hasta verrugas, e incluso sida. El hecho de que una remisión espontánea del cáncer pueda ocurrir, incluso en las etapas finales de la enfermedad, demuestra que el sistema inmunitario no sólo tiene el potencial de eliminar rápidamente los tumores existentes, sino también de prevenir la formación de otros nuevos, siempre que se aborden las causas. **Un cambio de actitud**, pasando de tener que atacar y matar la células cancerosas, a dejarlas en paz y eliminar las influencias que agotan la energía en la vida de uno, puede ser un estímulo lo suficientemente fuerte para que el sistema inmunitario elimine el síntoma (el tumor canceroso). **Sin sus causas subyacentes, el cáncer es tan inofensivo como un resfriado común.**

Personas como Anne y Linda no tienen que ser la excepción; **pueden ser la norma**. Las llamadas *remisiones espontáneas* rara vez ocurren de manera espontánea o sin razón aparente. El cuerpo considera las causas del cáncer como obstrucciones emocionales y físicas que pueden superarse a través de una crisis de curación, y limpiando tanto el cuerpo como la mente y el espíritu. La participación activa en el proceso de curación y asumir la responsabilidad personal (una expresión de amor hacia uno mismo) son absolutamente necesarios en el tratamiento de cualquier trastorno importante, incluido el cáncer. **Si tienes cáncer**, de ninguna manera significa que estés indefenso.

Cuando George, un hombre de negocios chipriota, vino a verme con cáncer de riñón, estaba más débil que nunca antes en su vida. A pesar de su diagnóstico desesperanzador, George aún respiraba. Mientras uno respire, **hay esperanza de recuperación**. George no sólo se recuperó, sino que comenzó a vivir su vida con más conciencia, amor y alegría.

El cáncer tiene un potencial tremendo para crear un significado y propósito más profundos en la vida de una persona, mientras saca a la luz y libera miedos antiguos sobre la supervivencia y la muerte. Puede transformar una perspectiva pesimista de la vida en una optimista, permitiendo que la persona que se enfrenta al cáncer perciba la razón positiva detrás de la enfermedad y todo lo que le ocurre en la vida. Esta transformación interna ya no permite percibirnos como víctimas indefensas a merced de oncólogos o cirujanos. **Curar el cáncer** o una afección que amenace la vida es quizás uno de los logros más poderosos y significativos que una persona puede alcanzar en la vida.

Eliminar la necesidad del cáncer

Dado que el cáncer es una consecuencia natural de un estilo de vida poco saludable, la forma más sensata de asegurarte que no te conviertes en una estadística del cáncer es simplemente cerciorarte de que estás haciendo todo lo posible para nutrir tu cuerpo y ayudarlo a funcionar de la manera más limpia y eficiente posible. Una **dieta saludable y orgánica** que proporcione abundantes nutrientes y fibra sin aditivos artificiales ni azúcares es clave, al igual que optimizar los niveles de vitamina D y hacer ejercicio regularmente. Minimiza tu exposición a la toxicidad ambiental tanto como sea posible. **Sal al aire libre. Estírate. Baila. Sonríe al Sol. Da un paseo. Duerme lo suficiente. Vive con equilibrio.** El cuerpo está diseñado para mantenerse a sí mismo; sólo recurrirá a medidas extremas como el cáncer si no le das otra opción. **En realidad, es sólo sentido común.**

Habiendo examinado un número considerable de pacientes con cáncer en mi práctica en Europa durante los años noventa, descubrí que todos ellos, independientemente del tipo de cáncer, habían acumulado grandes cantidades de cálculos biliares en el hígado y la vesícula biliar. Al eliminar todas las piedras del hígado y la vesícula a través de una serie de **limpiezas hepáticas**,[1] y limpiar el colon y los riñones antes y después de cada lavado hepático, se crean las condiciones físicas para que casi cualquier tipo de cáncer entre en remisión espontánea. Esto también se aplica a los cánceres que comúnmente se consideran terminales.

Si quien busca mejorar su salud continúa manteniendo una dieta y un estilo de vida saludables, la cura es probable que sea permanente. Existe una abundante evidencia de que **una dieta rica en frutas y verduras** tiene propiedades para curar y prevenir el cáncer. Investigaciones realizadas en el Instituto de Investigación de Alimentos de Gran Bretaña han revelado que los vegetales de la familia de las crucíferas, como el repollo, la col rizada, el brócoli y las coles de Bruselas, contienen compuestos anticancerígenos **que estimulan a las células cancerosas a suicidarse**. Estos vegetales tienen fuertes efectos purificadores en los tejidos y la sangre. Comerlos regularmente reduce considerablemente la toxicidad general y elimina la necesidad del cuerpo de tener células cancerosas. Otro estudio publicado en el *Journal of the American Dietetic Association* sugiere que comer manzanas, coliflor y brócoli es particularmente potente para prevenir el cáncer de colon, el tercer cáncer más común.

Además de estos alimentos, numerosas **hierbas y plantas** tienen poderosas propiedades anticancerígenas. De los 2 500 000 plantas probadas, aproximadamente 3000 han demostrado tener propiedades anticancerígenas. Los mecanismos mediante los cuales logran sus efec-

---

1. Consulta las instrucciones para estas limpiezas en *Limpieza hepática y de la vesícula.*

tos varían. Algunas detienen el proceso de fermentación del que dependen las células cancerosas para sobrevivir (las células cancerosas usan ácido láctico para generar energía celular), otras tienen efectos tóxicos directos sobre las células tumorales, otras inhiben la división de las células cancerosas mientras permiten que las células sanas se reproduzcan normalmente, y finalmente, algunas afectan el pH (medio ácido/alcalino) de tal manera que reducen o previenen los riesgos de que las células cancerosas crezcan en otras partes del cuerpo. Generalmente, la mayoría de estas plantas tienen todos los efectos mencionados anteriormente. Algunas de éstas son:

- *Agaricus blasai* (hongo)
- Aloe vera
- Astragalus
- Albahaca
- Cohosh negro* (para el cáncer de mama)
- Raíz de bardana
- Té verde
- Cúrcuma
- Ginseng[2]
- Zumo de goji
- Extracto de semilla de uva
- Guanábana
- Cáscara de nogal negro
- Uña de gato
- Cardamomo
- Chaparral
- *Citrus medica***
- Aceite de coco
- Cogumelo do Sol (hongos del Sol)
- Comino negro[3]

---

2. El ginseng puede aumentar la oxigenación celular en un 25 %, lo cual es muy beneficioso para cualquier tipo de cáncer.
3. Investigadores de la Universidad Thomas Jefferson en Filadelfia han descubierto que un extracto de aceite de semilla de *nigella sativa*, conocido como timoquinona, puede tratar uno de los cánceres más virulentos y difíciles de tratar: el cáncer de

- Diente de león***
- Eneldo
- Ácido elágico
- Hierbas de Essiac
- Hinojo
- Jengibre****
- Carctol (hierbas ayurvédicas)
- Hongo lingzhi[4]
- Raíz de regaliz en polvo[5]
- Mejorana
- Orégano (también aceite de orégano)
- Perejil y apio*****
- Pau d'Arco
- Trébol rojo
- Romero
- Salvia
- Baya de schizandra
- Hongos shiitake o maitake
- Cúrcuma
- Vinagre y dióxido de carbono
- Nueces[6]

---

páncreas. El extracto lo logra bloqueando el crecimiento de las células pancreáticas y, de hecho, potenciando la función celular incorporada que provoca la muerte celular programada, o apoptosis

4. El Centro Nacional de Cáncer de Japón sometió este hongo a pruebas farmacológicas; descubrieron que en realidad era un potente estimulador del sistema inmunitario y combatiente del cáncer. Científicos de la Escuela de Medicina de la Universidad de Japón probaron los hongos en ratones. Descubrieron que retardaba el crecimiento tumoral en un 8 % después de 20 días. Los conejillos de indias cancerosos experimentaron tasas de recuperación superiores al 99 %. El lingzhi se puede encontrar en muchos mercados asiáticos, así como en tiendas de salud occidentales. También están disponibles extractos de lingzhi, que también pueden llamarse reishi.
5. El polvo de raíz de regaliz es una hierba curativa poderosa tanto para el cáncer como para la diabetes. Es más efectivo que los medicamentos de quimioterapia para destruir las células cancerosas, sin dañar ni destruir las células sanas.
6. Las nueces pueden reducir el riesgo de cáncer de mama: http://www.webmd.com/breast-cancer/news/20090421/walnuts-fight-breast-cancer

- Té de limpieza renal Andreas Moritz (www.presentmoment.com)
- Té de limpieza hepática Andreas Moritz (www.presentmoment.com)

***Más sobre el cohosh negro:**
Un estudio francés publicado en la revista *Phytomedicine* mostró que el extracto de cohosh negro puede prevenir y detener el crecimiento de las células del cáncer de mama. El estudio fue financiado por los Institutos Nacionales de Salud y la Fundación Susan G. Komen para el Cáncer de Mama. El cohosh negro ya ha ganado reputación por ayudar con problemas ginecológicos, problemas renales, dolor de garganta y aliviar en parte los síntomas de la menopausia. **No se recomienda eliminar por completo los síntomas de la menopausia**, ya que se ha demostrado que reducen el riesgo de cáncer de mama en al menos un 50 %. **(Contraindicaciones:** No usar cohosh negro si también usa alguno de estos dos medicamentos de quimioterapia, doxorrubicina y docetaxel, o si estás embarazada).

****Más sobre zumo de la fruta** *Citrus medica:*
Este tratamiento herbal ayurvédico se utiliza para tratar todo tipo de enfermedades hepáticas, incluidas la cirrosis hepática, la ictericia, el daño en la función hepática, la hepatitis viral B y C, y las malignidades hepáticas primarias y secundarias.

*****Más sobre el diente de león:**
Esta hierba común, conocida por ser un buen tónico para el hígado, también combate el cáncer. La investigación realizada por un bioquímico de la Universidad de Windsor en muestras de sangre con leucemia y extracto de raíz de diente de león[7] mostró que las células leucémicas se vieron obligadas a entrar en apoptosis, o suicidio celular, mientras que las células no cancerosas no se vieron afectadas. En otras palabras, el extracto de raíz de diente de león sólo atacó las células cancerosas, a diferencia de los medicamentos de quimioterapia que matan incluso las células buenas.

7. http://www.naturalnews.com/035754_dandelion_cancer_prevention.html

****Más sobre el jengibre:**
El jengibre inhibe de forma natural la COX-2, una enzima responsable de la inflamación y el dolor (*Food and Chemical Toxicology* 40: 1091-97, 2002). El ingrediente activo del jengibre, el gingerol, inhibe la propagación de las células cancerosas y hace imposible distinguir las células cancerosas de las células sanas normales *(Cancer Research* 61: 850-53, 2001). El extracto de raíz de jengibre (gingerol) bloquea la inflamación y diluye la sangre de manera similar a la aspirina, pero sin los efectos secundarios dañinos que resultan del uso de la aspirina *(Pharmazie* 60: 83-96, 2005]. El jugo de jengibre produce una mejor recuperación de los síntomas de náuseas que el ondansetrón, un medicamento comúnmente recetado durante la quimioterapia *(Journal Ethnopharmacology* 62: 49-55, 1998). También se ha demostrado que inhibe el crecimiento de tumores en el colon en estudios con animales *(Clinica Chimica Acta* 358: 60-67, 2005). El gingerol inhibe el crecimiento de la *Helicobacter pylori* en el tracto digestivo, una bacteria vinculada al cáncer de estómago *(Anticancer Research* 23: 3699-702, 2003).

*****Más sobre el perejil y el apio:**
El apio y el perejil contienen apigenina, un flavonoide que también se encuentra en muchos otros alimentos naturales. En estudios con animales, ralentizó el crecimiento del cáncer y redujo el tamaño de los tumores cancerosos, incluidos los tumores de mama mortales y de rápido crecimiento. Las inyecciones de esta sustancia podrían ser una alternativa segura a la quimioterapia tóxica, ya que no mostró signos de efectos secundarios, incluso en dosis altas. Los investigadores tienen dificultades para encontrar financiación para continuar la investigación en humanos, ya que las compañías farmacéuticas no tienen interés en proporcionar fondos para esta posible cura natural contra el cáncer.[8]

8. http://articles.mercola.com/sites/articles/archive/2012/06/04/apigenin-on-breast- cancertreatment. aspx?e_cid=20120604_DNL_art_2

Curcumina: La «droga maravillosa» de la naturaleza

En la India, donde la cúrcuma es común en la dieta, la prevalencia de cuatro de los cánceres más comunes en EE. UU (mama, colon, próstata y pulmón) es 10 veces menor. Esto se debe en gran parte a un compuesto contenido en la cúrcuma conocido como curcumina, cuyos beneficios anticancerígenos están bien documentados. Sólo entre 9 y 12 gramos de extracto de curcumina al día pueden ser suficientes para proporcionar potentes beneficios anticancerígenos. Según estudios, la curcumina también ayuda a reducir los niveles de colesterol, suprime la diabetes, el alzhéimer, la esclerósis múltiple, la formación de tumores, la artritis reumatoide, el VIH y mejora la cicatrización de heridas y la secreción biliar, entre otras cosas. Como beneficio adicional, es deliciosa. ¿Qué puede ser mejor para la salud?

Los síntomas menopáusicos en realidad previenen el cáncer de mama

Si eres una de las mujeres que ha sufrido síntomas menopáusicos o los estás experimentando ahora, respira con alivio. Desconocido para muchos médicos y sus pacientes, que consideran la menopausia una enfermedad, los síntomas incómodos asociados con la menopausia pueden prevenirte de desarrollar cáncer de mama relacionado con la menopausia.

Si le pides a tu médico que te recete hormonas para suprimir estos síntomas, es poco probable que te diga que al reducirlos, en realidad aumentarás tu riesgo de cáncer de mama.

Un estudio de 2011, publicado en *Cancer Epidemiology, Biomarkers & Prevention* (20[2]; 1-10; ©2011 AACR), enfatiza claramente los beneficios potencialmente enormes para la salud de los sofocos, sudores nocturnos, insomnio, depresión, sequedad vaginal, sangrado menstrual irregular o abundante y ansiedad relacionados con la menopausia.

Estudios anteriores ya habían demostrado que las mujeres con síntomas menopáusicos tienen niveles más bajos de estrógeno porque pasan por la menopausia, en comparación con las mujeres que no los experimentan. Sin embargo, este nuevo estudio, realizado por un equipo de investigadores de la Universidad de Washington y el Fred Hutchinson Cancer Research Center en Washington, fue el primero en evaluar la asociación entre los síntomas menopáusicos y el riesgo de cáncer de mama.

Los resultados de esta investigación, que fue financiada por el Instituto Nacional del Cáncer, mostraron que las mujeres que alguna vez experimentaron síntomas menopáusicos tenían un riesgo significativamente menor de carcinoma ductal invasivo, carcinoma lobulillar invasivo y carcinoma ductal-lobulillar invasivo en comparación con las mujeres que no los experimentaron. La reducción de riesgo mostrada fue de un impresionante 40-60 %.

Estas reducciones en el riesgo fueron independientes del uso de terapia hormonal, la edad en la menopausia y el índice de masa corporal, que son factores de riesgo conocidos para el cáncer de mama.

El estudio señaló además que el aumento de la intensidad de los sofocos entre las mujeres que los experimentaron alguna vez también se asoció con una disminución en los riesgos de los tres subtipos de cáncer de mama.

«En particular, encontramos que las mujeres que experimentaron sofocos más intensos –del tipo que las despertaban por la noche– tenían un riesgo particularmente bajo de cáncer de mama», dijo el autor principal Christopher I. Li, M. D., Ph. D., un epidemiólogo del cáncer de mama en la División de Ciencias de la Salud Pública del Centro Hutchinson, en una declaración a los medios.

Los investigadores llegaron a la conclusión: «Éste es el primer estudio que informa que las mujeres que alguna vez experimentaron síntomas menopáusicos tienen un riesgo sustancialmente reducido de cáncer de mama, y que la gravedad de los sofocos también está inversamente asociada con el riesgo». «Si se confirma –sugirieron los investigadores–, estos hallazgos podrían mejorar nuestra comprensión de la etiología del cáncer de mama y los factores potencialmente relevantes para la prevención».

«Si bien los síntomas menopáusicos ciertamente pueden tener un impacto negativo en la calidad de vida, nuestro estudio sugiere que podría haber un lado positivo si la reducción en el riesgo de cáncer de mama se confirma en estudios futuros», dijo el Dr. Li. Podemos aprender una gran lección de esta importante investigación. En lugar de malinterpretar inmediatamente que esos síntomas de incomodidad son una señal de que algo anda mal en el cuerpo, podemos confiar en que el cuerpo no comete errores, incluso si no entendemos las razones por las cuales presenta síntomas inusuales como los sofocos y los sudores nocturnos.

En otras palabras, considérate bendecida, no maldita, si experimentas estos síntomas. Céntrate en cuidar de tu cuerpo comiendo de manera saludable, acostándote temprano, haciendo ejercicio regularmente, manteniéndote hidratada y obteniendo suficiente vitamina D a través de la exposición regular al Sol.

La luz solar: El tratamiento natural contra el cáncer

Según un estudio publicado en el *Cancer Journal* (marzo de 2002; 94:1867-75), la exposición insuficiente a la radiación ultravioleta puede ser un factor de riesgo importante para el cáncer en Europa occidental y América del Norte. Los hallazgos, que cubren las tasas de mortalidad por cáncer en América del Norte, contradicen directamente los consejos oficiales sobre la luz solar. La investigación mostró que las muertes por diversos cánceres del sistema reproductivo y digestivo fueron aproximadamente el doble de altas en Nueva Inglaterra que en el suroeste, a pesar de que la dieta varía poco entre las regiones.

Un examen de 506 regiones encontró una correlación inversa cercana entre la mortalidad por cáncer y los niveles de luz UV-B. El mecanismo más probable propuesto por los científicos para un efecto protector de la luz solar es la vitamina D, que es sintetizada por el cuerpo cuando se expone a los rayos ultravioleta B. Según el autor del estudio, el doctor William Grant, las partes del norte de los Estados Unidos pueden ser tan oscuras durante los meses de invierno que la síntesis de vitamina D se detiene por completo.

Aunque el estudio se centró principalmente en estadounidenses de piel clara, los investigadores encontraron que la misma tendencia geográfica afecta a los estadounidenses de piel oscura, cuyas tasas generales de cáncer son significativamente más altas. Como se mencionó antes, o como se explica en mi libro *Autocuración con la luz del Sol,* las personas de piel oscura necesitan más luz solar para sintetizar vitamina D.

El mismo estudio mostró que al menos 13 tipos de cáncer están afectados por la falta de luz solar, en su mayoría cánceres reproductivos y digestivos. La correlación inversa más fuerte se observó con el cáncer de mama, colon y ovario, seguido de tumores en la vejiga, útero, esófago, recto y estómago.

Para obtener los beneficios que previenen enfermedades de la luz solar, necesitas estar al aire libre al menos tres veces por semana durante un mínimo de 15 a 20 minutos (cada vez). **Evita el uso de protectores solares y gafas de Sol; de lo contrario, no obtendrás los beneficios de la exposición a la luz solar.**

Para aprender más sobre los poderes curativos del Sol con mucho más detalle y, específicamente, cómo la luz ultravioleta previene y cura el cáncer de piel, junto con las razones por las cuales la mayoría de los cánceres de piel son causados por las cremas y lociones de protección solar, consulta el capítulo ocho de mi libro Los *secretos eternos de la salud.*

Si bien la suplementación con vitamina D puede ser necesaria para quienes viven en climas fríos o durante los meses más oscuros, no es necesariamente la mejor opción. De hecho, durante décadas ha estado bien establecido mediante investigaciones confiables que la hipervitaminosis D a través de la suplementación puede tener efectos tóxicos, e incluso ser fatal.

De ninguna manera confío en la ingesta diaria recomendada (IDR) para las vitaminas, pero he visto personalmente muchos casos en los que la deficiencia de vitamina D ha llevado a al menos algunos de los efectos secundarios mencionados. Además, en mi libro *Autocuración con la luz del Sol,* analizo la investigación que muestra que, cuando se toma como suplemento, la vitamina D puede suprimir el sistema inmunitario. Aunque soy consciente de que la suplementación puede eliminar rápidamente ciertos síntomas de enfermedad, también los reemplaza con otros igualmente graves, si no más.

Al suprimir el sistema inmunitario, al igual que con las vacunas, el cuerpo puede no tener una respuesta adecuada que naturalmente involucraría inflamación, dolor, debilidad, hinchazón, etc. Esto, sin embargo, no debe interpretarse como una *mejora de una afección,* sino como un empeoramiento de ésta. Algo que nunca ocurriría con la vitamina D inducida por la luz solar o por lámparas de vitamina D.

Hay un gran movimiento detrás de la promoción de los suplementos de vitamina D sintética en la población; y hay intereses financieros sustanciales involucrados en la realización de estudios para probar su valor, no muy diferentes a los ensayos de medicamentos manipulados. Soy uno de los mayores defensores de la vitamina D (que en realidad es una hormona esteroide), y he escrito extensamente sobre ella durante quince años, así que no necesito ser convencido de su importancia. Sólo recomiendo ser cauteloso cuando se trata de ingerir hormonas esteroides, incluso como precursores de medicamentos como el D2. Los esteroides alguna vez fueron considerados medicamentos milagrosos con efectos asombrosos, pero ahora sabemos que causan mucho más daño que beneficios. Sólo espero que no caigamos en otra trampa.

Dormir lo suficiente

Pregúntale a cualquier adicto al trabajo o estudiante universitario cuánto duermen, y lo más probable es que te cuenten con orgullo las pocas horas de sueño necesitan para seguir adelante. Pero esta parte fundamental de un estilo de vida natural y saludable se ignora con demasiada frecuencia, y las consecuencias de tratar el buen sueño como un lujo inasequible son extremadamente peligrosas. La privación del sueño se ha relacionado con un mayor riesgo de enfermedades cardíacas, diabetes, obesidad y, por supuesto, cáncer.

Los investigadores en un estudio encontraron, por ejemplo, que aquellos que dormían menos de seis horas por noche tenían un 50 % más de probabilidades de desarrollar pólipos de colon, crecimientos precancerosos que pueden volverse malignos si no se tratan. Esto convierte a la privación crónica del sueño en un factor de riesgo importante en el desarrollo del cáncer.

Es natural entonces que simplemente asegurar una buena noche de sueño pueda ayudar a prevenir e incluso tratar el cáncer. Las investigaciones muestran que el sistema inmunitario necesita de 8 a 9 horas de sueño en *total oscuridad* para recargarse por completo. Un sistema inmunitario débil no puede mantener el cuerpo limpio internamente, y la congestión resultante amenaza la vida celular.

La alteración recurrente del día y la noche regula nuestros ciclos naturales de sueño/vigilia y los procesos bioquímicos esenciales. El inicio de la luz diurna desencadena la liberación de poderosas hormonas (glucocorticoides), de las cuales las principales son el cortisol y la corticosterona. Su secreción tiene una variación circadiana marcada. Estas hormonas regulan algunas de las funciones más importantes del cuerpo, como el metabolismo, los niveles de azúcar en la sangre y las respuestas inmunitarias. Los niveles máximos ocurren entre las cuatro y las ocho de la mañana y disminuyen gradualmente a medida que avanza el día. El nivel más bajo ocurre entre la medianoche y las tres de la mañana.

Al alterar tu ciclo natural diario de sueño/vigilia, el pico del ciclo del cortisol también cambia. Por ejemplo, si continuamente te acuestas después de la medianoche, en lugar de antes de las diez, o te levantas por la mañana después de las ocho o las nueve de la mañana, en lugar de con el amanecer o antes de las seis o las siete, estarás imponiendo un cambio hormonal de horario (desfase horario continuo) que puede llevar a situaciones caóticas en el cuerpo. Los materiales de desecho que tienden a acumularse en el recto y la vejiga urinaria durante la noche normalmente se eliminan entre las seis y las ocho de la mañana. Con un ciclo de vigilia/sueño alterado, el cuerpo no tiene otra opción más que retener esos desechos y posiblemente reabsorber parte de ellos. Cuando interrumpes tus ciclos naturales de sueño/vigilia, los ritmos biológicos del cuerpo se desincronizan con los ritmos circadianos más amplios que están controlados por los períodos diarios de oscuridad y luz. Esto puede llevar a numerosos tipos de trastornos, incluidos enfermedades hepáticas crónicas, afecciones respiratorias, problemas cardíacos y cáncer.

Una de las hormonas más poderosas de la glándula pineal es la melatonina, un neurotransmisor. La secreción de melatonina comienza entre las 21:30 y las 22:30 (dependiendo de la edad), induciendo somnolencia. Alcanza sus niveles máximos entre la 1:00 y las 2:00, y desciende a sus niveles más bajos al mediodía. La glándula pineal controla la reproducción, el sueño y la actividad motora, la presión arterial, el sistema inmunitario, las glándulas pituitaria y tiroides, el crecimiento celular, la temperatura corporal y muchas otras funciones vitales. Todas estas dependen de un ciclo equilibrado de melatonina. Al acostarte tarde (después de las 22:00) o trabajar en el turno de noche, alteras este y muchos otros ciclos hormonales.

El estudio en curso de las enfermeras ha demostrado que las que trabajan en el turno de noche tienen más de un 50 % más de riesgo de desarrollar cáncer, pero presentan los niveles más bajos de melatonina en la sangre. Los niveles más altos de melatonina están vinculados a un menor riesgo de cáncer. Las mujeres ciegas, por ejemplo, cuyos niveles de melatonina son naturalmente altos (la melatonina responde a la oscuridad), tienen un 36 % menos de riesgo de cáncer de mama en comparación con las mujeres videntes. Tomar un suplemento de melatonina no tiene beneficios preventivos contra el cáncer, pero puede aumentar el riesgo porque inhibe la secreción natural de melatonina del cuerpo.

Si tienes cáncer o no deseas desarrollarlo, éste es probablemente el consejo más importante que puedes recibir: ¡asegúrate de tener una noche completa de descanso todas las noches (con alguna excepción ocasional), comenzando como muy tarde a las diez de la noche!

Las comodidades que brindó la aparición de la iluminación eléctrica trajeron consigo el gran riesgo de estropear la salud de millones de personas. El cuerpo humano y todos los demás organismos del planeta evolucionaron para ajustarse a patrones predecibles de luz y oscuridad, en un ciclo fisiológico conocido como el ritmo circadiano. El estilo de vida irregular de la vida moderna ignora o pasa por alto la necesidad vital del cuerpo de estar sincronizado con los cambios diarios, mensuales y anuales del entorno. Una parte del cerebro llamada núcleo supraquiasmático (SCN, por sus siglas en inglés) controla tu reloj biológico monitoreando de cerca las señales de luz y oscuridad de tu entorno. Por lo tanto, la luz y la oscuridad tienen la influencia más poderosa en nuestro sistema hormonal y, a su vez, en la salud y vitalidad de cada célula del cuerpo.

Cuando tus ojos dejan de ver la luz mientras oscurece afuera, tu glándula pineal comenzará a producir melatonina, pero deja de secretarla por completo cuando enciendes una luz, ves televisión o usas un dispositivo que ilumina, como un teléfono móvil. Como resultado, el efecto inductor del sueño de la melatonina se inhibe, y es posible que no sientas sueño durante varias horas más. De hecho, la estimulación de la luz en este momento de la noche puede evitar que te duermas y causar que desarrolles un trastorno del sueño permanente. La falta de sueño es una afección común que afecta a 47 millones de adultos estadounidenses. Y como indica la investigación más reciente, es tan grave que aumenta considerablemente su riesgo de cáncer.

Entre muchas otras funciones, la melatonina provoca una reducción nocturna en los niveles de estrógeno en tu cuerpo, lo que reduce significativamente su capacidad para prevenir o curar *cánceres relacionados con el estrógeno.* Al exponerte a la luz durante la noche, tus niveles de melatonina disminuyen mientras que tus niveles de estrógeno aumentan.[9]

Los científicos médicos no podían creerlo al principio cuando descubrieron que las hormonas naturales como el estrógeno y la insulina en realidad podían ser carcinógenas, pero ahora es oficial. En diciembre de 2002, el Instituto Nacional de Ciencias de la Salud Ambiental (NIEHS) agregó el estrógeno a su lista de agentes cancerígenos conocidos. Existe una fuerte evidencia epidemiológica que asocia la hormona con cáncer de mama, endometrio y útero.

El hígado regula numerosas hormonas, incluidos los estrógenos y la progesterona. Una mujer con niveles hormonales[10] desequilibrados puede experimentar un bajo deseo sexual (libido baja), enfermedades cardiovasculares, síntomas menopáusicos, molestias menstruales, SPM, quistes mamarios, cáncer de mama, fibromas, endometriosis, problemas emocionales, ansiedad femenina, trastornos nerviosos, problemas de la piel, pérdida de cabello y trastornos óseos. Pero no es culpa del hígado cuando ocurre un desequilibrio hormonal. Si te privas de sueño, especialmente de las dos horas antes de la medianoche, también impides que el hígado realice sus trabajos vitales: unos quinientos.

---

9. Tanto los hombres como las mujeres producen hormonas de estrógeno.
10. El desequilibrio subyacente consiste en un exceso relativo de estrógeno y una deficiencia absoluta de progesterona.

No hay ninguna parte del cuerpo que no sufra cuando las funciones del hígado se ven afectadas por no dormir a tiempo, incluido el propio hígado. Por ejemplo, el hígado elimina la insulina del torrente sanguíneo. Pero cuando interfieres con sus actividades nocturnas (al no dormir a tiempo), la insulina provoca que la grasa se deposite en el hígado; esto impide que el hígado elimine la insulina del torrente sanguíneo. Los niveles elevados de insulina conducen a ataques cardíacos, obesidad abdominal, diabetes y cáncer.

Aparte de producir melatonina, el cerebro también sintetiza serotonina, un neurotransmisor (hormona) muy importante relacionado con nuestro estado de bienestar físico y emocional. Afecta los ritmos de día y noche, el comportamiento sexual, la memoria, el apetito, la impulsividad, el miedo e incluso las tendencias suicidas. A diferencia de la melatonina, la serotonina aumenta con la luz del día; el ejercicio físico y el azúcar también la estimulan. Si te levantas tarde por la mañana, la falta resultante de exposición a cantidades suficientes de luz natural reduce tus niveles de serotonina durante el día. Además, dado que la melatonina es un subproducto de la serotonina, esto disminuye tus niveles de melatonina durante la noche. Cualquier desviación de los ritmos circadianos provoca secreciones anormales de estas importantes hormonas cerebrales. Esto, a su vez, conduce a la alteración de los ritmos biológicos, lo que puede desajustar el funcionamiento armonioso de todo el organismo, incluyendo la digestión, el metabolismo y el equilibrio endocrino. De repente, puedes sentirte desincronizado y volverte susceptible a una amplia variedad de trastornos, que van desde un simple dolor de cabeza, hinchazón e indigestión hasta depresión y un tumor completamente desarrollado.

Nota: Más del 90 % de la serotonina se produce en el sistema digestivo, con niveles máximos al mediodía, cuando el Sol está en su posición más alta. La falta de exposición a la luz natural o dormir durante el día puede provocar problemas gastrointestinales graves, afectando así la salud de cada célula del cuerpo.

La producción de hormonas de crecimiento, que estimulan el crecimiento en los niños y ayudan a mantener un tejido muscular y conectivo saludable en los adultos, depende de ciclos de sueño adecuados. El sueño desencadena la producción de hormonas de crecimiento. La secreción máxima ocurre alrededor de las 23:00, siempre que te acuestes antes de las 22:00. Este breve período coincide con el sueño sin sueños, comúnmente conocido como «sueño reparador». Es durante este período del ciclo del sueño cuando el cuerpo se limpia a sí mismo y realiza su principal trabajo de reparación y rejuvenecimiento.

Si estás privado de sueño, la producción de hormonas de crecimiento disminuye drásticamente. Para curar el cáncer, el cuerpo debe ser capaz de producir suficientes hormonas de crecimiento. Dormir lo suficiente en el momento adecuado de la noche es uno de los mejores enfoques para prevenir y curar el cáncer. Además, no te costará nada y te beneficiará de muchas otras maneras. (Para una descripción detallada de los ritmos biológicos del cuerpo y una rutina diaria ideal, consulta *Los secretos eternos de la salud).*

Mantener horarios regulares para las comidas

El cuerpo está controlado por numerosos ritmos circadianos, que regulan sus funciones más importantes de acuerdo con intervalos de tiempo preprogramados. El sueño, la secreción de hormonas y jugos digestivos, la eliminación de desechos y muchos otros procesos corporales siguen una rutina diaria específica. Si estas actividades cíclicas se interrumpen con más frecuencia de la que se respetan, el cuerpo se desequilibra y no puede cumplir con sus tareas esenciales. Todas las actividades físicas en el cuerpo están naturalmente alineadas con y dependen del horario dictado por los ritmos circadianos.

Tener horarios regulares para las comidas facilita que el cuerpo se prepare para la producción y secreción de las cantidades adecuadas de jugos digestivos para cada comida. Los hábitos alimentarios irregulares, por otro lado, confunden al cuerpo. Además, su poder digestivo se agota al tener que ajustarse a un horario diferente cada vez que comes. Saltarse comidas, comer a diferentes horas o entre comidas, especialmente, interrumpe los ciclos de producción de bilis por las células del hígado. El resultado es la formación de cálculos biliares.

Al mantener una rutina alimentaria regular, los 60-100 billones de células del cuerpo pueden recibir su parte diaria de nutrientes según lo programado, lo que ayuda a que el metabolismo celular sea fluido y efectivo. Muchos trastornos metabólicos, como la diabetes o la obesidad, son el resultado de hábitos alimentarios irregulares y pueden mejorarse considerablemente al hacer coincidir los horarios de las comidas con los ritmos circadianos naturales.

Es mejor tomar la comida más copiosa del día alrededor del mediodía y sólo comidas ligeras en el desayuno (no más tarde de las ocho de la mañana) y la cena (no más tarde de las siete de la tarde). Comer la comida principal del día por la noche, cuando la digestión de los alimentos es naturalmente más débil, sobrecarga el tracto gastrointestinal con alimentos no digeridos, que fermentan y se pudren. Las bacterias encargadas de descomponer los alimentos no digeridos producen toxinas que no sólo afectan la salud intestinal, sino que también son la principal causa del desarrollo de congestión linfática. Esto genera un aumento de peso poco saludable y altera el metabolismo básico. El cáncer es un trastorno metabólico que puede originarse al comer regularmente la comida principal por la noche y comer entre comidas o antes de acostarse.

Comer en exceso, especialmente comida basura, generalmente conduce a la congestión intestinal, la proliferación de bacterias y levaduras destructivas, así como a antojos de alimentos *energéticos* (que en realidad son alimentos que agotan la energía) y bebidas como azúcar, dulces, productos de harina blanca, patatas fritas, chocolate, café, té y refrescos. Los antojos constantes de cualquiera de estos alimentos o bebidas indican inanición celular. Tal inanición a nivel celular puede forzar a las células más débiles del cuerpo a someterse a mutaciones genéticas.

Aunque es sentido común, un estudio publicado en el *British Medical Journal* gastó una fortuna para investigar y reportar sobre los efectos cancerígenos de un estilo de vida sedentario y fumar. Los resultados del estudio, que involucró a 80 000 mujeres de 50 a 79 años, mostraron que estos factores aumentan los cánceres de mama, colon y muchos otros. ¿Por qué necesitamos estudios costosos para probar que el estilo de vida moderno nos enferma?

El *Journal of Clinical Oncology* publicó un estudio de más de 9000 supervivientes de cáncer, evaluando sus estilos de vida después del tratamiento. Descubrieron que incluso los supervivientes de esta enfermedad tan temida a menudo no hicieron casi ningún cambio en su estilo de vida después de la remisión. Menos de una quinta parte consumía la cantidad recomendada de frutas y verduras, y sólo 1 de cada 20 había seguido todos los aspectos principales de un estilo de vida saludable.

Es imperativo que cambiemos nuestras actitudes sobre el cáncer y sus causas si queremos librarnos a nosotros mismos y a nuestra sociedad del verdadero problema: un estilo de vida tóxico, desequilibrado e indulgente que obliga a los propios tejidos del cuerpo a mantener el cáncer en un intento desesperado por mantenerse a sí mismo. Si no estamos dispuestos a asumir la responsabilidad de nuestra salud, sufriremos las consecuencias. La elección es nuestra.

Seguir una dieta vegana-vegetariana

Es un hecho bien conocido que muchos alimentos vegetales tienen potentes beneficios en la lucha contra el cáncer. Por ejemplo, un estudio realizado con 300 000 hombres y mujeres de ocho países en Europa encontró que aquellos que consumían más raciones de frutas y verduras también tenían las tasas más bajas de enfermedades cardíacas, que como sabemos, comparten muchas de las mismas causas que el cáncer. La variedad de colores que presentan no sólo es atractiva, sino que también indica su contenido en nutrientes, fitoquímicos y antioxidantes. Muchos de estos compuestos son especialmente beneficiosos cuando se trata de prevenir y curar el cáncer. Algunos de los tratamientos más potentes a base de frutas y verduras para el cáncer se verán más adelante en este capítulo.

Por lo tanto, es evidente que cuanto mayor sea tu ingesta y variedad de frutas y verduras, más probabilidades tendrás de estar protegido por todos sus beneficios, disfrutando así de un estilo de vida más saludable y feliz.

Los vegetarianos siempre han creído que vivir con una dieta puramente vegetariana puede mejorar la salud y la calidad de vida. Más recientemente, la investigación médica ha encontrado que una dieta vegetariana adecuadamente equilibrada puede, de hecho, ser la más saludable. Esto se demostró en los más de 11 000 voluntarios que participaron en el Estudio Vegetariano de Oxford, el cual durante un período de quince años analizó los efectos de una dieta vegetariana sobre la longevidad, las enfermedades cardíacas, el cáncer y varias otras enfermedades.

Los resultados del estudio sorprendieron tanto a la comunidad vegetariana como a la industria cárnica: «Las personas que comen carne tienen el doble de probabilidades de morir por enfermedades cardíacas, un 60 % más de riesgo de morir de cáncer y un 30 % más de riesgo de muerte por otras causas». Otro estudio relacionó directamente el consumo de carnes rojas y procesadas con un riesgo mucho mayor de cáncer de próstata, siendo la carne picada el principal culpable. Además, la incidencia de la obesidad, que es un factor de riesgo importante en muchas enfermedades, como el cáncer, la enfermedad de la vesícula biliar, la hipertensión y la diabetes de aparición en adultos, fue significativamente menor en quienes seguían una dieta vegetariana.

En un estudio de 50 000 vegetarianos, los Institutos Nacionales de Salud (NIH) descubrieron que los vegetarianos viven más tiempo y tienen una incidencia impresionantemente menor de enfermedades cardíacas. También tienen tasas significativamente más bajas de cáncer que los estadounidenses que consumen carne.

Lo que comemos tiene un impacto crítico en nuestra salud. Según la Sociedad Americana del Cáncer, hasta un 35 % de los casi 900 000 nuevos casos de cáncer cada año en Estados Unidos podrían prevenirse siguiendo las recomendaciones dietéticas adecuadas. El investigador Rollo Russell escribe en sus *Notas sobre la Causación del Cáncer:* «He encontrado que de veinticinco naciones que consumen carne en gran medida, diecinueve tenían una alta tasa de cáncer y sólo una tenía una baja tasa, y que de treinta y cinco naciones que consumen poca o ninguna carne, ninguna tenía una alta tasa».

Además, T. Colin Campbell, Ph. D. y Thomas M. Campbell, autores de *El Estudio de China,* resumen de manera sucinta los resultados de su innovadora investigación en el campo de la ciencia de la nutrición: «Las personas que consumen más proteína animal tienen más enfermedades cardíacas, cáncer y diabetes». No es sorprendente que recomienden una dieta basada en alimentos integrales y de origen vegetal. Su investigación indica que «cuanto menor sea el porcentaje de alimentos de origen animal consumidos, mayores serán los beneficios para la salud, incluso cuando ese porcentaje disminuya de un mero 10 % a 0 % de las calorías. Por lo tanto, no es descabellado suponer que el porcentaje óptimo de productos de origen animal es cero, al menos para cualquiera con predisposición a una enfermedad degenerativa».

¿Podría el cáncer perder su control sobre las sociedades modernas si se adoptara una dieta vegetariana equilibrada? La respuesta es «sí» según dos importantes informes, uno del Fondo Mundial para la Investigación del Cáncer y el otro del Comité sobre los Aspectos Médicos de la Alimentación y la Política Nutricional en el Reino Unido. Ambos informes concluyen que una dieta rica en alimentos de origen vegetal y el mantenimiento de un peso corporal saludable podrían prevenir 4 millones de casos de cáncer en todo el mundo. Ambos informes enfatizan la necesidad de aumentar el consumo de fibra vegetal, frutas y verduras, y reducir el consumo de carnes rojas y procesadas a menos de 80-90 gramos por día.

Seguir una dieta vegetariana equilibrada es una de las formas más efectivas de prevenir el cáncer. Si crees que no puedes vivir sólo de alimentos de origen vegetal, al menos intenta sustituir por el pollo, el conejo o el pavo la carne roja, durante un período de tiempo. Finalmente, es posible que te sientas lo suficientemente seguro como para seguir una dieta completamente vegetariana. Todas las formas de proteína animal disminuyen la solubilidad de la bilis, lo que representa un riesgo importante para desarrollar cálculos biliares, así como congestión en los vasos linfáticos y sanguíneos. Éstas son las principales causas de la mutación celular, que lleva al cáncer.

Para obtener pautas completas sobre cómo seguir una dieta saludable y que sustente la vida según los requisitos únicos de tu tipo de cuerpo, consulta *Los secretos eternos de la salud*.

Ejercicio y cáncer

¿Es el ejercicio beneficioso para los pacientes con cáncer o es perjudicial? Investigaciones notables aclaran cualquier controversia y señalan los beneficios del ejercicio como medio para combatir el cáncer, según un informe en línea de 2007 emitido por la Universidad Johns Hopkins. Puede aumentar las probabilidades de recuperación en un 30 %.

Para los pacientes con cáncer que se someten a quimioterapia, el ejercicio es una de las mejores formas de combatir la fatiga relacionada con el tratamiento. «No se recomienda que comiences un régimen de ejercicio intenso y nuevo mientras te sometes a quimioterapia, pero si hacías ejercicio antes de tu diagnóstico de cáncer, intenta mantener algún nivel de actividad –dice Deborah Armstrong, M. D., profesora asociada de Oncología, Ginecología y Obstetricia en la Johns Hopkins–. Si no has estado haciendo ejercicio, prueba con ejercicio de bajo nivel, como caminar o nadar».

Los beneficios del ejercicio no se limitan a ayudar a combatir la fatiga relacionada con el tratamiento. De hecho, contribuyen activamente a la cura del cáncer y previenen su recurrencia. Varios estudios revolucionarios atestiguan este hecho. Esto no es sorprendente, ya que las células cancerosas suelen estar privadas de oxígeno, y el ejercicio es una forma directa de suministrar oxígeno adicional a las células de todo el cuerpo y mejorar la respuesta inmunitaria. Los investigadores también creen que el ejercicio puede regular la producción de ciertas hormonas que, si no se regulan, pueden estimular el crecimiento tumoral.

Sin embargo, el ejercicio no debe ser extenuante. Hacer ejercicio durante media hora al día o varias horas a la semana puede ser todo lo necesario para aumentar significativamente la oxigenación celular. (Consulta el capítulo seis de mi libro *Los secretos eternos de la salud* para obtener orientación adecuada sobre programas de ejercicio saludables para tipos de cuerpo específicos y ejercicios de respiración que mejoran enormemente la oxigenación de las células).

En un estudio, publicado en el *Journal of the American Medical Association,* los investigadores siguieron a 2987 mujeres con cáncer de mama. Las mujeres que, por ejemplo, caminaron más de una hora a la semana después de su diagnóstico de cáncer, tenían menos probabilidades de morir de cáncer de mama. En otro estudio de 573 mujeres, aquellas que siguieron un programa de ejercicio moderado durante más de seis horas a la semana después de un diagnóstico de cáncer de colon, tenían un 61 % menos de probabilidades de morir por causas específicas de cáncer que las mujeres que hacían ejercicio menos de una hora a la semana. En todos los casos, se descubrió que el ejercicio era un factor protector independientemente de la edad del paciente, la etapa del cáncer o el peso. Un tercer estudio, publicado en el *Journal of Clinical Oncology,* confirmó los hallazgos anteriores después de examinar los efectos del ejercicio en 832 hombres y mujeres con cáncer de colon en fase 3.

Restaurando el chi, la fuerza vital

Samuel Hahnemann, fundador de la homeopatía, dijo una vez: «**Es la fuerza vital la que cura las enfermedades porque un hombre muerto no necesita más medicinas**». En otras palabras, cuando la fuerza vital, el chi, está agotado, ni siquiera las mejores medicinas pueden restaurar la salud de un hombre enfermo o devolver la vida a un hombre muerto. La fuerza vital es el único poder en el cuerpo capaz de sanarlo de una enfermedad.

Ener-Chi Art es un método único de arte curativo basado en pinturas al óleo energizadas que creé para ayudar a restaurar un flujo equilibrado de chi o energía vital a través de los órganos y sistemas del cuerpo. Con cualquier tipo de cáncer, el flujo de chi se ve gravemente interrumpido en todo el cuerpo. Cuando se aplica en el contexto de la limpieza y curación física, considero este enfoque único como una herramienta muy importante y efectiva para facilitar un resultado más exitoso en cualquier tratamiento o método de curación.

Cuando las células del cuerpo experimentan un flujo equilibrado de chi, pueden eliminar mejor los desechos tóxicos, absorber más oxígeno, agua y los nutrientes que necesitan, realizar el trabajo de reparación necesario y aumentar su rendimiento y vitalidad general. Aunque considero que la combinación de limpiezas de hígado/colon/riñones es una de las herramientas más efectivas para ayudar al cuerpo a regresar a un funcionamiento equilibrado, años de congestión y deterioro pueden dificultar que el cuerpo restaure completamente su chi. Mis diez años de investigación con este método, que me llevó casi dos años desarrollar, han demostrado que *Ener-Chi Art* puede lograr este flujo equilibrado de chi.

Su tasa de efectividad hasta ahora ha sido del 100 % en todas las personas que han estado expuestas al arte. Debido a sus efectos curativos únicos, todas las pinturas de *Ener-Chi Art* se exhibieron durante más de un mes en el prestigioso Hospital Abbott Northwestern en Minneapolis, Minnesota, para que todos los pacientes las pudieran ver. Tres de mis pinturas originales –para el sistema inmunitario, el sistema linfático y la circulación sanguínea/intestino delgado– se colgaron en la sala de cáncer, ofreciendo a todos los pacientes con cáncer la oportunidad de experimentar sus propiedades curativas.

Ener-Chi Art es quizás uno de los programas de curación más profundos y de efecto instantáneo para equilibrar la fuerza vital, el chi, en los siguientes órganos, partes y sistemas del cuerpo:

- Espalda
- Sangre
- Cerebro y sistema nervioso
- Oídos
- Ojos
- Sistema endocrino
- Corazón
- Sistema inmunitario
- Articulaciones
- Riñones y vejiga
- Intestino grueso
- Hígado
- Sistema linfático
- Sistema muscular
- Cuello y hombros
- Nariz y senos paranasales
- Sistema respiratorio
- Intestino delgado y sistema circulatorio

- Sistema esquelético
- Piel
- Bazo
- Estómago
- Lengua

También he creado una pintura para la salud general y dos imágenes adicionales, *Beyond the Horizon* y *Portrait of Power,* que se pueden utilizar para cualquier problema, dificultad emocional, dolencia física o bloqueo mental o espiritual. *Portrait of Power* proporciona un «retrato de todas las posibilidades», apoyando un mayor compromiso con la vida y mayor vitalidad; *Beyond the Horizon* es para transmutar el trauma emocional y físico. Se crearon más pinturas para equilibrar nuestra relación con los elementos del agua y el aire, las rocas y montañas, el reino animal, el reino vegetal y el mundo de los espíritus de la naturaleza. Las impresiones completamente energizadas de cada una de estas pinturas están disponibles a través de mi sitio web.[11] **Los beneficios deseados ocurren al observar las pinturas de Ener-Chi Art durante aproximadamente 30 segundos.**[12]

Santemonia Sagrada: Para la sanación emocional y más

La Santemonia Sagrada es un sistema de curación único que utiliza sonidos de palabras específicas para equilibrar desequilibrios emocionales y espirituales profundos. Las poderosas palabras de Santemonia Sagrada se producen utilizando todo el cerebro (involucrando ambos hemisferios) a partir de las letras de los *lenguajes antiguos,* los cuales

---

11. Para más información sobre *Ener-Chi Art* y para ordenar las imágenes, consulta mi sitio web http://www.enerchi.com o la sección «Otros libros y productos» *de Andreas Moritz* al final de este libro.

12. Nota del editor: Las imágenes de *Ener-Chi Art* han sido compiladas en un libro de edición especial, *El arte de la autocuración,* que tardó más de tres años en realizarse para cumplir con los excepcionales requisitos de alta calidad en la reproducción fotográfica de Andreas. Para comprar el libro, visita http://www.enerchi.com/books/art-of-self-healing/

están compuestos por las frecuencias sonoras básicas que subyacen y generan toda la manifestación física. Las letras de los lenguajes antiguos vibran a un nivel mucho más alto que nuestros lenguajes modernos, y cuando se combinan para formar palabras completas, generan sentimientos de paz y armonía (Santemonia) para calmar las tormentas de inquietud, violencia y agitación, tanto internas como externas.

Comencé este sistema de curación en abril de 2002 cuando comencé espontáneamente a cantar sonidos en lenguas antiguas, incluidas lenguas nativas americanas, tibetanas, sánscritas y otras. En el transcurso de dos semanas, fui capaz de emitir sonidos que instantáneamente eliminaban bloqueos emocionales y la resistencia o aversión a ciertas situaciones, personas, alimentos, productos químicos, formas de pensamiento, creencias, etc. A continuación, se presentan algunos ejemplos de afecciones que *la Santemonia sagrada* ha mejorado:

- **Reducir o eliminar el miedo** relacionado con el pasado o el futuro, la muerte, las enfermedades, el cuerpo humano, los alimentos, productos químicos dañinos, los padres y otras personas en la vida de uno, la falta de abundancia, la pobreza, fobias y amenazas ambientales.
- **Limpiar o reducir el dolor** de una herida reciente o actual, la decepción o la ira resultante de traumas emocionales pasados o experiencias negativas en la vida.
- **Limpieza de los registros akáshicos** (una grabación de todas las experiencias que el alma ha acumulado a lo largo de todas las corrientes de vida) de elementos persistentes de miedo, incluyendo la idea y el concepto de que estamos separados y no somos uno con el Espíritu, Dios o nuestro Yo Superior.
- **Establecer las condiciones previas** para que el individuo resuelva sus problemas kármicos no a través del dolor y el sufrimiento, sino mediante la creatividad y la alegría.
- **Mejorar o eliminar alergias e intolerancias** a alimentos, gluten, sustancias químicas, pesticidas, herbicidas, contaminantes del aire, radiación, medicamentos, productos farmacéuticos, etc.
- **Aliviar las causas psicoemocionales** de enfermedades crónicas, incluyendo el cáncer, enfermedades cardíacas, esclerósis

múltiple, diabetes, artritis, trastornos cerebrales, depresión, entre otros.
- **Resolver otras dificultades o barreras en la vida** al convertirlas en las bendiciones útiles que realmente son.

Nota: Los beneficios de **la Santemonia Sagrada** se amplifican cuando se combinan con la visualización de las imágenes de *Ener-Chi Art.* Aunque no hay un CD de **Santemonia Sagrado**, ya que no pude encontrar y crear los valores de reproducción de alta calidad que buscaba a lo largo de los años, hay una entrevista en la radio que incluye el canto de sanación de **Santemonia Sagrada**. Ésta es la única grabación disponible (a través del enlace de YouTube):

Michelle Skaletski-Boyd entrevista a Andreas Moritz
Serie Soul Felt, entrevista con Michelle Skaletski-Boyd
Duración: 1:33:01

http://www.youtube.com/user/enerchiTV/videos?query=Soul+Felt+Series+interview+with+Michelle+Skaletski-Boyd+

El canto de *Santémony Sagrado* se encuentra hacia el final de la entrevista, aproximadamente a la 1 hora y 25 minutos.

Terapias de frutas y vegetales

A estas alturas, se sabe bien que las frutas contienen compuestos antioxidantes que pueden mejorar la salud y el bienestar con un consumo regular. Algunas de estas frutas comunes contienen compuestos que son especialmente útiles para curar el cáncer, incluidos el limón y la frambuesa.

El limón, un poderoso antimicrobiano y relajante del estrés, ha sido durante mucho tiempo uno de los secretos mejor guardados de la medicina alternativa, y las compañías farmacéuticas están empezando a darse cuenta. Uno de los mayores fabricantes de medicamentos del mundo descubrió que destruye las células malignas en doce tipos de cáncer, incluidos el colon, mama, próstata, pulmón y páncreas. Los compuestos del limón demostraron ser 10 000 veces más efectivos en la destrucción de células malignas que el fármaco de quimioterapia Adriamycin, y lo hicieron sin dañar el tejido sano. La respuesta de la industria a estos hallazgos, por supuesto, es crear una versión sintética de los compuestos del limón que se pueda vender a precios exorbitantes. Siéntete libre de omitir al intermediario en este caso.

La frambuesa es otra fruta común que ha demostrado ser un poderoso remedio contra el cáncer. En pruebas en la Universidad de Clemson en Carolina del Sur, los investigadores descubrieron que los extractos de frambuesa destruyeron con éxito alrededor del 90 % de las células cancerosas de estómago, colon y mama. Además de poderosos antioxidantes, contienen ácido elágico que puede ayudar a tratar una amplia variedad de diferentes tipos de cáncer, incluyendo el cáncer de piel, mama, esófago, oral, vejiga y pulmón, e incluso la leucemia.

Otro tratamiento potente contra el cáncer se encuentra dentro de los huesos de los **melocotones, nectarinas, ciruelas y albaricoques.** Al romper estas semillas grandes, encontrarás un núcleo en forma de almendra en su interior. Este núcleo contiene altas concentraciones de un químico natural conocido como laetrilo, amigdalina o vitamina B17. Las investigaciones han demostrado que el laetrilo induce la muerte celular programada en las células cancerosas mientras deja intactas las células sanas, sin los efectos secundarios dañinos de la quimioterapia. Fieles a su afinidad por demonizar curas efectivas pero relativamente poco rentables para el cáncer, la FDA prohibió el laetrilo en 1971. Sin embargo, la investigación ha demostrado que el laetrilo es seguro, y ciertamente mucho más seguro que la quimioterapia tóxica.

Asimismo, ciertos vegetales contienen compuestos particularmente potentes que pueden ayudar a combatir el cáncer: **espárragos, brócoli y repollo.** Tomar cuatro cucharadas dos veces al día de espárragos triturados ha demostrado curar los síntomas de varios tipos de cáncer, incluidos el linfoma de Hodgkin, el cáncer de vejiga y el cáncer de pulmón, incluso cuando los tratamientos tradicionales estaban fallando.

El **brócoli** también es bien conocido por sus efectos anticancerígenos. Contiene una enzima conocida como mirosinasa que activa el compuesto preventivo del cáncer y antiinflamatorio llamado sulforafano. Es necesario cocinar el brócoli para desbloquear estos componentes. Sin embargo, cocinarlo en exceso puede destruir esta enzima y evitar que el cuerpo utilice estos beneficios. Los investigadores recomiendan cocer al vapor suavemente el brócoli para maximizar su efectividad. También sugirieron combinarlo con otros alimentos ricos en sulforafano como la mostaza, los rábanos, la rúcula, el wasabi y los brotes de brócoli para maximizar la absorción.

Tanto el **repollo rojo como el blanco** también son potentes vegetales crucíferos para tratar el cáncer. Contienen una variedad de compuestos poderosos conocidos como antocianinas, que se sabe que previenen y tratan el cáncer en humanos. También contienen isotiocianatos, que ayudan a obstaculizar los carcinógenos dentro del cuerpo y aceleran su eliminación. Esto se suma al hecho de que ya son ricos en antioxidantes beneficiosos.

Guanábana: Más efectiva que la quimioterapia

Si padeces cáncer y crees que necesitas un tratamiento específico que sea natural y al menos tan efectivo como la quimioterapia o la radiación, es posible que desees considerar el uso del remedio herbal **guanábana**. Es una planta autóctona de la mayoría de las áreas tropicales más cálidas de América del Sur y del Norte, incluyendo la Amazonía.

Los científicos han estado estudiando las propiedades de la guanábana desde la década de 1940 y han descubierto que contiene numerosos compuestos activos y químicos. Ha demostrado ofrecer una gran variedad de beneficios para muchas dolencias diferentes, una de las cuales es el cáncer. Contiene un conjunto de químicos llamados **acetogeninas annonáceas**. Produce estos compuestos en sus hojas, tallo, corteza y semillas de frutas. En un total de ocho estudios clínicos, varios grupos de investigación independientes han confirmado que estos químicos tienen propiedades antitumorales significativas y una toxicidad selectiva contra varios tipos de células cancerosas, sin dañar las células sanas. La Universidad de Purdue, en West Lafayette, Indiana, ha realizado una gran cantidad de investigaciones sobre estos químicos conocidos como acetogeninas, gran parte de las cuales han sido financiadas por el **Instituto Nacional del Cáncer (NCI)** o los **Institutos Nacionales de Salud (NIH)**. Hasta ahora, la Universidad de Purdue o su personal han presentado al menos nueve patentes en EE. UU. o a nivel internacional por su trabajo en las propiedades antitumorales y usos insecticidas de estas acetogeninas.

Una de las compañías farmacéuticas más grandes de Estados Unidos intentó producir un fármaco anticancerígeno a partir de la guanábana después de descubrir que este compuesto era 10 000 veces más tóxico para las células del cáncer de colon que un fármaco común de quimioterapia. Encontró que la guanábana era letal para 12 tipos diferentes de células malignas, especialmente las que causan cáncer de pulmón, próstata y mama, y lo suficientemente segura como para proteger las células sanas en lugar de matarlas. Con la guanábana, el paciente no experimenta náuseas ni pérdida de cabello, y no sufre una pérdida de peso importante ni debilidad. En lugar de comprometer el sistema inmunitario, la guanábana lo fortalece.

Durante siete años, esta empresa farmacéutica trató de desarrollar una versión sintética patentada de los químicos anticancerígenos de la guanábana (es ilegal patentar compuestos naturales), pero todos los intentos fracasaron y el proyecto fue cancelado. En lugar de hacer públicos sus hallazgos, los investigadores guardaron los resultados y archivaron la investigación para siempre. Sin embargo, finalmente la historia salió a la luz y la guanábana está recibiendo cada vez más el reconocimiento que merece entre profesionales de la salud e investigadores.

Muchos casos terminales de cáncer se han revertido mediante el uso de la guanábana, incluso en personas de 85 años o más. Cuando los tumores cancerosos se descomponen, el cuerpo puede llenarse de toxinas, lo que puede hacer que el paciente se sienta muy débil. Para minimizar la intensidad de la crisis de curación, es importante limpiar el colon todos los días, a través de métodos como enemas, colemas o **Colosan**. Los riñones deben recibir apoyo bebiendo té de limpieza renal. (Para esta receta de té de limpieza renal, consulta *Los secretos eternos de la salud* o *Limpieza hepática y de la vesícula).* Si es posible, también se debe limpiar el hígado.

Nota importante: La guanábana es **cardiodepresora, vasodilatadora e hipotensiva** (baja la presión arterial). La dosis debe aumentarse gradualmente. Las dosis demasiado grandes pueden causar náuseas y vómitos. Usa este tratamiento sólo bajo la supervisión de un profesional de la salud que entienda su valor, las acciones mencionadas y su posible interacción con otros medicamentos.

Master Mineral Solution (MMS)

Todos los cánceres tienen tres cosas en común:

- El sistema inmunitario está débil y agotado.
- El cuerpo está abrumado con toxinas y desechos.
- Hay una presencia masiva de patógenos (agentes infecciosos) dentro y alrededor de las células cancerosas. Éstos pueden incluir parásitos, virus, bacterias, levaduras y hongos.

Una sustancia mineral, el **clorito de sodio**, puede tener los efectos más equilibrados e inmediatos sobre todos estos factores causantes de enfermedades. Aparte de los temas ya vistos, otros requisitos importantes para curar el cáncer y la mayoría de las enfermedades, tanto graves como menores, incluyen los siguientes:

- Neutralizar las toxinas y venenos que debilitan el sistema inmunitario y alimentan o atraen a los patógenos.
- Fortalecer el sistema inmunitario para eliminar todos los patógenos y mantenerlos a raya.
- Mientras se desintoxica, eliminar parásitos dañinos, virus, bacterias, hongos, mohos y levaduras del cuerpo.

Para tener éxito, todo esto debe ocurrir al mismo tiempo.

El producto **Master Mineral Solution (MMS)** es una solución de oxígeno estabilizado de 28 % de clorito de sodio (no cloruro de sodio, que es sal común) en agua destilada. Cuando se agrega una pequeña cantidad de jugo de limón, jugo de lima o solución de ácido cítrico a unas gotas de MMS, se forma dióxido de cloro. Una vez ingerido, el dióxido de cloro oxida instantáneamente sustancias dañinas como parásitos, bacterias, virus, levaduras, hongos y mohos en cuestión de horas, mientras aumenta el sistema inmunitario al menos diez veces. Al hacerlo, el MMS ha eliminado, por ejemplo, cualquier rastro de los virus de malaria y VIH en la sangre en menos de 48 horas en casi todas las personas probadas. El MMS también se ha utilizado con éxito para muchas otras enfermedades graves, incluyendo hepatitis A, B y C, fiebre tifoidea, la mayoría de los cánceres, herpes, neumonía, intoxicación alimentaria, tuberculosis, asma e gripe.

El siguiente es un extracto de un libro de Jim Humble, el descubridor del MMS y autor del libro *Breakthrough... The Miracle Mineral Solution of the 21st Century*:

> Si bien se desarrolló originalmente para tratar la malaria en África, ahora se ha demostrado que aborda cualquier enfermedad que esté directa o indirectamente relacionada con patógenos. Hay documentación de más de 75 000 casos de malaria superados en África. A menudo, en tan sólo cuatro horas, todos los síntomas desaparecen y el paciente resulta negativo para malaria. Ahora se sabe que el MMS se puede usar para superar los síntomas del sida, hepatitis A, B y C, fiebre tifoidea, la mayoría de los cánceres, herpes, neumonía, intoxicación alimentaria, tuberculosis, asma, resfriados, gripe y una gran cantidad de otras enfermedades. Incluso afecciones no relacionadas directamente con patógenos parecen mejorar debido al gran impulso que el MMS da al sistema inmunitario, por ejemplo, la degeneración macular, las alergias, el lupus, los trastornos inflamatorios del intestino, la diabetes, las mordeduras de serpiente, los dientes con abscesos y la fibromialgia. Ten en cuenta que el MMS no cura nada, sino que permite que nuestro cuerpo se cure a sí mismo. Noten cómo uso cuidadosamente las palabras «curar» y «sanar», aunque eso es lo que realmente está sucediendo».

Humble dice: «Pruebas independientes realizadas por el Gobierno de Malawi produjeron resultados del 99 % de curación para la malaria. Más del 60 % de las víctimas de sida tratadas con MMS en Uganda estaban bien en 3 días, y el 98% estaba completamente recuperado en un mes. Más del 90% de las víctimas de malaria estaban bien en 4 a 8 horas. Decenas de otras enfermedades fueron tratadas con éxito y pueden ser controladas con este nuevo suplemento mineral».

El inventor cree que esta información es demasiado importante para que cualquier persona o grupo la controle. El *ebook* gratuito proporciona todos los detalles de este descubrimiento. Por favor, ayuda a que llegue al mundo de manera gratuita.

Muchos avances médicos han sido suprimidos, y este invento no debe añadirse a esa lista. El nombre del *ebook* es *The Miracle Mineral Solution of the 21st Century.*[13] Puedes descargar la primera parte del libro sin costo alguno en www.miraclemineral.org, o pídele a un amigo que lo descargue y te lo imprima si no tienes ordenador. El libro de Jim Humble cuenta la historia del descubrimiento y cómo fabricarlo y usarlo. Recomiendo a todo el mundo que lea este libro. Jim no tiene ningún interés personal o económico en hacer que el MMS esté disponible. Más bien, desea utilizar su descubrimiento para erradicar las enfermedades y la pobreza.

Té de hierbas Ojibwa-Essiac de 8 hierbas: Un remedio para muchos males

El té de hierbas indio Ojibwa es un remedio de raíces y hierbas de 280 años de antigüedad, creado en el siglo XVIII por la sociedad medicinal de los indios ojibwa. El pueblo ojibwa lo utilizó para sobrevivir a un genocidio de viruela iniciado por los primeros colonos europeos.

Desde entonces, los nativos americanos han utilizado la fórmula del té para curar todo tipo de cánceres, diabetes tipo 1 y 2, infecciones hepáticas y otras afecciones del hígado/vesícula biliar, tumores, artritis, gota, asma y otras dolencias respiratorias, obesidad, hipertensión, colesterol elevado, fibromialgia y síndrome de fatiga crónica, úlceras,

13. Nota del editor: El nuevo título es *The Master Mineral Solution of the 3rd Millennium*(2011), una actualización del primer libro de Jim Humble, *The Miracle Mineral Solution of the 21st Century.*

síndrome del intestino irritable (SII), trastornos renales y de la vejiga, congestión sinusal, gripe y resfriados, sarampión, paperas, varicela, viruela, herpes, diarrea, estreñimiento, linfedema (retención de líquidos), enfermedades cardíacas, alergias, enfermedades de la piel, enfermedades autoinmunes como el lupus y el sida, enfermedad de Lyme, adicciones a sustancias como el alcohol, drogas y tabaco, depresión clínica y mucho más.

El **Essiac de 8 hierbas** contiene los siguientes ingredientes:

Cardo bendito: Se utiliza para problemas digestivos como gases, estreñimiento y malestar estomacal. Esta hierba también se usa para tratar enfermedades del hígado y la vesícula biliar.

Raíz de bardana: Es un diurético suave. Aumenta la producción tanto de orina como de sudor, lo que potencialmente la hace útil para tratar la hinchazón y la fiebre. La raíz de bardana podría desempeñar un papel en la prevención del daño hepático causado por el alcohol, productos químicos o medicamentos. Aunque no se conoce la razón exacta de este efecto protector, se cree que implica la oposición a un proceso químico llamado oxidación, que ocurre en el cuerpo como una función natural del metabolismo. Aunque la oxidación es un proceso natural, ¡esto no significa que no sea perjudicial para el cuerpo! Un resultado de la oxidación es la liberación de radicales libres de oxígeno, que son químicos que pueden suprimir la función inmunitaria. Los antioxidantes como la raíz de bardana pueden proteger las células del cuerpo del daño causado por la oxidación.

Kelp: Es un vegetal marino que es una fuente concentrada de minerales, incluidos yodo, potasio, magnesio, calcio y hierro. El kelp, como fuente de yodo, ayuda a la producción de las hormonas tiroideas, que son necesarias para mantener el metabolismo normal en todas las células del cuerpo. Esto aumenta los niveles de energía y facilita mantener un peso corporal saludable. El kelp es el ingrediente más denso en nutrientes de todos los ingredientes del té nativo Ojibwa, y se encuentra en las fórmulas de 4 hierbas del té.

Trébol rojo: Es una fuente de muchos nutrientes valiosos, incluidos calcio, cromo, magnesio, niacina, fósforo, potasio, tiamina y vitamina C. El trébol rojo también es una de las fuentes más ricas de isoflavonas (químicos solubles en agua que actúan como estrógenos y se encuentran en muchas plantas). Las isoflavonas encontradas en el trébol rojo han sido estudiadas por su efectividad en el tratamiento de algunas formas de cáncer. Se cree que las isoflavonas previenen la proliferación de células cancerosas e incluso pueden destruirlas.

Acederilla: Es una rica fuente de ácido oxálico, sodio, potasio, hierro, manganeso, fósforo, betacaroteno y vitamina C. Este ingrediente del té nativo Ojibwa es un diurético suave, un antiséptico leve y un laxante suave.

Corteza de olmo resbaladizo: Se ha utilizado como cataplasma para cortes y contusiones. También es útil para aliviar las articulaciones doloridas debido a la gota u otras afecciones. Además de ser un ingrediente del té nativo americano, esta hierba a menudo se usa para aliviar los dolores de garganta. La corteza de olmo resbaladizo se encuentra en muchos caramelos que afirman calmar la irritación de garganta. Dado que el dolor de garganta y la tos suelen estar relacionados, la corteza de olmo resbaladizo también se ha utilizado en remedios para la tos. Además, regula la fase de eliminación del proceso digestivo, aliviando tanto el estreñimiento como la diarrea.

Raíz de ruibarbo turco: Es una hierba desintoxicante famosa en todo el mundo por sus propiedades curativas. La raíz de ruibarbo purga el cuerpo de bilis, parásitos y alimentos en descomposición en el estómago al estimular el conducto biliar para expulsar la materia tóxica. Alivia los problemas hepáticos crónicos limpiando el hígado. La raíz de ruibarbo mejora la digestión y ayuda a regular el apetito. También ha ayudado a sanar úlceras, aliviar trastornos del bazo y colon, aliviar el estreñimiento y sanar hemorroides y sangrado en el tracto digestivo superior.

Berro: es alto en vitamina C y se usa como un tónico general. Su sabor amargo se cree que regula el apetito y mejora la digestión. Puede ser utilizado para aliviar afecciones nerviosas, estreñimiento y trastornos hepáticos. El berro es un remedio popular para la tos y la bronquitis. Contiene una sustancia notable llamada reína, que parece inhibir el crecimiento de bacterias patógenas en los intestinos. Se cree que la reína también es efectiva contra la *Candida albicans* (infección por hongos), fiebre, inflamación y dolor.

Nota: Al igual que con otras fuentes de alimentos y remedios que contienen fibra soluble, como la corteza de olmo resbaladizo, el té Ojibwa puede interferir con la absorción de otros medicamentos en el intestino si se toman al mismo tiempo. Por lo tanto, conviene tomar los medicamentos recetados en un horario alterno al consumo de este té.

Dónde encontrarlo: Una compañía vende esta fórmula de té bajo el nombre de té Essiac en http://www.premium-essiac-tea-4less.com. **Para aquellos que deseen comprar estas hierbas por separado, la proporción exacta de las hierbas está disponible** en http://www.biznet1.com/p2699.htm. **Este sitio también vende el té Ojibwa en mayores cantidades.**

El tratamiento con bicarbonato de sodio y jarabe de arce

Como expliqué anteriormente, las células cancerosas sólo pueden operar en un entorno ácido y con falta de oxígeno. Dado que son anaeróbicas por naturaleza, no pueden usar oxígeno para metabolizar la glucosa (azúcar) y producir energía; en su lugar, tienen que fermentarla. Comparadas con las células aeróbicas, que usan oxígeno y glucosa para producir energía, las células cancerosas requieren aproximadamente 15 veces la cantidad de glucosa que las células sanas para generar la misma cantidad de energía metabólica. El hambre excesiva de glucosa de las células cancerosas roba a otras células sanas este nutriente vital, lo que las debilita, las mata o también las hace mutar en células cancerosas. La inanición o debilitamiento de las células sanas causado por el drenaje continuo de nutrientes por parte de las células cancerosas reduce en gran medida las reservas de glucosa y energía del órgano afectado. Ésta es la principal razón del fallo de los órganos asociados al cáncer.

Aunque la ingesta de azúcar estimula en gran medida el crecimiento de células cancerosas, la combinación de bicarbonato de sodio y jarabe de arce tiene el efecto completamente opuesto; de hecho, dificulta mucho el funcionamiento y la supervivencia de las células cancerosas.

Para preparar este remedio simple, económico pero poderoso, combina 5 partes de jarabe de arce 100 % puro (idealmente de grado B), con 1 parte de bicarbonato de sodio puro (¡sin aluminio añadido!).[14] Coloca la mezcla en una cacerola y caliéntala a fuego medio durante cinco min. Revuelve vigorosamente. La mezcla se expandirá mucho y se volverá espumosa. Guárdala en un lugar fresco y toma una cucharadita dos veces al día. Para afecciones muy graves, toma una cucharadita tres veces al día. Hazlo sin interrupción durante al menos 7-8 días, lo cual es a menudo suficiente para colapsar tumores de entre 3-5 cm de tamaño. Puedes experimentar una fuerte eliminación, consistente en células cancerosas muertas, bacterias y toxinas, generalmente expulsadas a través del tracto intestinal. No te preocupes tienes diarrea. Ésta es la forma en la que el cuerpo se deshace de la carga ácida que está detrás del cáncer. Otras afecciones de salud aparentemente no relacionadas también pueden mejorar.

El jarabe de arce es capaz de transportar el bicarbonato a todas las partes del cuerpo, incluidos el cerebro y el sistema nervioso, huesos, dientes, articulaciones, ojos y tumores sólidos. También puede ayudar con otras afecciones de acidosis. La terapia con bicarbonato de sodio es inofensiva y actúa rápidamente porque es extremadamente difusible.

El mayor defensor del bicarbonato de sodio como terapia para el cáncer es el prominente oncólogo Tullio Simoncini en Roma, Italia. El concepto básico de su terapia consiste en administrar una solución de bicarbonato de sodio directamente en los tumores. Cree que el cáncer es un hongo que puede ser destruido por la exposición directa al bicarbonato de sodio.

Simoncini está ciertamente en lo correcto al afirmar que los hongos desempeñan un papel importante en casi todos los cánceres. Existen más de 1,5 millones de especies diferentes de hongos. Uno de ellos es

14. Bob's Red Mill u otras marcas indican «libre de aluminio» en sus etiquetas.

la *Candida albicans*, que crece en el tracto intestinal para fermentar los azúcares o almidones no digeridos. Este hongo intestinal puede extenderse a otras partes del cuerpo y formar colonias donde sea necesario descomponer residuos orgánicos.

Ciertos hongos, en particular los hongos de pudrición blanca, pueden degradar pesticidas, herbicidas, pentaclorofenol, creosota, alquitranes de carbón y combustibles pesados, y convertirlos en dióxido de carbono, agua y elementos básicos. Los hongos se encuentran en todos los entornos de la tierra y desempeñan roles muy importantes en la mayoría de los ecosistemas, incluido el ecosistema interno del cuerpo. Junto con las bacterias, los hongos son los principales descomponedores en la mayoría de los ecosistemas terrestres y algunos acuáticos. Como descomponedores, juegan un papel indispensable en el ciclo de nutrientes, especialmente como saprótrofos y simbiontes, degradando materia orgánica en moléculas inorgánicas. Se vuelven esenciales cuando el cuerpo acumula residuos orgánicos, metales pesados y compuestos químicos.[15] También aparecen cuando las células se descomponen o mueren, y es posible que no se eliminen fácilmente a través del sistema linfático del cuerpo. Los conductos linfáticos congestionados casi siempre causan proliferaciones de hongos en las células y tejidos de los órganos. Los hongos que crecen en los tejidos de los órganos siempre aparecen como una masa blanca. Por eso los tumores cancerosos son siempre blancos (aunque en las imágenes de escaneo aparecen como masas oscuras o sombras).

Mientras realizan su valiosa labor, los hongos producen compuestos con actividad biológica. Varios de estos compuestos son tóxicos y, por lo tanto, se llaman micotoxinas, en referencia a su origen fúngico y su actividad tóxica. Particularmente infames son las aflatoxinas, que son toxinas hepáticas insidiosas y metabolitos altamente cancerígenos. En

15. En comparación con el tejido sano, el tejido canceroso contiene una concentración mucho más alta de productos químicos tóxicos, pesticidas y metales pesados. En 1973, un estudio realizado por el Departamento de Salud Ocupacional de la Facultad de Medicina de la Universidad Hebrea-Hadassah en Jerusalén encontró una concentración significativamente mayor de compuestos tóxicos como DDT y PCB en el tejido mamario canceroso de mujeres, en comparación con el tejido mamario normal y el tejido adiposo adyacente en las mismas mujeres.

otras palabras, las toxinas fúngicas pueden dañar las células y hacer que muten en células cancerosas. En esencia, los hongos crecen dentro y fuera del tejido contaminado para alimentarse de las toxinas y productos químicos dañinos. Pero también producen venenos que pueden dañar aún más las células y hacer que muten. Así, mientras la actividad fúngica ayuda a eliminar las causas del cáncer original (toxinas), los venenos que producen los hongos contribuyen a la proliferación del cáncer.

El bicarbonato de sodio puede unirse y eliminar toxinas, productos químicos y residuos ácidos orgánicos, y eleva rápidamente el pH de las células cancerosas y su entorno. El pH extracelular de los tumores sólidos es significativamente más ácido en comparación con los tejidos normales. Al alterar el pH de un tumor, éste queda expuesto a más oxígeno, lo que puede causar su destrucción.

Para acercarse lo más posible al tejido tumoral, Simoncini coloca un pequeño catéter directamente en la arteria que alimenta el tumor y administra altas dosis de bicarbonato de sodio a las zonas más profundas del tumor. Afirma que la mayoría de los tumores tratados de esta manera se desintegrarán en varios días, de manera similar al tratamiento con bicarbonato de sodio y jarabe de arce.

Cristales de azufre orgánico

Otra terapia que ha demostrado ser exitosa en el tratamiento del cáncer es el consumo de cristales de azufre orgánico. La idea fue descubierta por un investigador que fue diagnosticado con cáncer testicular terminal. Sin estar dispuesto a rendirse, comenzó a tomar una cucharada de estos cristales dos veces al día. Los resultados fueron sorprendentes. Debido a que los cristales de azufre producen oxígeno, esencialmente pudieron airear el cuerpo, creando un ambiente aeróbico y destruyendo las células cancerosas anaeróbicas. Un estudio realizado en 2006 en la Universidad de Southampton, en el Reino Unido, también demostró que, además de sus beneficios contra el cáncer, los cristales de azufre orgánico producen todos los aminoácidos esenciales, incluidas las altamente beneficiosas grasas omega-3 y las vitaminas del grupo B. Pacientes con diabetes que los probaron informaron al menos una reducción del 20 % en sus necesidades de insulina, algunos incluso eliminaron por completo su necesidad de insulina. También resultaron efectivos en el tratamiento de la presión arterial alta y la depresión. Más de 70 000 personas han participado en el estudio en curso de 12 años que prueba los cristales de azufre orgánico, y excepto por el malestar inicial del proceso de desintoxicación del cuerpo, no ha habido quejas sobre efectos secundarios. (Para más información sobre cristales de azufre orgánico, véase http://www.ener-chi.com/wellness-products/organic-sulfur-crystals/).

Termoterapia

En el siglo XIX, un médico notó que los pacientes que desarrollaban altas fiebres debido a otras infecciones (como la fiebre escarlata) a menudo se curaban de su cáncer. Esta simple observación de que las células cancerosas no toleran el calor ha dado lugar a una forma de tratamiento contra el cáncer conocida como hipertermia o termoterapia, que destruye las células cancerosas sin dañar el tejido sano. Durante el tratamiento, la temperatura corporal del paciente se eleva lentamente a unos 40,5 °C, aproximándose a una fiebre alta. Esta temperatura se mantiene durante dos horas, mientras los médicos monitorean cuidadosamente los signos vitales del paciente y aseguran la hidratación. Esto mata a millones de células cancerosas, y las que quedan están tan débiles que simples terapias con vitaminas, como la vitamina C, pueden eliminarlas. Este tipo de terapia es efectiva, segura y sin dolor, a diferencia de la quimioterapia y la radiación, que, como sabemos, tienen una gran cantidad de efectos secundarios mortales.

Ashwagandha: Una cura ayurvédica

Investigadores de la Universidad de Emory han descubierto que un compuesto vegetal utilizado comúnmente por los practicantes de ayurveda puede prevenir la metástasis de células de cáncer de mama. Este compuesto se conoce como Withaferina A y deriva de las raíces de

Withania somnifera, también conocida como ashwagandha, ginseng indio o cereza de invierno. La planta es un arbusto pequeño de la familia de las solanáceas que produce pequeñas flores verdes y frutos de color rojo anaranjado. Ha sido utilizada en India con fines medicinales durante miles de años. Los investigadores en el estudio lograron usarla con éxito para prevenir la propagación del cáncer de mama.

Fitoplancton marino: El superalimento definitivo de la naturaleza

El fitoplancton marino es considerado uno de los alimentos más poderosos del mundo debido a que está cargado de antioxidantes de alta energía, vitaminas, minerales y proteínas en forma microscópica. Es una pequeña planta (del tamaño de un glóbulo rojo) que crece naturalmente en el océano y es el comienzo de la cadena alimenticia, ya que todas las demás criaturas vivientes en el océano se alimentan de otros seres vivos que a su vez se alimentan de esta pequeña planta. Es responsable de más del 70 % del oxígeno del planeta y, debido a sus propiedades nutricionales únicas y su tamaño microscópico, se cree que penetra a nivel celular en el cuerpo, permitiendo así un soporte nutricional rápido a todos los órganos y sistemas del cuerpo. Al fortalecer las células directamente, los nutrientes del fitoplancton pueden ayudar a restaurar la salud y vitalidad de todo el cuerpo. En última instancia, el cáncer y otros trastornos aparecen cuando faltan nutrientes a nivel celular. Dado que el fitoplancton contiene casi todos los nutrientes que existen en el planeta, y la entrega de estos nutrientes no depende de la eficiencia del sistema digestivo, este superalimento puede proporcionar rápidamente lo que el cuerpo pueda estar necesitando.

Otras terapias útiles contra el cáncer

Docenas de otras terapias naturales contra el cáncer han ayudado a millones de personas a recuperar su salud, sin intervención médica agresiva. Aunque el propósito de este libro es revelar las verdaderas causas del cáncer y cómo abordarlas, también quiero reconocer los grandes beneficios potenciales de estos remedios naturales contra el cáncer. Ya he descrito algunos de ellos con más detalle, pero esto no disminuye en absoluto el valor de otros. Estos incluyen:

- Tratamiento Pancha Karma y remedios herbales del ayurveda
- Masajes ayurvédicos y meditación
- Masajes
- Arteterapia
- Musicoterapia
- Danzaterapia
- Yoga
- Ejercicio físico, preferiblemente a la luz natural
- La vacuna de Coley
- La terapia de alcanfor de Gaston Naessens
- Terapia inmunoaumentativa de Burton
- Terapia del cuerpo entero de Issels
- Terapia metabólica del doctor Hans Nieper
- Terapia de células vivas
- Quelación
- Hipertermia
- Exposición regular a la luz solar sin el uso de protectores solares
- Hipnosis
- Biorretroalimentación
- Sulfato de hidrazina
- Terapia antineoplastónica del doctor Burzynski
- Acupuntura
- Terapia bioeléctrica
- Terapia de biorresonancia
- Máquina de Royal Rife
- Terapia de Gerson
- Terapia de Hoxsey
- Aceite de cáñamo
- Terapias con Iscador (muérdago), *Pau d'Arco*, chaparral, aloe vera, guanábana
- Terapia con DMSO

- Protocolo de cloruro de cesio
- Tratamiento con oleandro (planta de oleandro)
- Peróxido de hidrógeno intravenoso
- IP6
- Tratamiento con bicarbonato de sodio del doctor Simoncini
- Homeopatía
- Paños de aceite de ricino de Edgar Cayce
- Dieta del doctor Budwig
- Tratamientos antiparasitarios/cáncer del doctor Clark
- Dieta anticancerígena de Moerman
- Té de trébol rojo[16]
- Zeolita
- Y más...

Es importante señalar que las terapias alternativas para el cáncer parecerían mucho más exitosas de lo que son si los pacientes no las utilizaran como último recurso, después de que todos los demás enfoques han fallado. Desafortunadamente, casi todas las personas diagnosticadas con cáncer eligen el enfoque médico convencional. La mayoría de los pacientes con cáncer creen que los tratamientos ortodoxos prescritos por los médicos les ofrecen una probabilidad del 40 % de *superar la enfermedad.* Sin embargo, la probabilidad real de sobrevivir al cáncer y, más importante aún, al tratamiento del cáncer, es en realidad menor al 3 %.[17] Y no hay garantía de que el 3 % que sobrevive no sufra un nuevo episodio de cáncer o una enfermedad diferente e igualmente debilitante en el futuro.

---

16. Aunque los efectos anticancerígenos del trébol rojo son anecdóticos, están siendo confirmados como un remedio tradicional contra el cáncer. Mujeres con cáncer de mama pudieron detener el crecimiento del cáncer al beber té de trébol rojo en lugar de agua. Toma una taza de hierba de trébol y colócala en 4 litros de agua hirviendo; deja reposar durante 20 minutos, cuela y refrigera. Bebe de 6 a 8 vasos al día, a temperatura ambiente o tibio.
17. Ésta es la tasa promedio de supervivencia a 5 años para todos los cánceres tratados médicamente. Puede ser más alta o más baja, dependiendo del tipo de cáncer. Excluye los millones de casos de cáncer de piel no mortales que el sistema médico ortodoxo incluye convenientemente en sus cálculos estadísticos para aumentar su tasa de éxito.

Los efectos secundarios resultantes de la terapia ortodoxa contra el cáncer son tan graves que aquellos pacientes que sobreviven al cáncer y luego eligen tratamientos alternativos a menudo se sienten decepcionados porque los nuevos tratamientos naturales *no funcionan.* El problema es que más del 95 % de los pacientes con cáncer que buscan ayuda de terapias naturales ya han sido desahuciados por la medicina ortodoxa. En otras palabras, el tratamiento médico ha destruido su cuerpo hasta un punto en el que es muy difícil lograr la curación. Su sistema inmunitario está gravemente comprometido, las funciones del hígado se han visto afectadas y el sistema digestivo está demasiado débil para aprovechar adecuadamente los alimentos que ingieren. A menos que una terapia alternativa potente incluya la restauración de estas partes y funciones importantes, las posibilidades de lograr una cura completa son, de hecho, escasas. La verdadera tasa de curación utilizando enfoques naturales podría superar el 90 % si los sistemas clave de curación del cuerpo no hubieran sido gravemente dañados o destruidos por los tratamientos médicos previamente administrados. Cuanto menos daño hayan causado estos tratamientos, mayor será la probabilidad de recuperación.

Aunque te presento los enfoques alternativos y naturales mencionados anteriormente, también te recomiendo que no pierdas de vista la verdadera naturaleza, los orígenes y las etapas progresivas del cáncer y la enfermedad en general, tal como se describe en este y otros de mis libros, *El Asombroso Hígado y la Limpieza hepática y de la vesícula* y *Los secretos eternos de la salud.*

Es fácil sentirse tan abrumado por la apariencia física y la realidad de un tumor canceroso que puedes impacientarte en encontrar una cura y olvidar atender las causas últimas, menos obvias, del cáncer. El tumor canceroso ya es el intento del cuerpo de curar el verdadero cáncer: la toxicidad. La intención de combatir el cáncer, incluso con métodos relativamente naturales como los enumerados anteriormente, es similar a intentar imponer la paz librando una guerra. Pero todos sabemos que esta estrategia rara vez funciona. Si eliges uno o más de estos métodos, asegúrate de no usarlos con la intención de matar algo, especialmente un tumor. Cualquiera de estos enfoques puede o no ser útil para apoyar al cuerpo en su proceso de sanación, pero nunca debes olvidar que, en última instancia, la sanación se lleva a cabo en el cuerpo y por el cuerpo, y está especialmente determinada por lo que está ocurriendo en tu corazón y tu mente.

La intención detrás de tu decisión es más poderosa que la herramienta terapéutica que elijas. Si el miedo motiva tu toma de decisiones, es posible que te convenga más no tomar ninguna hasta que puedas enfrentar, abrazar y transformar ese miedo en confianza y seguridad. El miedo tiene un efecto paralizante y socava la capacidad del cuerpo para sanar. Es bien sabido que el cuerpo no puede sanar bien cuando está bajo estrés. Las hormonas del estrés suprimen las funciones digestivas, las funciones eliminativas, el sistema inmunitario y la circulación sanguínea hacia los órganos vitales. Percibir un cáncer como una amenaza para tu vida lo convierte en algo estresante. Percibirlo como un intento de curación por parte del cuerpo, o como una solución a un conflicto no resuelto subyacente, le da un significado y propósito, y por lo tanto, no invocará una respuesta de estrés.

Finalmente, llegará un momento en el que ya no percibirás el bulto en tu pecho o el tumor en tu colon o cerebro como un problema, sino como una parte esencial de la solución a un problema más profundo no resuelto en tu vida, un problema que tal vez ha estado enterrado tan profundamente dentro de ti que ni siquiera eras consciente de él. El cáncer puede sacar a la superficie lo que estuvo oculto durante mucho tiempo y permitirte hacer las paces con ello, aceptarlo e incluso abrazarlo. Un bulto en el pecho o un tumor en el cerebro es simplemente una manifestación de resistencia: resistencia contra ti mismo, contra los demás, o contra situaciones y circunstancias. Cuando ya no te importe si un bulto está creciendo o disminuyendo, prácticamente dejarás de alimentarlo con tus energías.

La sanación ocurre cuando ya no hay necesidad de arreglar lo que crees que está roto. La necesidad de arreglarlo aún refleja una percepción o aceptación incompleta de ti mismo, basada en el miedo de no ser lo suficientemente bueno, lo suficientemente fuerte o lo suficientemente merecedor. El bulto o tumor te ayuda a estar en contacto con esa inseguridad y vulnerabilidad, y a transformarlas en valentía y confianza. Te desafía a vivir felizmente y disfrutar de tu vida, incluso con el cáncer. Cuando hayas superado este desafío, que se logra a través de la simple aceptación de su significado y propósito más profundos, la necesidad del cáncer desaparecerá junto con la inseguridad.

Te lo repito, el bulto o tumor no es el problema. Lo importante es cómo reaccionas ante él. Si puedes vivir con él cómodamente y sin mucha preocupación o ganas de eliminarlo, estarás cerca de experimentar una remisión espontánea. El tamaño de un tumor es bastante irrelevante. De hecho, puede aumentar de tamaño cuando se está curando, debido a la mayor actividad de los linfocitos. Y luego puede desaparecer rápidamente. Una vez vi un tumor de vejiga exhibido en vivo en una pantalla de ultrasonido. Era del tamaño de un pomelo, y se desintegró y desapareció por completo en unos 15 segundos. Esto fue durante una sesión de sanación con energía sonora por un grupo de maestros de Qigong chinos.

Debes saber que el cuerpo siempre está de tu lado y nunca en tu contra, por muy mala que parezca la situación. De hecho, nada en tu vida está en tu contra; incluso el dolor es una forma de romper tu resistencia a lo que realmente es bueno para ti, pero aún no puedes verlo de esa manera. Puedes aprender de todo lo que te sucede, incluido el cáncer.

En cualquier caso, es mucho más importante identificar y abordar lo que impide que el cuerpo sane, o mejor dicho, suministrar lo que lo ayuda a sentirse completo y vital, que arreglar la apariencia sintomática de un cáncer.

Resumen y conclusiones

Sanar la causa última

Mi intención al escribir este libro fue ofrecer una perspectiva alternativa sobre lo que es el cáncer que refleje la inteligencia y el propósito de las leyes naturales. Razones importantes y de sentido común gobiernan las fuerzas constructivas de la ley natural; lo mismo ocurre con las fuerzas destructivas de la ley natural. De no ser así, no habría crecimiento y el universo tal como lo conocemos habría desaparecido hace mucho tiempo. Todo tiene significado, independientemente de lo insignificante que pueda parecer.

Por ejemplo, una manzana sólo puede crecer (fuerza constructiva de la ley natural) después de que la flor que la precede ha sido destruida (fuerza destructiva de la ley natural). Quien encuentra propósito y significado en la aparición de un cáncer también encontrará la forma de curarlo. Ésa es la promesa de este libro. Se trata de rastrear un cáncer hasta sus orígenes, las diversas capas de causas y efectos que lo preceden.

La causa última del cáncer es el miedo: miedo de no ser lo suficientemente bueno, miedo a la pérdida, miedo de ser herido, miedo de lastimar a otros, miedo a amar, miedo a no amar lo suficiente, miedo a la decepción, miedo al éxito, miedo al fracaso, miedo a morir, miedo a la comida, miedo a la vida y la existencia. Cada uno de estos miedos es simplemente un hijo del miedo a lo desconocido.

El miedo a lo desconocido no es algo tangible de lo que simplemente puedas deshacerte decidiendo hacerlo. Muy a menudo, manifiestas aquello de lo que tienes miedo. Las expectativas negativas son profecías autocumplidas. Cuando estas profecías o expectativas se cumplen, puede darte la impresión de que habrían ocurrido de todos modos, como si no tuvieras opción. Sin embargo, siempre tienes una opción. Nunca eres víctima de nada ni de nadie, incluso si así lo sientes, que es la clave. Sólo puedes ser una víctima cuando te sientes como tal. Aunque a menudo creamos lo que tememos a través de la programación subconsciente, también podemos cambiar el programa con la misma facilidad y crear lo que amamos.

Para sanar el cáncer, primero debes saber, profundamente dentro de ti, que tu cuerpo no tiene la capacidad de hacerte daño. Por lo tanto, no necesitas temerle. A través de los ojos de la aceptación, serás capaz de ver cualquier situación negativa en la vida, como la aparición de un tumor canceroso, bajo una luz positiva.[1] Esta transformación interna de perspectiva disipa inmediatamente el miedo a lo desconocido. Una vez que aceptas una lesión o enfermedad como algo que puede beneficiarte, por ejemplo, fortalecerte en un área de tu vida en la que te has sentido débil, incompetente o ansioso antes, comenzarás a conectarte con ella. Esta conexión con el problema permite que tu energía y emoción fluyan hacia él y liberen las barreras emocionales para la curación espontánea.

Como mencioné antes, la sanación no puede ocurrir cuando la fuerza vital está ausente. La fuerza vital no está disponible cuando tú estás ausente, cuando te separas del cuerpo y de su problema o enfermedad. Eso es lo que haces cuando percibes o imaginas que se está volviendo en tu contra o incluso tratando de matarte. Siempre que tienes miedo del cuerpo, intentas protegerte de él o luchar contra él. En cualquier caso, este fuerte sentimiento de alienación del cuerpo succiona la fuerza vital de cada célula. Tus células entran en modo de protección o lucha, normalmente conocido como la respuesta de lucha o huida; por lo tanto, su energía vital se desperdicia, lo que les impide crecer, sanar y regenerarse.

Los tumores de cualquier tipo son manifestaciones directas del miedo. El miedo es sinónimo de separación y defensa. A las células cance-

1. Para desarrollar esta habilidad, consulta *Lifting the Veil of Duality – Your Guide to Living Without Judgment.*

rosas no les gusta en lo que se han convertido, pero tu resistencia a ellas las mantiene en ese estado. Sanan espontáneamente cuando tu resistencia desaparece y eres capaz de reemplazar esta actitud con una de aceptación y, sí, amor. Cuando aceptas y abrazas conscientemente aquello a lo que te resistes en tu vida (lo cual es simplemente una imagen reflejada de ti mismo)[2] no sólo perderás el miedo, sino que también las células de tu cuerpo podrán volver a su modo de crecimiento natural y equilibrado.

El crecimiento equilibrado siempre genera homeostasis o salud. Limpiar, cuidar y nutrir el cuerpo son actos de aceptar la responsabilidad de lo que te está ocurriendo, y te devuelven la verdadera propiedad de tu cuerpo. Recuperar tu poder donde pertenece y dejar de lado las muletas externas como medicamentos supresores, tratamientos agresivos, cirugías, etc., es esencial para sanarte a ti mismo, sanar tu cuerpo, mente y emociones.

El poder de los pensamientos, sentimientos y emociones es muchas veces más fuerte que cualquier influencia física. Sí, puedes tener un tumor en el pecho o en el cerebro, pero aún eres más poderoso e influyente que el tumor. De hecho, tu propia energía de miedo o resistencia lo ha creado y lo sostiene.

De la misma manera que alimentas el tumor, tu energía de amor y aceptación puede desmoronar su base y deshacerlo. No caigas en la trampa de creer que el cuerpo te está causando problemas que no puedes sanar. La teoría de que el cáncer es una enfermedad potencialmente mortal que tiene un poder o una agenda separada de la tuya es sólo una creencia adquirida. Y, sin embargo, las creencias moldean la realidad. El cuerpo no tiene el poder de causarte ninguna dolencia; al contrario, siempre está vigilante para resolverlas de la mejor manera posible.

Tú eres el creador de tus circunstancias. Depende de ti decidir cada mañana cuando te despiertas si pasarás el día recordando las dificultades que tienes con las partes de tu cuerpo que ya no funcionan correctamente o si estarás agradecido por las que sí funcionan. Lo mismo se aplica a cualquier otro problema en tu vida. Está en tu mano elegir

---

2. Para más detalles, consulta *Lifting the Veil of Duality – Your Guide to Living Without Judgment.*

entre regar las raíces de una planta marchita o lamentarte por sus hojas caídas.

Puedes hacer mucho en términos de autocuración que quizás nunca habías considerado antes. Muéstrale a tu cuerpo que no le tienes miedo. Coloca ambas manos sobre tu órgano o glándula enferma. Agradece a las células cancerosas el precioso trabajo que han hecho por ti. Agradece a todas las células que hayan logrado mantenerte con vida, a pesar de las toxinas y la congestión que han obstaculizado su trabajo. Infúndeles la fuerza vital que hay dentro de ti al apreciarlas y aceptarlas de nuevo en tu conciencia y presencia.

El ADN de tus células puede escucharte tan bien como tú puedes escuchar a alguien que te habla. El cuerpo se rige principalmente por vibraciones. Expresar gratitud a las células de tu cuerpo y por los desafíos y bendiciones que la vida te presenta actúa como una de las vibraciones más poderosas que puedes generar. La energía del «gracias» en realidad te reconecta con aquello de lo que te has separado. Esto convierte a la gratitud en el mayor secreto y requisito previo para que ocurra la sanación.

Con una actitud renovada, más amorosa y compasiva hacia tus células cancerosas –recuerda, todavía son células de tu cuerpo–, realmente puedes comenzar a sanar las causas físicas y no físicas del cáncer. Tú mismo te convertirás en la prueba viviente de que el cáncer no es una enfermedad.

Referencias, enlaces y recursos

Referencias

Anderson, J. W., J. E. Blake, *et al.* (1998). «Effects of soy protein on renal function and proteinuria in patients with type 2 diabetes». *Am J Clin Nutr* 68(6 supl.): 1347S-1353S.

Anderson, J. W., B. M. Johnstone, *et al.* (1995). «Meta-analysis of the effects of soy protein intake on serum lipids». N Engl J Med 333(5): 276-82.

Arjmandi, B. H., R. Birnbaum, *et al.* (1998). «Bone-sparing effect of soy protein in ovarian hormonedeficient rats is related to its isoflavone content». *Am J Clin Nutr* 68(6 supl.): 1364S-1368S.

Baird, D. D., D. M. Umbach, *et al.* (1995). «Dietary intervention study to assess estrogenicity of dietary soy among postmenopausal women». *J Clin Endocrinol Metab* 80(5): 1685-90.

Bloedon, L. T., A. R. Jeffcoat, *et al.* (2002). «Safety and pharmacokinetics of purified soy isoflavones: single-dose administration to postmenopausal women». *Am J Clin Nutr* 76(5): 1126-37.

Brown, N. M. and K. D. Setchell (2001). «Animal models impacted by phytoestrogens in commercial chow: implications for pathways influenced by hormones». *Lab Invest* 81(5): 735-47.

Cassidy, A., S. Bingham, *et al.* (1995). «Biological effects of isoflavones in young women: importance of the chemical composition of soyabean products». *Br J Nutr* 74(4): 587-601.

Chiang, C. E., S. A. Chen, *et al.* (1996). «Genistein directly inhibits L-type calcium currents but potentiates cAMP-dependent chloride currents in cardiomyocytes». *Biochem Biophys Res Commun* 223(3):

598-603.

COOK, J. D., T. A. MORCK, *et al.* (1981). «The inhibitory effect of soy products on nonheme iron absorption in man». *Am J Clin Nutr* 34(12): 2622-9.

DIVI, R. L., H. C. CHANG, *et al.* (1997). «Anti-thyroid isoflavones from soybean: isolation, characterization, and mechanisms of action». *Biochem Pharmacol* 54(10): 1087-96.

FRENI-TITULAER, L. W., J. F. CORDERO, *et al.* (1986). «Premature thelarche in Puerto Rico.A search for environmental factors». *Am J Dis Child* 140(12): 1263-7.

GUMBMANN, M. R., W. L. SPANGLER, *et al.* (1986). «Safety of trypsin inhibitors in the diet: effects on the rat pancreas of long-term feeding of soy flour and soy protein isolate». *Adv Exp Med Biol* 199: 33-79.

KENNEDY, A. R. (1998). «The Bowman-Birk inhibitor from soybeans as an anticarcinogenic agent». *Am J Clin Nutr 68*(6 supl.): 1406S-1412S.

KHALIL, D. A., E. A. LUCAS, *et al.* (2002). «Soy protein supplementation increases serum insulin-like growth factor-I in young and old men but does not affect markers of bone metabolism». *J Nutr* 132(9): 2605-8.

MAAKE, C., H. YAMAMOTO, *et al.* (1997). «The growth hormone dependent serine protease inhibitor, Spi 2.1 inhibits the des (1-3) insulin-like growth factor-I generating protease». *Endocrinology* 138(12):5630-6.

MORTON, M. S., O. ARISAKA, *et al.* (2002). «Phytoestrogen concentrations in serum from Japanese men and women over forty years of age». *J Nutr* 132(10): 3168-71.

PAGLIACCI, M. C., M. SMACCHIA, *et al.* (1994). «Growth-inhibitory effects of the natural phyto-oestrogen genistein in MCF-7 human breast cancer cells». *Eur J Cancer* 30A(11): 1675-82.

PAILLART, C., E. CARLIER, *et al.* (1997). «Direct block of voltage-sensitive sodium channels by genistein, a tyrosine kinase inhibitor». *J Pharmacol Exp Ther* 280(2): 521-6.

PICHERIT, C., C. BENNETAU-PELISSERO, *et al.* (2001). «Soybean isoflavones dose-dependently reduce bone turnover but do not reverse established osteopenia in adult ovariectomized rats». *J Nutr* 131(3): 723-8.

SANTEN, R. J., J. V. PINKERTON, *et al.* (2002). «Treatment of urogenital atrophy with low-dose estradiol: preliminary results». *Menopause* 9(3): 179-87.

SCHEIBER, M. D., J. H. Liu, *et al.* (2001). «Dietary inclusion of whole soy foods results in significant reductions in clinical risk factors for osteoporosis and cardiovascular disease in normal postmenopausal women». *Menopause* 8(5): 384-92.

SEIBERG, M., J. C. LIU, *et al.* (2001). «Soymilk reduces hair growth and hair follicle dimensions». *Exp Dermatol* 10(6): 405-13.

SETCHELL, K. D. (1998). «Phytoestrogens: the biochemistry, physiology, and implications for human health of soy isoflavones». *Am J Clin Nutr* 68(6 Suppl): 1333S-1346S.

SETCHELL, K. D. (2001). «Soy isoflavones-benefits and risks from nature's selective estrogen receptor modulators (SERMs)». *J Am Coll Nutr* 20(5 Suppl): 354S-362S; discussion 381S-383S.

SETCHELL, K. D., S. J. GOSSELIN, *et al.* (1987). «Dietary estrogens--a probable cause of infertility and liver disease in captive cheetahs». *Gastroenterology* 93(2): 225-33.

SHULMAN, K. I. and S. E. WALKER (1999). «Refining the MAOI diet: tyramine content of pizzas and soy products». *J Clin Psychiatry* 60(3): 191-3.

SU, S. J., T. M. Yeh, *et al.* (2000). «The potential of soybean foods as a chemoprevention approach for human urinary tract cancer». *Clin Cancer Res* 6(1): 230-6.

WANGEN, K. E., A. M. DUNCAN, *et al.* (2000). «Effects of soy isoflavones on markers of bone turnover in premenopausal and postmenopausal women». *J Clin Endocrinol Metab* 85(9): 3043-8.

Enlaces y recursos

Introducción

CNN Health, 6 de junio de 2012

http://articles.mercola.com/sites/articles/archive/2012/06/13/keep-young-girls-away-from-xrays-asnew-study-shows-them-to-increase-breast-cancer-risk.aspx?e_cid=20120609_DNL_art-Test_A1

http://www.naturalnews.com/036137_CT_scans_brain_cancer_children.html#ixzz2wtJw17Hc

Capítulo 1

http://www.naturalnews.com/032700_National_Cancer_Institute_Dr_Samuel_Epstein.html#ixzz1PHzGApM3

http://articles.mercola.com/sites/articles/archive/2011/10/15/mayo-clinic-finds-massive-fraud-incancer-research.aspx

http://articles.mercola.com/sites/articles/archive/2011/10/21/seeing-red-over-pink-the-dark-side-ofbreast-cancer-awareness-month.aspx

http://earcommunity.com/microtiaatresia/more/cat-scan-information/cat-scanarticles/?ak_action=reject_mobile

http://jama.ama-assn.org/

http://www.naturalnews.com/032577_genetic_testing_disease.html#ixzz1O4BMMKaF

http://www.medicalnewstoday.com/articles/243962.php

http://www.naturalnews.com/031230_cough_medicines_infants.html#ixzz1DHezD1A5

http://www.naturalnews.com/031596_cough_medicines_FDA.html#ixzz1G3hDgobv

http://www.naturalnews.com/032067_chemotherapy_murder.html

http://www.naturalnews.com/031354_vitamin_D_pregnancy.html#ixzz1E8SETh00

http://www.naturalnews.com/031250_vitamin_D_multiple_sclerosis.html#ixzz1DPw9bc4L

http://www.naturalnews.com/030598_vitamin_D_Institute_of_Medicine.html

http://www.naturalnews.com/031577_vitamin_D_scientific_research.html#ixzz1Fa7yUzHD
http://www.naturalnews.com/03123_drugs_death_risk.html#ixzz1DEAHPYL4
http://www.naturalnews.com/031485_experimental_drugs_cancer.html#ixzz1EuwyVDcb
http://archive.wired.com/medtech/health/news/2004/03/62296?currentPage=all
http://www.dca.med.ualberta.ca/Home/Updates/2007-03-15_Update.cfm
http://pediatrics.aappublications.org/content/107/6/1241.abstract
http://www.ncbi.nlm.nih.gov/pubmed/16490323
http://www.ncbi.nlm.nih.gov/pmc/articles/PMC1742910/pdf/v079p00672.pdf
http://www.netdoktor.de/News/Freie-Radikale-Harmloser-al-1136130.html

Capítulo 2

http://articles.mercola.com/sites/articles/archive/2011/03/30/the-war-on-cancer-a-progress-reportfor-skeptics.aspx
http://www.naturalnews.com/025633_cancer_olive_oil_brst.html#ixzz1QZx7HuwX
http://www.naturalnews.com/031132_cholesterol_Alzheimers.html
http://articles.mercola.com/sites/articles/archive/2011/02/01/statins-raise-stroke-risk.aspx
http://www.naturalnews.com/032996_sunscreen_cancer_risk.html#ixzz1S7W6LwaZ
http://www.naturalnews.com/031448_colon_cancer_vitamin_D.html#ixzz1EvVdE4DK
http://www.naturalnews.com/031339_milkweed_sap_skin_cancer.html
http://www.naturalnews.com/032764_drugs_nutritional_deficiencies.html#ixzz1Pv3kqNcm
http://www.naturalnews.com/033511_melatonin_cancer.html#ixzz1XILIw6k8

http://www.naturalnews.com/031287_pharmacogenomics_medicine.html#ixzz1Dl7KxFYw
http://www.naturalnews.com/pancreatic_cancer.html
http://www.naturalnews.com/032414_acetaminophen_blood_cancer.html#ixzz1McVj6meS

Capítulo 3

http://articles.mercola.com/sites/articles/archive/2011/05/18/how-properly-prescribedprescription-drugs-ruined-a-famous-rock-super-star.aspx
http://www.naturalnews.com/032327_sugar_health.html#ixzz1Ls0QJZIB

Capítulo 4

http://www.naturalnews.com/032018_prostate_cancer_surgery.html
http://www.naturalnews.com/033660_prostate_biopsy.html#ixzz1YlR6YvFm
http://www.naturalnews.com/030877_PSA_screening.html#ixzz19jeL2XKT
http://www.naturalnews.com/032953_nettle_root_prostate_health.html
http://www.naturalnews.com/031026_prostate_cancer_prevention.html#ixzz1BJEjCcTu
http://www.naturalnews.com/032436_coffee_prostate_cancer.html#ixzz1MirN0bpz
http://articles.mercola.com/sites/articles/archive/2012/01/09/x-ray-mammography-screeningsfinding-cancers-not-there.aspx

Capítulo 5

http://www.naturalnews.com/032732_styrofoam_chemicals.html#ixzz1PeiDYhBI
http://www.naturalnews.com/033821_BPA_chemicals.html
http://www.naturalnews.com/033818_canned_foods_BPA.html
http://www.naturalnews.com/033726_sodium_benzoate_cancer.html#ixzz1ZKlycODI

http://www.naturalnews.com/032793_sedentary_lifestyle_health_risks.html#ixzz1QD8y34jr
http://www.naturalnews.com/031113_vaccines_science.html
http://www.naturalnews.com/031313_swine_flu_vaccine_narcolepsy.html#ixzz1DqqkCDqa
http://www.naturalnews.com/031564_Jonas_Salk_medical_experiments.html
http://articles.mercola.com/sites/articles/archive/2011/06/20/uk-scraps-pneumonia-vaccinesbecause-they-dont-work.aspx
http://www.forbiddenknowledgetv.com/page/998.html
http://www.naturalnews.com/autism.html
http://www.naturalnews.com/measles.html
http://www.dailymail.co.uk/news/article-388051/Scientists-fear-MMR-linkautism.
html#ixzz1Bajg4Fra
http://www.naturalnews.com/031173_vaccines_science.html#ixzz1CjXO6MXL
http://www.naturalnews.com/031274_babies_food_health.html#ixzz1Db6dhF9U
http://www.naturalnews.com/032405_diabetics_cancer.html#ixzz1MilmBhfY
http://diabetes.webmd.com/news/20110628/study-vitamin-d-may-cut-risk-of-diabetes
http://www.naturalnews.com/031087_night_lights_cancer.html#ixzz1BxBa541d
http://www.naturalnews.com/031929_microwaved_water_plants.html
http://www.cancer.org/cancer/cancercauses/othercarcinogens/intheworkplace/benzene
http://ezinearticles.com/?Why-Are-So-Many-People-Being-Diagnosed-With-Cancer?-Is-It-The-Cleaning-Products?&id=1135065
http://www.naturalnews.com/031372_diet_soda_stroke.html#ixzz1EFc11afs
http://articles.mercola.com/sites/articles/archive/2011/10/23/rgbh-in-milk-increases-risk-of-breastcancer.aspx

http://articles.mercola.com/sites/articles/archive/2011/02/28/new-study-confirms-fructose-affectsyour-brain-very-differently-than-glucose.aspx
http://articles.mercola.com/sites/articles/archive/2012/03/03/experts-say-avoid-mammograms.aspx
http://articles.mercola.com/sites/articles/archive/2011/07/12/for-every-woman-who-benefits-frommammogramsten-womens-lives-will-be-shortened.aspx
http://www.naturalnews.com/031628_mammograms_radiation.html
http://www.naturalnews.com/030992_MRI_scans_surgery.html#ixzz1AxF2hac5
http://www.sciencedaily.com/releases/2011/10/111004132532.htm
http://www.naturalnews.com/034190_MRIs_breast_cancer.html

Capítulo 6

http://www.naturalnews.com/033764_fruits_and_vegetables_colon_cancer.html
http://www.ayurveda-cancer.org/cancerbysystem6.htm
http://www.naturalnews.com/032197_curcumin_cancer.html#ixzz1Kp3s5nv2
http://www.naturalnews.com/031367_colon_cancer_sleep.html#ixzz1EJJywWzz
http://www.naturalnews.com/032561_lifestyle_changes_patients.html#ixzz1Ny9WoySv
http://www.naturalnews.com/032010_plant-based_diet_cancer.html
http://www.naturalnews.com/031284_fruits_vegetables.html#ixzz1Dl8njiSG
http://www.naturalnews.com/033616_stroke_risk_foods.html#ixzz1YNziw9zV
http://www.naturalnews.com/034549_prostate_cancer_processed_meat_diet.html
http://fitness.mercola.com/sites/fitness/archive/2011/09/02/the-new-natural-wonder-drug-forcancer.aspx
http://www.naturalnews.com/031272_cancer_raspberries_power.html#ixzz1Db8OJG6H

http://www.naturalnews.com/035554_laetrile_cancer_cure_cyanide.html Cyanide fears

http://www.naturalnews.com/033123_laetrile_vitamin_B17.html#ixzz1T98SaGts

http://www.naturalnews.com/031498_broccoli_cancer.html#ixzz1EysznXUL

http://www.naturalnews.com/032377_cabbage_anti-cancer_food.html

http://www.naturalnews.com/031441_organic_sulfur_crystals.html#ixzz1EmZ3nn00

http://www.naturalnews.com/031169_thermotherapy_chemotherapy.html

http://www.naturalnews.com/032582_Ayurveda_breast_cancer.html#ixzz1O7uXkOme

Índice temático

A

B

C

D

E

F

G

H

I

Q

R

S

T

V

X

Índice